M. BERGER   V. JÖRGENS

Praxis der Insulintherapie

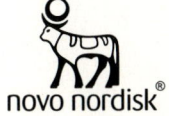

Springer

*Berlin
Heidelberg
New York
Barcelona
Hongkong
London
Mailand
Paris
Tokio*

M. Berger   V. Jörgens

Praxis der Insulintherapie

Unter Mitarbeit von
E.-A. CHANTELAU   M. GRÜSSER   R. LINKESCHOVA
B. LOBNIG   I. MÜHLHAUSER   H. OVERMANN
B. RICHTER   M. SPRAUL

6. Auflage

Mit 42 Abbildungen und 9 Tabellen

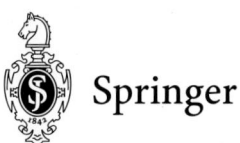 Springer

Professor Dr. med. Dres. h.c. mult. MICHAEL BERGER und Dr. med. VIKTOR JÖRGENS
Heinrich-Heine-Universität Düsseldorf
Klinik für Stoffwechselkrankheiten und Ernährung
WHO Collaborating Centre for Diabetes
Moorenstraße 5
40225 Düsseldorf

Griechische Ausgabe © 1984 Gregory Parisianos, Athen
Russische Ausgabe © 1995 Springer
Bulgarische Ausgabe © 1995 Victoria Publishing
Ungarische Ausgabe © 1991 Springer Hungarica Kiado Kft.
Tschechische Ausgabe © 1995 Victoria Publishing Prag

ISBN 3-540-41774-5   Springer-Verlag Berlin Heidelberg New York

Die Deutsche Bibliothek – CIP-Einheitsaufnahme
Berger, Michael: Praxis der Insulintherapie / Michael Berger ; Viktor Jörgens. – 6. Aufl.. – Berlin ;
Heidelberg ; New York ; Barcelona ; Hongkong ; London ; Mailand ; Paris ; Singapur ; Tokio :
Springer, 2001
    ISBN 3-540-41774-5

Springer-Verlag Berlin Heidelberg New York
ein Unternehmen der BertelsmannSpringer Science+Business Media GmbH

http://www.springer.de

© Springer-Verlag Berlin Heidelberg 2001
Printed in Germany

Herstellung: PROEDIT GmbH, 69126 Heidelberg
Umschlaggestaltung: d'blik, Berlin
Satz: TBS, 69207 Sandhausen
Gedruckt auf säurefreiem Papier   SPIN: 10631120   27/3130Re – 5 4 3 2 1 0

Vorwort zur sechsten Auflage

Wir haben versucht, die vorliegende Auflage dem aktuellen Stand der Diabetologie entsprechend neu zu gestalten. Wir möchten an dieser Stelle den Kolleginnen und Kollegen besonders danken, die uns in Zuschriften Anregungen zu diesem Buch gaben. An den Zuschriften haben wir auch bemerkt, daß sich viele Diabetiker dieses Buch gekauft haben; dies zeigt einmal mehr, daß die „Patienten" immer besser informierte und kritische Partner des Arztes werden möchten.

Einige Jahre lang war das Angebot an Insulinpräparaten sehr übersichtlich; jetzt ist es aber, insbesondere durch die Insulinanaloga, zu einer Plethora von Therapieempfehlungen gekommen. Wir möchten hier eine kritische Orientierungshilfe geben. Unsere Darstellung folgt der Überzeugung, daß nur die Anwendung strukturierte Therapiekonzepte, deren Effekte evaluiert sind, und eine aktive Einbeziehung des Patienten eine effektive Insulintherapie möglich machen.

In der Behandlung des Typ-1-Diabetes hat sich eine bedarfsgerechte Insulintherapie bei freier Kost mittlerweile durchgesetzt. In diesem Buch plädieren wir dafür, die Insulintherapie auch bei Typ-2-Diabetes viel häufiger mit einer prandialen Gabe von Normalinsulin und einer liberalen Kost zu beginnen – rigide Kostpläne mit festen Essenszeiten und Zwischenmahlzeiten sollten auch in der Insulintherapie des Typ-2-Diabetes bald der Medizingeschichte angehören. 79 Jahre nach der ersten Insulinbehandlung votieren wir damit für eine Rückkehr zu den Anfängen der Insulintherapie.

Wir hoffen, daß dieses kleine Buch Ihnen hilft, Ihre diabetischen Patienten so gut wie möglich zu behandeln. Für Anregungen und Kritik wären wir den Lesern dankbar.

Düsseldorf, Januar 2001

MICHAEL BERGER und VIKTOR JÖRGENS
(bergermi@uni-duesseldorf.de)
(joergent@uni-duesseldorf.de)

Inhaltsverzeichnis

KAPITEL 1

Einleitung

Die Einführung des Insulins in die praktische Medizin vor knapp 80 Jahren markiert einen der wenigen unbestritten bedeutenden Erfolge der modernen Medizin: Mit einem Schlage war es seit Januar 1922 möglich geworden, das völlig hoffnungslose Schicksal der todgeweihten jungen Diabetiker zu überwinden (Abb. 1). Seither sind Millionen von insulinbedürftigen Diabetikern in der ganzen Welt durch die Insulinbehandlung vor dem Tod im diabetischen Koma bewahrt worden.

Die lebenslange Insulinsubstitution ist für den Typ-1-Diabetiker zur Grundlage des Überlebens geworden. Insofern ist die Insulinbehandlung selbstverständlich *die* entscheidende Basis jeglicher Therapie des Typ-1-Diabetes. Die ansonsten häufig in den Vordergrund gestellte Diätbehandlung und die körperliche Bewegung sind allenfalls von sekundärer Bedeutung; sie stellen letztlich nur Konsequenzen aus der unvollkommenen

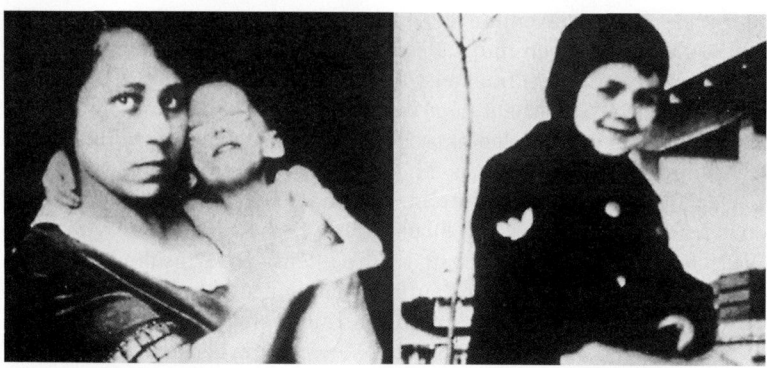

Abb. 1. Eine der ersten Patientinnen, die im Jahre 1922 mit Insulin behandelt wurden, vor und nach der Insulinsubstitution

Substitution des Insulins dar: Wenn wir in der Lage wären, die bei Typ-1-Diabetikern ausgefallene Insulinsekretion der β-Zellen des Pankreas exakt zu imitieren, dann wären besondere Empfehlungen für Nahrungsaufnahme und körperliche Bewegung überflüssig!

Die Diätbehandlung des Typ-1-Diabetikers ist nur wegen dieser Unvollkommenheit der derzeit möglichen Insulinsubstitution erforderlich; je näher die Insulinsubstitution der physiologischen Insulinsekretion angeglichen werden kann, um so weniger braucht sich die Kost eines insulinbehandelten Diabetikers von der Nahrungsaufnahme des Stoffwechselgesunden zu unterscheiden. Das früher so vehement propagierte *Zuckerverbot* ist längst als ein naturwissenschaftlich gesehen absurdes Instrument zur Knebelung der Patienten durch Arzt und Diätassistentin entlarvt worden (Berger 1996).

Die Insulinbehandlung und verschiedene Möglichkeiten ihrer Verbesserung – d.h. ihrer Annäherung an die physiologischen Verhältnisse – sind in den letzten Jahren mehr und mehr in den Vordergrund des Interesses getreten. Dabei spielte nicht nur die langfristige Zielsetzung einer Verringerung der Beschränkungen in der Lebensführung und -qualität der Patienten, sondern ganz besonders die Notwendigkeit einer grundsätzlichen Verbesserung der Stoffwechseleinstellung eine Rolle. Die Forschungsergebnisse aus verschiedenen Bereichen der Diabetologie haben in den letzten Jahren eindeutig den Kausalzusammenhang zwischen der Qualität der Stoffwechseleinstellung und dem Auftreten und der Intensität der diabetischen Mikroangiopathie und damit der Lebenserwartung des Typ-1-Diabetikers untermauert. Die *Normalisierung* des Kohlenhydratstoffwechsels als Prävention der diabetes-bedingten (mikroangiopathischen) Komplikationen in der Behandlung des Typ-1-Diabetes ist somit zu einem kategorischen Imperativ der klinischen Diabetologie geworden. Der wesentliche Schritt auf dem Weg zu diesem Ziel ist eine physiologischere, d.h. flexible, an den aktuellen Bedarf angepaßte Insulinbehandlung; dies wird von Patienten mit Typ-1-Diabetes mittels einer intensivierten Insulintherapie angestrebt. Im Wesentlichen aufgrund der Aktivität der Arbeitsgemeinschaft Strukturierte Diabetes Therapie (ASD) der Deutschen Diabetes Gesellschaft ist die intensivierte Insulintherapie in Deutschland mittlerweile zur Routinebehandlung des Typ-1-Diabetes geworden. Dabei konnte wiederholt in kontrollierten und Beobachtungsstudien nachgewiesen werden, daß es bei Verwendung der hier entwickelten strukturierten Therapie- und Schulungsprogramme mit der Intensivierung der Insulintherapie und der Absenkung des HbAIc-Wertes nicht zu einer Zunahme der schweren Hypoglykämien, sondern eher zu einer nachhaltigen Verringerung der Unterzuckerungsrisiken kommt. Dieser Befund steht im Gegensatz zu den Ergebnissen des Diabetes Control and Complications Trial (DCCT) in den USA, dessen Befunde dazu geführt haben, daß in vielen Ländern, wie den USA und Großbritannien, die intensivierte Insulintherapie als ein „experimentelles Verfahren" der überwiegenden Mehrzahl der Typ-1-Diabetiker immer noch vorenthalten wird. Demgegenüber wurde die intensivierte Insulintherapie zufolge einer repräsentativen Stichprobe im Ärztekammerbezirk Nordrhein im Jahre 1997/98 von 80% der Typ-1-Diabetiker durchgeführt.

Aber auch die Behandlung des Typ-2-Diabetes mit Insulin hat zunehmend an Bedeutung gewonnen. Immerhin stehen in Deutschland derzeit den etwa 200 000 Typ-1-Diabetikern etwa 800 000 mit Insulin behandelte Typ-2-Diabetiker gegenüber. Für die meisten der Typ-2-Diabetiker steht die Prävention der Mikroangiopathie durch eine nahezu-normale Blutzuckereinstellung nicht im Vordergrund der Behandlung; wesentliches Therapieziel sind die Prävention der Makroangiopathie und ihrer Komplikationen. Bei Patienten mit Typ-2-Diabetes kommt der individuellen Therapiezieldefinition primäre Bedeutung zu; danach richtet sich auch die Auswahl der Strategie für eine eventuell durchzuführende Insulinbehandlung. Auf diesem Sektor sind in den letzten 5 Jahren konzeptionell und praktisch erhebliche Fortschritte gemacht worden; insofern haben die entsprechenden Kapitel in diesem Kompendium eine deutliche Erweiterung erfahren.

Wesentliche Weiterentwicklungen haben in den letzten Jahren auch die angebotenen Insulinpräparate erfahren: Die Reinigung von Insulinpräparaten hat einen ausgezeichneten Stand erreicht. Derzeit werden in der Bundesrepublik Deutschland Rinder- bzw. Schweineinsulinpräparate kaum noch eingesetzt; die Insulintherapie erfolgt fast ausschließlich mit Humaninsulinpräparaten und zur Substitution des prandialen Insulinbedarfs wird in etwa 20% ein rasch-wirksames Insulinanalog verwandt.

Die auch von uns seit langem vertretenen Bestrebungen, eine rationale, durch adäquate klinische Forschung validierte Medizin (in Diagnostik und Therapie) durchzusetzen, haben durch die von den angelsächsischen Ländern ausgehende, von Sackett und Mitarbeitern initiierte Bewegung der „Evidence-based Medicine" (Sackett et al. 2000) einen erheblichen Auftrieb erhalten. Gestützt wird diese Entwicklung durch die Aufklärung von Patienten und Bevölkerung auch bezüglich medizinischer Sachverhalte sowie zunehmende Zwänge, die Bereitstellung medizinische Leistungen durch die Solidargemeinschaft auf nachweisbar Nützliches zu limitieren.

Besonders wichtig ist unseres Erachtens die Rückbesinnung auf die Notwendigkeit der Einbeziehung des Patienten in die Behandlung: Der Patient muß die Behandlung selbständig durchführen, ihren Erfolg kontrollieren und auch der jeweiligen Stoffwechsellage anpassen. Dazu bedarf es einer intensiven Schulung und Ausbildung des Patienten zum „Insulintherapeuten". Mehr und mehr soll der Patient aber auch in die Definition seiner Therapieziele mit einbezogen werden. Dazu müssen ihm die relevanten wissenschaftlichen Erkenntnisse nach den Paradigmen der „Evidence-based Medicine" verfügbar gemacht werden, um ihm eine „informierte Entscheidung" zu ermöglichen. Leider stehen uns die Methoden für eine derartig erweiterte Edukation der Patienten als Basis für eine in diesem Sinne definierte Selbsttherapie bei weitem noch nicht im erforderlichen Umfang zur Verfügung. Dies wird eine wesentliche Aufgabe der klinischen Diabetologie der nächsten Jahre darstellen (Berger & Mühlhauser, 2000; Mühlhauser & Berger, 2000). Ziel dieser Bestrebungen wird der umfassend informierte Patient sein, der die Initiative zur Definition seiner Therapieziele und zur Wahl seiner Therapie Strategien ergreift; der Diabetologe tritt nun wirklich mehr und mehr in die Rolle des Beraters und Trainers zurück; der Begriff der (Non-)Compliance zu ärztlich festgelegten Therapieschemata wird damit obsolet.

Mit diesem Kompendium möchten wir die *praktisch* wichtigen Neuerungen der letzten Jahre zusammenfassen und im Zusammenhang mit den seit jeher bewährten Empfehlungen als ein Konzept zur Praxis der Insulinbehandlung darstellen. Eine differenzierte Betreuung von Typ-1-Diabetikern sollte zum Standardrepertoire zumindest des Arztes für Innere Medizin gehören – so schwierig ist klinische Diabetologie nicht, als daß sie nur in einigen Diabeteszentren optimal durchgeführt werden könnte. Kenntnisse zur Insulinbehandlung des Typ-2-Diabetes sollten heutzutage bei jedem hausärztlich tätigen Kollegen vorhanden sein; die Zahl dieser Patienten in ihren Praxen steigt ständig. Aber auch Fachärzte aus allen Disziplinen werden immer häufiger von Patienten konsultiert, die eine Insulintherapie durchführen, was bei Diagnostik und Therapiemaßnahmen zu berücksichtigen ist.

Um Ihnen, lieber Leser, den neuesten Stand dessen zu vermitteln, was unserer Meinung nach für eine Betreuung insulinbehandelter Diabetiker notwendig ist, haben wir dieses Buch geschrieben. Wir stellen in diesem Buch die Strategien der Insulintherapie dar, die wir seit 1978 an unserer Klinik und in unserer Diabetesambulanz (weiter-)entwickelt, evaluiert und routinemäßig durchgeführt haben. Dabei geht es im Grund um 3 Formen der Insulinsubstitution:

(1) die intensivierte Insulintherapie als eine Trennung der Substitution des basalen von derjenigen des prandialen Insulinbedarfs – durch multiple subkutane Insulininjektionen, mindestens viermal pro Tag, oder durch eine kontinuierliche subkutane Insulininfusion (CSII, Insulinpumpentherapie);

(2) die Injektion von präprandialem Normalinsulin – sofern die endogene Insulinsekretion insoweit erhalten ist, daß damit der basale Insulinbedarf gedeckt werden kann;

(3) die konventionelle Insulintherapie des Typ-2-Diabetes mit ein- bis zweimal täglicher Injektion eines Kombinationsinsulins aus ca. 30% Normalinsulin und 70% Verzögerungsinsulin (jeweils vor dem Frühstück und vor dem Abendessen)

Mit den von uns dargestellten Konzepten der Insulinbehandlung haben wir nach formaler Evaluation durch eine Reihe von kontrollierten und nichtkontrollierten Studien klinischer Forschung in vielen Jahren vergleichsweise gute Ergebnisse erzielen können; die Übertragbarkeit dieser Behandlungskonzepte konnte in zahlreichen Kliniken und Praxen im In- und Ausland durch systematische Nachuntersuchungen der Patienten belegt werden.

Liebe Leser, sollten Sie in diesem Buch Informationen vermissen oder zu einzelnen Punkten gegenteiliger Meinung sein: wir würden uns freuen, wenn Sie uns deswegen schreiben.

Literatur

Berger M (1996) To bridge science and patient care in diabetes. Diabetologia 39:749–757

Berger M, Mühlhauser I (2000) Patienten müssen mehrstufig aufgeklärt werden. Dt Ärztebl 98:A294–A295, 2001

Berger M, Mühlhauser I (1999) Diabetes care and patient-oriented outcomes. JAMA 281:1676–1678

Mühlhauser I, Berger M (2000) Evidence-based patient information in diabetes. Diabetic Medicine 17:823–829, 2000

Müller UA, Köhler S, Femerling M, Risse A et al (2000) HbAIc und schwere Hypoglykämien nach intensivierter Behandlung und Schulung von Patienten mit Typ-1-Diabetes als klinische Routine: Ergebnisse eines Deutschland-weiten Qualitätszirkels (ASD) 1992–1999. Diabetes & Stoffwechsel 9:67–81

Sackett DL et al (2000) Evidence-based medicine. How to practice and teach EBM, 2nd edn. Churchill Livingstone, Edinburgh, Great Britain

KAPITEL 2

Geschichte der Insulintherapie

Am 14. Januar 1922 wurde aufgrund der Erfahrungen aus Tierversuchen von Banting und Best (Abb. 2a, 2b) an pankreatektomierten Hunden in Toronto erstmals ein Diabetiker mit einem „Insulinpräparat" behandelt. Es war der 13jährige Leonhard Thompson, der seit zwei Jahren an einem Typ-1-Diabetes litt. Das Resultat war zunächst enttäuschend; erst zwei weitere subkutane Injektionen eines qualitativ verbesserten Insulinpräparates am 23.1.1922 erbrachten den erhofften Erfolg: der Blutzucker fiel innerhalb von 24 h von 520 auf 120 mg/dl ab. Damit war die Wirksamkeit der „Insulinlösung" bewiesen, und diese Behandlung fand innerhalb kurzer Zeit weltweite Verbreitung (Banting und Best 1922, Bliss 1982). Im Frühjahr 1923 publizierte die Zeitschrift *Journal of Metabolic Research* eine mehr als 400 Seiten starke Ausgabe, in der in zehn Beiträgen die ersten Erfahrungen nordamerikanischer Arbeitsgruppen bei der klinischen Anwendung von Insulin geschildert wurden.

Auch in Deutschland wurde bereits 1923 mit Insulintherapie begonnen, und schon 1924 wurden mehrere Erfahrungsberichte veröffentlicht. Ein 86jähriger Patient berichtete uns Folgendes (Hommerding 1989): Er war als Student an einem Diabetes mellitus erkrankt und zunächst mit grotesken Diätvorschriften traktiert worden war, bis ihm als schon Todgeweihtem, wahrscheinlich als einem der ersten Diabetiker in Deutschland, eine Insulintherapie zugänglich gemacht werden konnte. Auch nach 65jähriger Diabetesdauer waren bei diesem Patienten keine Folgeschäden des Diabetes nachweisbar; dies möge unterstreichen, welch erhebliche Bedeutung die Einführung der Insulintherapie hatte und wie bescheiden die Fortschritte sind, die Generationen von Diabetologen in den folgenden Jahrzehnten beisteuern konnten.

In den ersten Jahren der Insulintherapie war eine Vielzahl von Schwierigkeiten zu lösen, denen heute nur noch historisches Interesse zukommt – so waren die Verfügbarkeit und die Standardisierung der Insulinpräpa-

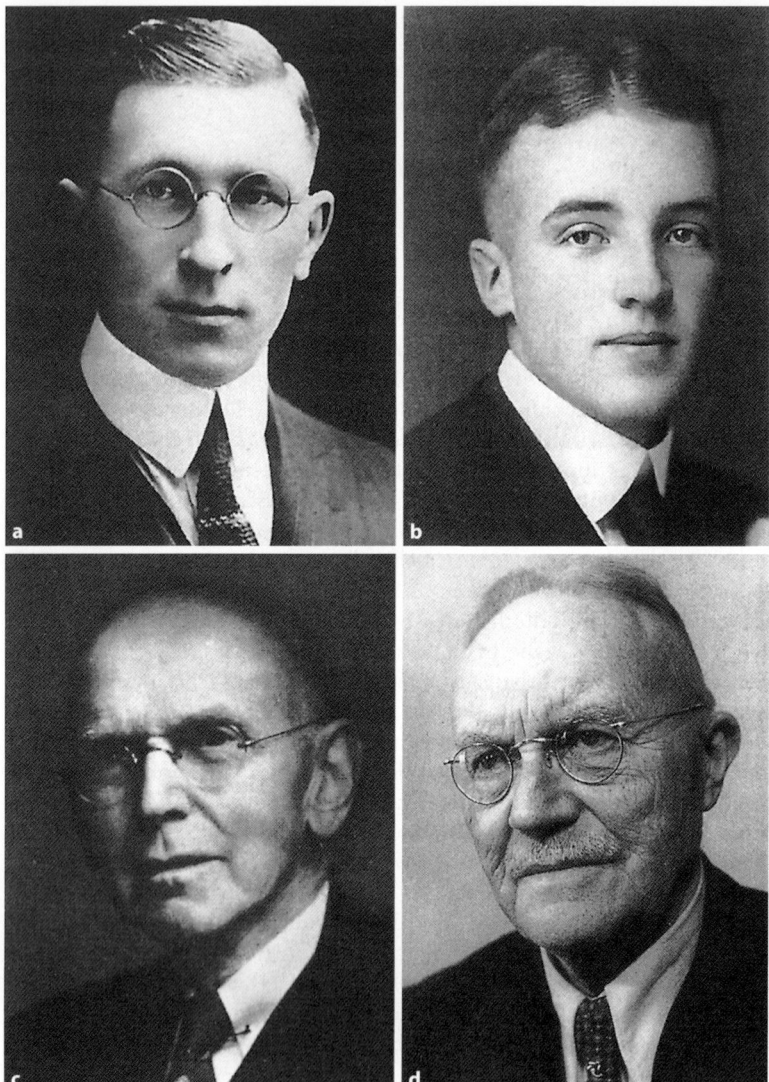

Abb. 2. a Frederick Grant Banting (1891–1941); **b** Charles Herbert Best (1899–1978); **c** Elliot Proctor Joslin (1869–1962); **d** Karl Stolte (1880–1951)

rate anfangs durchaus problematisch. Auch die Insulininjektionstechnik, die Anpassung der Insulinsubstitution an die Nahrungsaufnahme, die systematische Kontrolle der Insulinwirkung und die Frage, inwieweit die Patienten diese Behandlung selbständig durchführen sollten, stellten Mitte der zwanziger Jahre noch ungelöste Probleme dar. Konsequenz und Zielstrebigkeit, mit der diese Probleme gemeistert wurden, waren durchaus unterschiedlich. So dauerte es in Japan bis zum Jahre 1981, bis die Insulininjektion durch den Patienten selbst legalisiert wurde.

Einer der erfolgreichsten, aber auch eigenwilligsten Pioniere der Insulintherapie war zweifellos Elliot Proctor Joslin (Abb. 2c).

Joslin empfahl bereits 1924 Schemata zum Wechseln der subkutanen Injektionsstellen, wobei er sogar schon auf Unterschiede in der Absorptionskinetik aus verschiedenen Körperregionen hinwies. Durchaus im Gegensatz zu seinen Zeitgenossen entwickelte Joslin ein Vorgehen zur Ersteinstellung auf Insulin, das von kleinen (Normal-)Insulingaben vor den drei Hauptmahlzeiten ausging. Dabei legte er besonderen Wert darauf, daß die Patienten jeweils vor den Injektionen den Zuckergehalt ihres Urins untersuchten, um ihr Insulin dementsprechend zu dosieren. Joslin erarbeitete auch als einer der ersten Regeln, nach denen die Insulindosierung an die Resultate der mehrfach täglich durchzuführenden Urinzuckermessungen anzupassen war.

Auch bezüglich der Ziele der Insulintherapie war Joslin besonders weitsichtig: Im Gegensatz zu vielen seiner zeitgenössischen (und späteren) Kollegen strebte er von Anfang an eine glukosuriefreie Einstellung seiner Patienten an. Während es in anderen Zentren üblich war, die Patienten wochenlang zwecks Ersteinstellung auf Insulin zu hospitalisieren, legte Joslin schon in den ersten Jahren der Insulinära großen Wert auf einen möglichst kurzen stationären Aufenthalt der Diabetiker. Ja, er propagierte und praktizierte sogar eine primär und ausschließlich ambulante Insulineinstellung von Diabetikern. Ein besonderes Verdienst Joslins lag auch darin, daß er sich intensiv um die Schulung von Patienten, Hilfspersonal und Ärzten bemühte. Schon 1925 führte er Schulungskurse für Patienten durch, in denen innerhalb von 4 Tagen die Patienten über die Abstimmung von Insulinbehandlung, Nahrungsaufnahme und körperlicher Bewegung alles Wesentliche lernen konnten, was sie für eine erfolgreiche Behandlung zu Hause wissen mußten. Entscheidende Voraussetzung war schon damals die tägliche Selbstkontrolle des Stoffwechsels durch die Patienten. In diesem System kam der Krankenschwester eine außerordentlich wichtige Rolle zu: So schrieb Joslin schon 1924 „Diabetes is pre-eminently a disease for nurses" (Rinke 1983).

Noch einen Schritt weiter in der Entwicklung der modernen Diabetologie ging der Breslauer Pädiater Karl Stolte (1880–1951) (Abb. 2d), der zu Ende der zwanziger, Anfang der dreißiger Jahre – gegen den erheblichen Widerstand der führenden Diabetesexperten – eine flexible Insulintherapie erarbeitete und propagierte, die man heute als „intensivierte Insulintherapie" bezeichnen würde (Berger, 1999). Grundlage des Stolteschen Therapiekonzepts war die Forderung nach einer glukosuriefreien Stoffwechseleinstellung (zwecks Prävention der vaskulären Folgeschäden, die er „Nachkrankheiten" nannte) auf der Basis der vor jeder Hauptmahlzeit von den Patienten durchgeführten Glukosurie-Selbstmessungen. Ebenfalls vor jeder Hauptmahlzeit wurde Normalinsulin injiziert, und die Patienten wurden angewiesen, die jeweilige Insulindosis dem Ergebnis der Urinzuckermessungen und der unmittelbar bevorstehenden Kohlenhydrataufnahme anzupassen. Bei Beachtung dieser Regeln, die eine intensive Schulung des Patienten voraussetzte, konnte die bis dato strenge, häufig extrem kohlenhydratarme Kost dem normalen Eßverhalten angenähert werden. Diese von K. Stolte propagierte „freie Kost" ist in den folgenden Jahrzehnten leider häufig verkannt worden – zwar läßt sich eine gute Idee, deren Zeit gekommen ist, durch nichts aufhalten, für die Zeitgenossen K. Stoltes waren seine Ideen der Zeit wohl noch zu weit im voraus gedacht. Selbst heutzutage haben einige Ärzte immer noch Bedenken, ihren Patienten die selbständige Änderung der Insulindosierung zu instruieren; man stelle sich K. Stoltes Probleme mit der Ärzteschaft Mitte der dreißiger Jahre vor, die eine so weitreichende Unabhängigkeit der Patienten unter keinen Umständen akzeptieren wollte!

Es wird schon bei diesen wenigen Rückblicken auf die Erfahrungen und Ansichten von Joslin und Stolte deutlich, wie erfolgreich und zukunftsweisend die Arbeit dieser Diabetologen war und wie lange es – besonders in Deutschland – gedauert hat, bis die klinische Diabetologie zu Stoltes Vorstellungen zurückgefunden hat.

Ende der dreißiger Jahre wurde die Insulintherapie durch die Einführung der Verzögerungsinsuline grundlegend verändert. Das vordergründige Ziel dieser Präparate war die Verringerung der Zahl der Insulininjektionen. So wurden jetzt viele Diabetiker, die vorher 3- bis 4mal am Tag kurz wirkendes Insulin injiziert hatten, auf nur eine Injektion eines Verzögerungsinsulins am Tag umgestellt. Wie dabei 1939 vorgegangen wurde, zeigt die Abbildung aus der zweiten Auflage des Buches von F. Bertram (Bertram 1939), einem vehementen Gegner der von Stolte propagierten Insulintherapie (Abb. 3), übrigens auch einem strikten Gegner von Selbstkontrollmessungen, die er als „verwerflich" bezeichnete. Diese Entwicklung war allerdings sehr problematisch: es wurde damit ein permanenter Hyperinsulinismus hergestellt, der nur durch häufige kohlenhydrathaltige Mahlzeiten tolerierbar war. Mit anderen Worten: die iatrogene Hyperinsulinaemie war nur durch eine konsequente Therapie mittels der klassischen deutschen Diätbehandlung des Typ-1-Diabetes (Verteilung der Kohlenhydrate auf 6 bis 8 Mahlzeiten pro Tag) mit dem Leben vereinbar, da es anderenfalls laufend zu (schweren) Hypoglykämien gekommen wäre. Zweifellos war diese Behandlung allein mit Verzögerungsinsulin wesentlich unphysiologischer als die bis Ende der dreißiger Jahre übliche Therapie mit mehrfach täglicher Injektion von kurz wirkendem Insulin.

Es gibt in der Tat Hinweise dafür, daß die Diabetiker vor der Einführung der Verzögerungsinsuline insgesamt besser eingestellt waren und weniger Komplikationen entwickelten, als dies danach der Fall war.

In Deutschland blieb man auch nach dem 2. Weltkrieg bei einer besonders starren Insulintherapie: die Patienten wurden ein- bis zweimal am

DIE
ZUCKERKRANKHEIT

LEITFADEN FÜR STUDIERENDE
UND ÄRZTE

1 9 3 9

VON

PROF. DR. FERDINAND BERTRAM

Einfaches Schema einer Einstellung auf Depotinsulin

Walter B.; 26 Jahre, scheidet bei Standarddiät um 90 g Zucker aus. Zeitweise Azetonurie.
Indikation zur Insulinbehandlung mit 40 Einheiten gegeben.

Er erhält am:

	8 Uhr	12 Uhr	18 Uhr	2 Uhr
1.— 4. Tag:	10 Einheiten	10 Einheiten	10 Einheiten	10 Einheiten
5.— 8. Tag:	10 Einheiten	10 Einheiten	20 Einheiten Depotinsulin	
9.—12. Tag:	20 Einheiten Depotinsulin		20 Einheiten Depotinsulin	
Später:	40 Einheiten Depotinsulin			

Abb. 3. Schema Insulineinstellung (Bertram, 1939)

Tag mit Verzögerungsinsulin behandelt, auf die Verwendung von Normalinsulin wurde fast vollständig verzichtet. Ende der achtziger Jahre wurde
immer noch die weit überwiegende Zahl der Typ-1-Diabetiker in Deutschland mit ein oder zwei täglichen Injektionen von Verzögerungsinsulinpräparaten (zumeist Surfen-Insulin- oder [Semi-]Lente-Insulin-Präparaten)
behandelt. Die regelmäßige Durchführung von Stoffwechselselbstkontrollen durch den Patienten wurde von führenden Diabetologen als bedenklich
(„neurotisierend") abgelehnt; die selbständige Anpassung der Insulindosierung konnte vom Patienten daher nicht mehr durchgeführt werden.
Dagegen wurden mehrwöchige und alle ein bis zwei Jahre sich wiederho-
lende stationäre „Neueinstellungen" von Diabetikern in Deutschland sozusagen institutionalisiert.

Erst in den letzten Jahren sind solche Fehlentwicklungen richtig erkannt worden: Die Insulintherapie mit Verzögerungsinsulinen allein
führte zu einem „starren" Hyperinsulinismus, zu viele schlecht informierte
Patienten waren nicht zu einer Adaptation ihrer Insulindosierung in der
Lage, die Dauer der stationären Behandlungen war zu lang; und aus all diesen Gründen wurde das Hauptziel der Therapie, nämlich eine gute Stoffwechselkontrolle auf Dauer, viel zu selten erreicht.

Daß dieses Behandlungsziel angestrebt werden *muß*, um mikroangiopathische Gefäßkomplikationen des Diabetes mellitus zu vermeiden, haben neuere Untersuchungen eindeutig bewiesen. Eine dauerhaft gute Stoffwechseleinstellung ist allerdings um so einfacher zu erreichen, je flexibler
und damit „physiologischer" die Insulinsubstitution erfolgt. Das heißt für
die Praxis: Die bedarfsgerechte Injektion von Normalinsulin vor den Mahlzeiten zusätzlich zur Injektion von Verzögerungsinsulin zur Abdeckung
des basalen Insulinbedarfs. Unter ambulanten Bedingungen ist eine solche
bedarfsorientierte Insulinsubstitution nur zu erreichen, wenn regelmäßig
eine Stoffwechselselbstkontrolle (Blutzucker- oder Glukosuriemessung)
durchgeführt wird und eine Anpassung der Insulindosierung, basierend
auf den Ergebnissen dieser Meßwerte, durch die Patienten selbst erfolgt.

Dazu muß der Patient – wie schon Joslin und Stolte vor mehr als 60 Jahren gefordert haben – eingehend unterrichtet werden. Durch die labor-
technischen Entwicklungen der jüngsten Vergangenheit (Blutzuckerselbstkontrollmethoden, Bestimmungsverfahren für HbA$_{1c}$) ist dieses Vorgehen
wesentlich erleichtert und in seinem Erfolg letztlich nachprüfbar geworden.

Ein wesentliches Problem der Insulintherapie scheint in dem Widerstand der (meinungsbildenden) Diabetologen und der Ärzteschaft zu be-

stehen, dem Patienten die eigenverantwortliche Therapie (Selbstanpassung der Insulindosierung aufgrund einer gezielten Ausbildung [strukturierte Therapie- und Schulungsprogramme]) zu ermöglichen und sie dazu zu motivieren und zu trainieren. In der Ära der unphysiologischen Insulintherapie durch s.c. Injektionen von Verzögerungsinsulinpräparaten manifestierten sich diese Bestrebungen in den Diätvorschriften („Ärztliche Verordnungen"), die Ernährung in all ihren Bestandteilen und Mahlzeiten bis auf Gramm-Mengen und Minuten zu reglementieren suchte (vgl. Berger 1999). Leider sind in einigen Einrichtungen derartige Diätpläne, die weder naturwissenschaftlich begründbar noch mit einer normalen Lebensführung vereinbar waren, auch in die Gegenwart, d.h. die Ära der intensivierten Insulintherapie, tradiert worden (vgl. Berger 1999). Gleichermaßen bedenklich ist es jedoch, den Typ-1-Diabetes Patienten unter der intensivierten Insulintherapie zwar die Möglichkeiten einer Flexibilität der Ernährung und Anpassung der Insulindosis einzuräumen, diese „Befreiung" der Patienten aber durch noch kompliziertere Schemata zur Insulindosisanpassung wieder zunichte zu machen. Die Abb. 4 zeigt ein „Stoffwechseltherapie-/Richtwerteprotokoll, welches für einen Typ-2-Diabetiker in einem Diabetes-Zentrum im Februar 2000 erstellt wurde; dabei wird neben der „Blutzuckerkorrektur" auch ein Schema für die Veränderung des Spritz-Eß-Abstandes vorgeschrieben. Die „Blutzuckerkorrektur" erfolgt unabhängig von der Ursache für die Abweichung der Glykämie vom jeweiligen Zielwert. Wie die Erfahrung zeigt, führt die Anwendung derartiger Insulindoserungsschemata („Richtwerte-Protokolle") zur Stoffwechsellabilität und zur Erhöhung der Inzidenz von (schweren) Unterzuckerungen. Mit den Schemata wird versucht, Edukation und Training der Patienten zur Selbständigkeit in der Insulindosisanpassung zu umgehen. Den Patienten wird die Selbstverantwortlichkeit in der Insulintherapie nicht zugetraut; ja, sie wird ihnen vorenthalten und – trotz intensivierter Insulintherapie – wird der Patient in der Unmündigkeit der Gehorsamkeit (Compliance) an ein – wissenschaftlich nicht evaluiertes – Dosierungsschema gehalten. Abgesehen von diesem Festhalten an einem überholten Arzt-Patienten-Verhältnis birgt die Verwendung von „Insulindosis-Korrektur-Schemata" erhebliche Gefahren für die Stoffwechselführung der Patienten (vgl. Kap. 10).

Im März 1924 veröffentlichte G.A. Harrop ein Buch über die Insulintherapie. Es ist das älteste Kompendium dieser Art, das wir kennen; es enthält übrigens keinen einzigen Literaturhinweis. Zu Beginn finden wir die Bemerkung:

Stoffwechseltherapie-/Richtwerteprotokoll
(Normalinsulin; kompensierte Stoffwechsellage)

Name: **Diabetestyp:**

Therapieregime	Morgens	Mittags	Abends	Spät	Nachts
Standard-BE Verteilung	4/4	4/0	4	0	0
BE-Faktor = Normalinsulin(iE) pro BE	3,5	2,5	3,0	2,0	1,0
Basalinsulin	0	0	0	16 (22°°)	0
BZ-Korrektur Zielwert [mg/dl]	120	120	120	180	180

Bemerkung: Ihre Insulinempfindlichkeit kann sich im weiteren Verlauf ändern und eine Dosisanpassung erforderlich machen!

Normalinsulin:	Spritz-Eßabstand	BZ < 60 mg/dl:	kein SEA
Actrapid Novo Nordisk	(SEA):	BZ 31–120 mg/dl:	5–15 min
Basalinsulin:		BZ 121–210 mg/dl:	15–30 min
Protaphan HM Novo Nordisk		BZ > 210 mg/dl:	45 min

BZ-Korrekturschema-Korrekturinsulin: **Actrapid Novo Nordisk**

Blutzucker [mg/dl]	Korrektur	**Beachte:**
< 40	+ 3 BE Traubenzucker	Bei BZ-Werten > 300 mg/dl muß der Urin auf **Ketonkörper** untersucht werden (z.B. Ketur®-Test), falls ++/+++ positiv, muß die Korrekturdosis verdoppelt werden (zusätzlich reichlich Mineralwasser trinken und spätere BZ-Kontrolle(n) vornehmen!).
40–60	+ 1 BE TZ+1 BE Obst	
61–120	Keine Korrektur	Der Zeitabstand zur vorangegangenen Normalinsulininjektion muß über 3 h betragen.
121–180	+ 1 iE Insulin	
181–220	+ 2 iE Insulin	Für BZ-Werte (spät) zwischen 22.00 h und 23.00 h gilt folgende **Nachtregel:**
221–280	+ 3 iE Insulin	**BZ Werte < 180 mg/dl: keine Insulingabe**
281–320	+ 4 iE Insulin	BZ Werte < 60 mg/dl: + 2 BE essen BZ Werte < 80 mg/dl: + 1,5 BE essen BZ Werte < 100 mg/dl: + 1 BE essen
321–360	+ 5 iE Insulin	BZ Werte 181–220 mg/dl: + 1 iE Insulin BZ Werte 221–280 mg/dl: + 2 iE Insulin
361–400	+ 6 iE Insulin	BZ Werte 281–320 mg/dl: + 3 iE Insulin
401–440	+ 7 iE Insulin	**BZ-Kontrollen nach Entlassung (ambulant):** Mindestens 4 mal täglich, sowie alle 1–2 Wochen um 2.00 h nachts!
> 440	+ 8 iE Insulin	

Abb. 4. Derartige Korrekturschemata empfehlen wir nicht

„As is so often true in the development of recent therapeutic aids, we are dealing, in Insulin, with a two-edged sword. When properly employed, it is a great boon; when improperly used, a danger to the patient!"

Viele klinische Beobachtungen, über die der Autor berichtet, wurden erst Jahre später objektiv gesichert, wie zum Beispiel der Hinweis: *„a short massage following the injection aids absorption".* Die detaillierten Hinweise zur Diät bis hin zu Rezepten für peanut butter cookies und Hamburger mit Tomaten zeigen, wie unkritisch Empfehlungen aus der Vorinsulinära übernommen wurden. Lernen sollte man aus solcher Lektüre, daß die klinische Erfahrung allein, ohne das sie durch systematische Untersuchungen bestätigt wird, auf die Dauer nicht Leitlinie der Therapie sein darf. Dennoch wird auch unser Kompendium nicht frei von Empfehlungen sein, die sich im Laufe der Jahre als überholt erweisen.

Literatur

Berger M (1999) Bedarfsgerechte Insulin-Therapie bei freier Kost. Der Beitrag von Karl Stolte zur klinischen Diabetologie. Kirchheim-Verlag, Mainz

Banting FG, Best CH, Collip JB, Fletcher AA (1922) Pancreatic extracts in the treatment of diabetes mellitus: preliminary report. Can Med Ass J 12:141–146

Bertram F (1939) Die Zuckerkrankheit, 2 Aufl. Georg Thieme, Leipzig

Bliss M (1982) The discovery of insulin. The University of Chicago Press, Chicago, Ill, USA

Harrop GA (1924) Management of Diabetes. Treatment by dietary regulation and the use of insulin. Paul B. Hoeber, New York

Hommerding M (1989) Typ 1 Diabetes mellitus nach 35 Jahren Erkrankungsdauer – Charakterisierung einer Gruppe von Langzeitdiabetikern. Med Diss Universität Düsseldorf

Oyen D, Chantelau EA, Berger M (1985) Zur Geschichte der Diabetesdiät. Springer, Berlin Heidelberg New York

Poulsen JE (1982) Features of the history of diabetology. Munksgaard, Copenhagen

Rinke S, Berger M (1983) Die ersten Jahre der Insulintherapie. W Zuckschwerdt, München Berlin Wien

KAPITEL 3

Pathophysiologie der Hyperglykämie

3.1
Glukosehomöostase beim Gesunden

Beim Gesunden wird der Blutglukosespiegel durch komplexe Regulations-
mechanismen innerhalb enger Grenzen von etwa 60–140 mg/dl gehalten.
Nicht nur im Ruhezustand, sondern besonders unter extremen Bedingungen wie bei anhaltendem Fasten, bei schweren Krankheiten oder bei erhöhtem Glukosebedarf, wie bei gesteigerter körperlicher Aktivität, bewirkt
eine feine Abstimmung des Insulin-Glukagon-Verhältnisses an der Leber
unter Kontrolle durch zentralnervöse, neurale, hormonelle und peptiderge
Impulse die für das Überleben essentielle ausreichende Substratversor-
gung des Gehirns. Einer Neuroglukopenie mit drohender Bewußtlosigkeit
kann nur vorgebeugt werden, solange der arterielle Blutglukosespiegel
mindestens 50 mg/dl beträgt.

Die Leber produziert unter Ruhebedingungen etwa 10 g Glukose/h, wovon 65–75% glukagonabhängig sind. Das Gehirn verbraucht insulinunabhängig konstant etwa 6 g Glukose/h. Liegt der Glukoseverbrauch der peripheren Gewebe über 4 g/h, so muß die hepatische Glukoseproduktion
durch Stimulation von Glykogenolyse und Glukoneogenese gesteigert werden, um genügend Glukose für das Gehirn bereitzustellen (Abb. 5a). Die
Abhängigkeit des Gehirns von einem funktionsfähigen glukoregulatori-
schen System zeigt sich zum Beispiel bei der Kreislaufzentralisation, wie
etwa im hämorrhagischen Schockzustand, wenn nur durch eine Verdoppelung des arteriellen Blutglukosespiegels eine um die Hälfte verminderte zerebrale Durchblutung kompensiert werden kann.

Auch zu hohe Blutglukosewerte haben auf die Dauer negative Folgen für
den Organismus. Anhaltende Hyperglykämie führt zur Glykosilierung von
Proteinen. Das glykosylierte Hämoglobin (HbA$_{1c}$) ist dafür nur ein Beispiel.
So wie das Hämoglobinmolekül können Enzyme, Rezeptoren, Strukturpro-

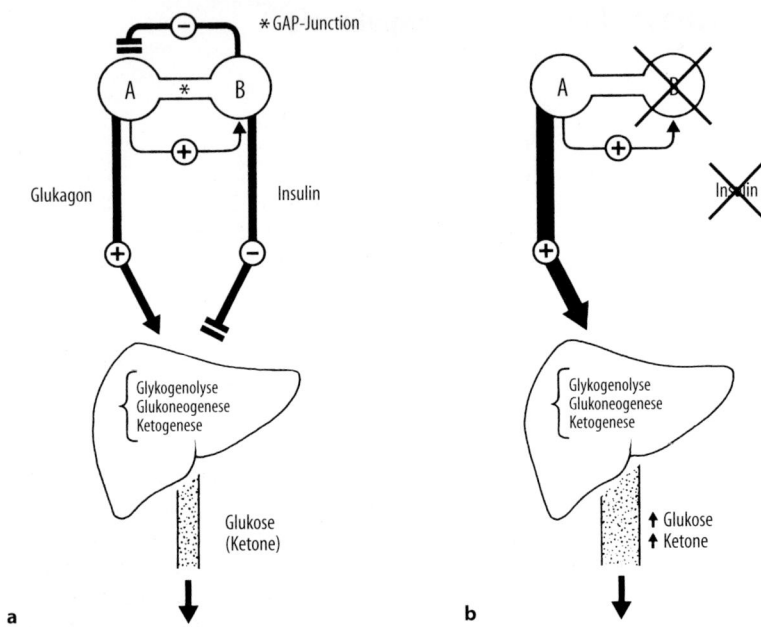

Abb. 5a, b. Gegenseitige Beeinflussung von Glukagon und Insulin in der Bauchspeicheldrüse und ihre Wirkung auf den Stoffwechsel der Leber; **a** glukosebildende A-Zellen des Pankreas, unter physiologischen Zuständen; **b** insulinbildende B-Zellen des Pankreas bei fehlender Insulinbildung in der Bauchspeicheldrüse; ⊕ = fördernd; ⊖ = hemmend

teine der Membranen und Transportermoleküle durch Glykosilierung Änderungen ihrer Struktur und Funktion erfahren (z.B. Kataraktentstehung durch Glykosilierung von Proteinen in der Augenlinse).

Insulin ist das Hormon des Organismus, das am wirksamsten den Blutglukosespiegel senkt. Neben der Stimulation des peripheren Glukoseverbrauchs in den wesentlichen insulinabhängigen Geweben wie Muskulatur und Fettgewebe führt es an der Leber zur Antagonisierung der Glukagonwirkung mit Hemmung der Glukose- und Ketonkörperproduktion. Aufgrund der Anatomie der Blutzirkulation innerhalb der Langerhansschen Inseln des Pankreas kann Insulin zusätzlich die Glukagonsekretion der A-Zellen blutzuckerunabhängig direkt hemmen, so wie dies auch vom Somatostatin bekannt ist (Abb. 5b).

3.1.1
Glukosehomöostase beim Gesunden
unter Nahrungsaufnahme

Bereits während der Nahrungsaufnahme kommt es über gastrointestinale Polypeptidhormone und vagale Stimuli zu einer vermehrten Insulinsekretion aus den B-Zellen des Pankreas. Dabei hemmt Insulin die Glukagonsekretion aus den A-Zellen und bewirkt eine Hemmung der hepatischen Glukoseproduktion. Eine zusätzliche, den Blutglukosespiegel regulierende Funktion hat das Somatostatin durch die Kontrolle der Geschwindigkeit der enteralen Glukoseresorption.

Gleichzeitig ermöglicht Insulin die Glukoseutilisation in den insulinsensitiven Organen: Leber, Muskulatur und Fettgewebe. Diese Gewebe können ausreichende Mengen an Glukose nur in Gegenwart von Insulin aufnehmen (Muskel, Fett) bzw. verwerten (Leber). Die Insulinwirkung an den peripheren Geweben wird über ein spezifisches Insulinrezeptorsystem vermittelt. Eine Reihe anderer Organsysteme nehmen Glukose hingegen insulinunabhängig auf, so das Zentralnervensystem, periphere Nerven, rote Blutkörperchen, Blutgefäße, Bindegewebe, Nieren etc. Der Einstrom von Glukose in diese Gewebe ist direkt von der Höhe des Blutzuckers abhängig. Ist der Blutzucker erhöht, wird entsprechend mehr Glukose in den Zellen dieser Organe abgelagert.

Die insulin-vermittelte Glukoseaufnahme in den Muskel dient zur Energiebereitstellung und Speicherung (als Glykogen). Darüber hinaus ist das Insulin eiweißanabol durch Stimulation der Proteinsynthese und Hemmung der Proteolyse. Im Fettgewebe fördert Insulin die Lipogenese und hemmt die Lipolyse; hier kann überschüssige Glukose in, wie es manchmal scheint, fast unbegrenzter Menge in Triglyzeriddepots gespeichert werden (Abb. 6).

3.1.2
Glukosehomöostase beim Gesunden
im Fastenzustand

Im Fastenzustand wird keine Glukose über den Darm aufgenommen. Der Insulinspiegel sinkt ab, eine relative Enthemmung der Glukagonsekretion aus der Bauchspeicheldrüse ist die Folge. Durch eine Steigerung der hepatischen Glukoseproduktion zunächst aus der Glykogenolyse, später über

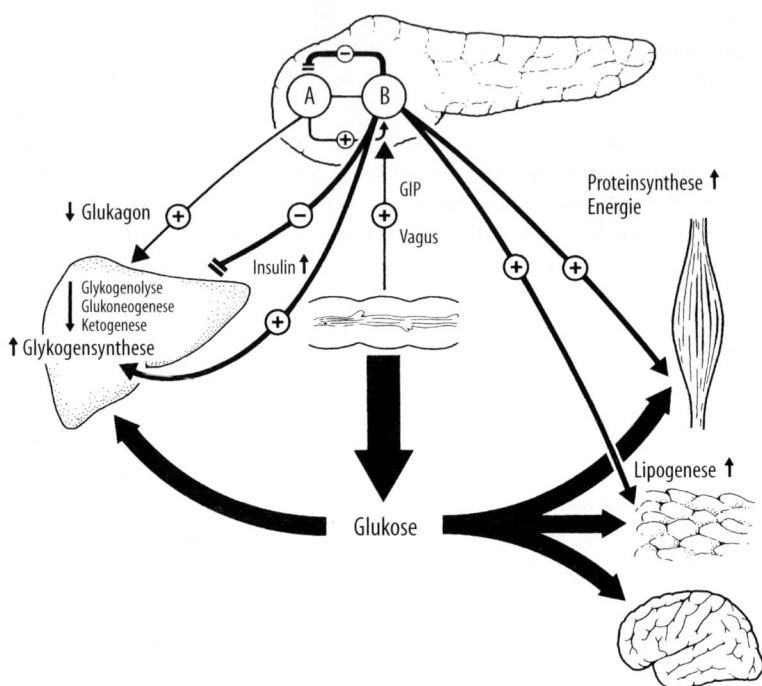

Abb. 6. Glukosehomöostase beim Gesunden unter Nahrungsaufnahme; zur näheren Erläuterung siehe Text. *A*, Glukagonbildende A-Zellen des Pankreas; *B*, insulinbildende B-Zellen des Pankreas; *GIP*, gastrointestinale Polypeptidhormone; ⊕ = fördernd; ⊖ = hemmend

eine vermehrte Glukoneogenese, kann der Blutzucker über einen bestimmten Zeitraum hinweg im Normbereich gehalten und so eine Neuroglykopenie vermieden werden. Der limitierende Faktor für das Dauer-Fasten ist die Verfügbarkeit der Substrate für die Glukoneogenese, insbesondere der (glukoplastischen) Aminosäuren. Werden durch die für die Aufrechterhaltung der Glukoneogenese erforderliche Proteolyse schließlich lebenswichtige Proteine des Organismus abgebaut, kommt es zum Exitus.

Die fehlende Glukoseaufnahme aus dem Darm und das Absinken des Insulinspiegels führen zur Steigerung der Lipolyse im Fettgewebe. Die entstehenden Freien Fettsäuren dienen z.T. der glukagonstimulierten Ketonkörperbildung. Ketonkörper und Freie Fettsäuren stehen der Muskulatur und die Ketonkörper im späteren Verlauf auch dem Zentralnervensystem als Energie-Substrate zur Verfügung. Schon nach ein- bis zweitägigem Fasten ist im Harn als Ausdruck der Ketose sog. Hungerazeton nachweisbar. Obwohl bei mehrtägiger Nahrungskarenz die Ketonämie erhebliche Ausmaße annehmen kann, führt beim Stoffwechselgesunden die Ketose nicht zur Dekompensation des Säure-Basen-Gleichgewichts, d.h. nicht zur Ketoazidose. Übrigens ist auch bei Patienten mit Diabetes mellitus unter kalorien- und kohlenhydratarmer Reduktionskost das Auftreten einer Ketonurie bei guter Stoffwechseleinstellung nicht Zeichen eines Insulinmangels und somit kein Grund, die Insulindosierung zu erhöhen.

Weiterhin führt das Absinken der Seruminsulinspiegel zum Überwiegen der Proteolyse über die Proteinsynthese, damit zum Netto-Protein-Abbau, zunächst vor allem des Skelettmuskel-Eiweiß, was sich im Symptom der körperlichen Abgeschlagenheit und Schwäche widerspiegelt.

> Hohe Insulinkonzentrationen sind mit anabolen, niedrige Konzentrationen mit katabolen Stoffwechselveränderungen assoziiert.

3.2
Die akute diabetische Stoffwechselentgleisung

Ursache für die akute diabetische Stoffwechselentgleisung ist der *kritische Insulinmangel*, das (fast) vollständige Fehlen metabolisch wirksamer zirkulierender Insulinspiegel.

3.2.1
Ursachen des kritischen Insulinmangels

1. Manifestation des Typ-1-Diabetes
2. zusätzliche Erkrankungen, Operationen, Traumen etc. bei Patienten mit Diabetes,
3. Absetzen der Insulintherapie bei insulin-behandelten Diabetikern (iatrogen oder durch den Patienten),
4. Pankreatektomie.

Obwohl bei Manifestation des Typ-1-Diabetes noch eine Rest-Insulin-Sekretion besteht, die mehrere Monate (und häufig noch viele Jahre) die Stoffwechseleinstellung wesentlich erleichtert, kommt es in dieser Phase doch oft zu einem kritischen Insulinmangel. Durch andauernde massive Hyperglykämie ist der noch funktionsfähige Rest des β-Zell-Apparates momentan total erschöpft (morphologisch „degranuliert") und zusätzlich besteht durch die (Hyperglykämie-bedingte) Insulinresistenz eine Steigerung des Insulinbedarfs. Auch im späteren Verlauf kann es – trotz bestehender Insulinrestsekretion – im Rahmen von krisenhaften schweren Erkrankungen, wie Infektionen, Traumen oder perioperativ, zu einem enormen Anstieg des Insulinbedarfs und zu einem kritischen Insulinmangel kommen, sofern diese Phasen der Insulinresistenz nicht durch eine Insulindosis-Steigerung ausgeglichen werden.

3.2.2
Pathophysiologie der akuten diabetischen Stoffwechselentgleisung

Diabetische Ketoazidose

Der kritische Insulinmangel führt zu einer deutlichen Hyperglukagonämie (Abb. 7). Da das Insulin nicht mehr seine hemmende Wirkung auf die durch Glukagon vermittelten Effekte an der Leber entfalten kann, kommt es zu ungebremster hepatischer Glukoseproduktion. Zusätzlich ist durch Insulinmangel die Glukoseutilisation in der Peripherie weitgehend aufgehoben, so daß nur die insulinunabhängig aufnehmbaren, geringen Mengen in die Gewebe transportiert werden können. Überschreitet die Blutglukosekonzentration die Kapazität der Niere (die Nierenschwelle für Glukose liegt bei etwa 180 mg/dl), wird Glukose zusammen mit Elektrolyten im Harn ausgeschieden. Polyurie und Polydipsie sind die Folgen. Außerdem führt der Insulinmangel zu einer Störung des Eiweißstoffwechsels. Die durch Proteolyse anfallenden glukoplastischen Aminosäuren werden in die hepatische Glukoneogenese eingeschleust. Dieser Eiweiß-Katabolismus hat Abgeschlagenheit, Gewichtsabnahme und Muskelabbau zur Folge. Enthemmte Lipolyse durch absinkende Insulinspiegel führt zum Abbau von Fettgewebe und läßt die Konzentration der freien Fettsäuren stark ansteigen, die nach Überschreiten der lipogenetischen Kapazität der Leber in die Ketogenese fließen. Im Gegensatz zum Fastenzustand eines Nichtdiabetikers, bei dem die Bildung freier Fettsäu-

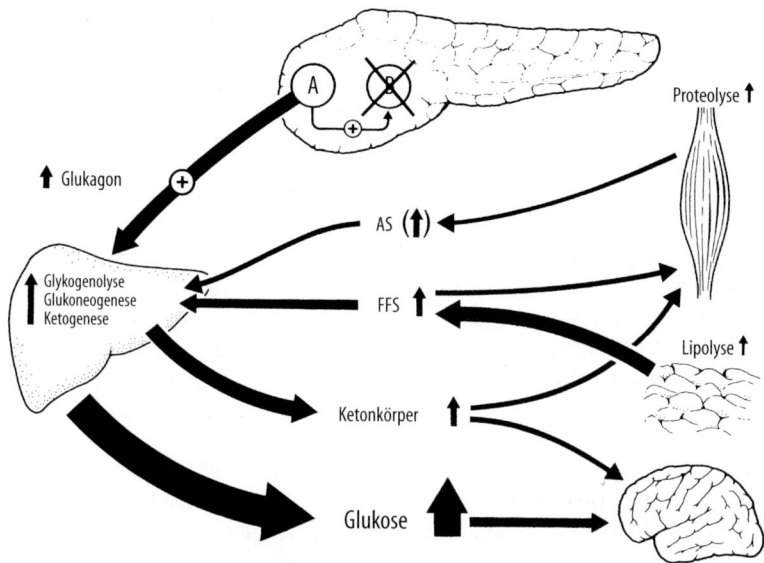

Abb. 7. Stoffwechselentgleisung bei absolutem Insulinmangel; zur näheren Erläuterung s. Text. *A*, glukagonbildende A-Zellen des Pankreas; *B*, B-Zellen des Pankreas; *AS*, Aminosäuren; *FFS*, freie Fettsäuren; ⊕ = fördernd; ⊖ = hemmend

ren aus den Fettdepots kaum den Energiebedarf der Muskulatur überschreitet, erfolgt während des akuten, schweren Insulinmangels ein exzessiv unkontrollierter Fettabbau.

Unter dem Einfluß ungehemmter Glukagonsekretion kommt es einerseits zur Blockade der Glykolyse (Hemmung der Phosphofruktokinase) und damit zur Stoffwechselumkehr zugunsten der Glukoneogenese, andererseits fallen auch weniger Endprodukte der Glykolyse an, die so nicht mehr für die Fettsäuresynthese zur Verfügung stehen. Die abfallende Konzentration des Malonyl-CoA stimuliert bzw. enthemmt die Ketogenese im Mitochondrium, dies führt zur exzessiven Bildung von *b*-Hydroxybutyrat, Azetoazetat und Azeton. Nach Überschreiten der Pufferkapazität der Niere – der Muskel verwertet nur einen Teil der Ketonkörper zur Deckung des Energiebedarfs – dekompensiert das Säure-Basen-Gleichgewicht, es kommt zu metabolischer Azidose und Hyperventilation, zur ketoazidotischen Stoffwechselentgleisung mit Müdigkeit, Übelkeit, Erbrechen und Azetongeruch bis hin zum Coma diabeticum. Glukoneogenese und Ketogenese sind die hepatischen Folgen ungehemmter Glukagonwirkung bei absolutem Insulinmangel, wobei die Schlüsselreaktion im Abfall der Fruktose-2,6-diphosphat-Konzentration liegt mit Blockade der Phosphofruktokinase und damit der Glykolyse bei gleichzeitiger Enthemmung der Ketogenese (Abb. 7).

Anazidotisch-hyperosmolare hyperglykämische Stoffwechsel-Entgleisung

Im Gegensatz zur akuten diabetischen Stoffwechselentgleisung bei Typ-1-Diabetes, die letztlich zum ketoazidotischen Koma führt, hat der kritische Insulinmangel bei Typ-2-Diabetes – mit vergleichsweise stärkerer Insulinrestsekretion – eher eine hyperosmolar-hyperglykämische Stoffwechselentgleisung (bis hin zum hyperosmolaren Koma) ohne die Ausbildung einer Ketoazidose zur Folge. Pathogenetisch ist dieses Phänomen durch die bei diesen Patienten noch bestehende, wenn auch unzureichende Insulinsekretion bedingt. Die noch vorhandenen geringen Insulinkonzentrationen reichen aus, die Lipolyse so zu regeln, daß es zu keiner enthemmten Überschwemmung des Körpers mit freien Fettsäuren und damit auch nicht zu einer Ketoazidose kommt.

Die für den absoluten Insulinmangel so typische Ketonkörperbildung bleibt aus und somit auch die entsprechenden klinischen Zeichen wie Erbrechen, Kussmaul-Atmung und Azetongeruch. In den Vordergrund rücken die Hyperglykämie und die Dehydratation, die zur zunehmenden Eintrübung der Patienten führen (vgl. Kap. 15).

3.3
Chronische Hyperglykämie durch relativen Insulinmangel

Die chronische, nicht akut bedrohliche Hyperglykämie des Diabetes mellitus besteht in einem Mißverhältnis zwischen dem metabolisch wirksamen zirkulierenden Insulins und dem aktuellen Insulinbedarf des Organismus. Dieses Mißverhältnis in Form eines relativen Insulinmangels resultiert in den Folgen des andauernden Insulindefizits in den verschiedenen Bereichen des Stoffwechsels. Am auffälligsten zeigt sich dieser Zustand in der chronischen Hyperglykämie und deren Symptomen und Folgeerscheinungen. Jede Form des Diabetes ist durch einen (relativen) Insulinmangel mit der Folge einer Hyperglykämie charakterisiert. Durch Zunahme der Insulinresistenz und/oder kontrainsulinäre Faktoren wird der bestehende Insulinmangel verstärkt, das Insulindefizit akzentuiert: die Hyperglykämie nimmt zu. Dabei ist es zunächst unerheblich, ob das verfügbare zirkulierende Insulin spontan durch die β-Zellen sezerniert, unter dem Einfluß von Sekretagoga stimuliert freigesetzt oder im Rahmen einer Insulintherapie exogen substituiert wird.

Bei den weitaus meisten Zuckerkranken (> 95%) beruht der chronische Insulinmangel auf einem Typ-2-Diabetes mellitus. Beim Typ-2-Diabetes besteht zu Beginn der Erkrankung kein absoluter Insulinmangel. Die eigentliche genetische Ursache des Typ-2-Diabetes ist noch unbekannt; sehr wahrscheinlich liegen zahlreiche genetische Störungen hinter dem auch klinisch durchaus heterogenen Krankheitsbild des Typ-2-Diabetes. Ob es sich in der Mehrzahl der Fälle primär um eine Störung der Insulinwirkung oder um eine Störung der Insulinsekretion handelt, ist immer noch umstritten. Sicher ist, daß einmal bestehende Hyperglykämie und Hyperinsulinämie über verschiedene Mechanismen zu Insulinresistenz führen. Die sich weiter verstärkende Hyperglykämie endet schließlich bei immer weiter abnehmender Insulinwirkung in einem Circulus vitiosus mit zunehmendem, aber nicht unbedingt vollständigem Insulinmangel. Die verbleibende Insulinrestsekretion ist die wesentliche Ursache dafür, daß es bei Typ-2-Diabetes kaum jemals zur Ketose kommt.

Wird der Typ-2-Diabetiker gut behandelt, kann die eigene Insulinproduktion für lange Zeit dazu ausreichen, das Glukosegleichgewicht wieder aufrechtzuerhalten. In besonderen Streßsituationen, wie bei zusätzlichen Erkrankungen (schweren Infektionen, Trauma etc.) oder perioperativ, übersteigt jedoch der Insulinbedarf die Kapazität der eigenen Produktion, und es resultiert erneut, wenn auch oft nur vorübergehend, ein manifester Insulinmangel (mit einer entsprechenden Hyperglykämie); in derartigen Krisen kann es auch beim Typ-2-Diabetes durchaus zu einem kritischen Insulinmangel kommen.

Ebenso können verschiedene Medikamente wie Cortison, hochdosiert Diuretika, Östrogene, Gestagene etc. durch Antagonisierung der Insulinwirkung zu einer Verstärkung bzw. zu einer Manifestation eines relativen Insulinmangels führen. Ein ähnlicher Wirkungsmechanismus ist für das Auftreten eines relativen Insulinmangels bei manchen endokrinologischen Erkrankungen wie Cushing-Syndrom, Morbus Cushing, Akromegalie, Hyperthyreose verantwortlich.

3.3.1
Hyperglykämieassoziierte Symptome

Chronischer relativer Insulinmangel ist Folge eines nicht oder unzureichend behandelten Diabetes. Dies gilt sowohl für insulinabhängige als auch für nichtinsulinabhängige Diabetiker. Die Blutzuckerwerte liegen bei diesen Patienten mehr oder weniger kontinuierlich über der Norm, die Insulinkonzentrationen sind jedoch noch ausreichend, um eine akute Stoffwechselentgleisung durch einen kritischen Insulinmangel zu verhindern.

Viele der Patienten „gewöhnen" sich an die überhöhten Blutglukosewerte, d.h. sie „spüren" erhöhte Werte bis zu einem gewissen Grade nicht. Trotzdem sind (zumindest bei HbAIc-Werten von > 9.0%) durch eine eingehende Anamnese-Erhebung durchweg Leistungsschwäche, Abgeschlagenheit, Müdigkeit (als Folge des Protein-Katabolismus) aber auch kognitive Defizite aufdeckbar. (Oft werden diese Symptome den Patienten auch erst im nachhinein bewußt, wenn sich nach Einleitung einer Therapie zum Ausgleich von Insulinmangel/Hyperglykämie Allgemeinbefinden und Symptomatik bessern.)

Hingegen klagen Patienten, die erst kürzere Zeit oder kurzfristig besonders hohe Blutzuckerwerte haben, nicht selten über Sehstörungen, Druckgefühl im Kopf oder Abgeschlagenheit. Ursache der Sehstörung ist einerseits eine durch die Hyperglykämie bedingte, reversible Quellung des Linsenproteins, andererseits eine, gleichermaßen reversible Akkomodationsschwäche. (Bitte in dieser Phase – bis nach einer mehrwöchigen Normalisierung des Stoffwechsels – keine Brillengläser anpassen lassen!).

Die durch die Hyperglykämie bedingte Polyurie und Polydipsie finden sich nicht bei jedem Patienten mit schlechter Stoffwechseleinstellung.

Weiteres typisches Symptom des chronischen Insulinmangels ist eine allgemeine Infektanfälligkeit, besonders gegenüber Pilzinfektionen der Haut oder anderen, meist juckenden Dermatosen. Besonders schwerwiegend sind Fußinfektionen, die meist erst bei bereits ausgebildeten Durchblutungsstörungen und/oder peripherer Neuropathie auftreten. Kontinuierlich erhöhte Blutzuckerwerte begünstigen jedoch das Entstehen derartiger Komplikationen und erschweren die Heilung. Eine der Ursachen für die erhöhte Infektanfälligkeit von Patienten mit chronischem Insulinmangel dürfte eine Störung sowohl der zellulären als auch der humoralen Abwehr sein.

Weitere Symptome des ausgeprägten kontinuierlichen relativen Insulin-
mangels/Hyperglykämie sind eine verminderte Fertilität junger Frauen
und Wachstumsstörungen bei diabetischen Kindern.

Die genauen funktionellen Ursachen vieler Symptome bei Hyperglykämie sind nicht geklärt. Das primäre, schädigende Agens ist jedoch eindeutig die erhöhte Blutglukosekonzentration, denn: Alle angeführten
Symptome des chronischen Insulinmangels sind prinzipiell voll reversibel; ihre primäre Behandlung ist daher die kontinuierliche Normalisierung des Blutzuckers.

3.3.2
Durch Hyperglykämie bedingte Folgeschäden

Ursache der Entwicklung diabetischer mikroangiopathischer Folgeschäden ist die Hyperglykämie. Entscheidend für die Ausbildung der mikroangiopathischen Organschädigungen sind Dauer und Ausmaß der Hyperglykämie. So führen erhöhte Blutzuckerwerte zu einer pathologischen
Verstärkung der Glykosilierung der Proteine. Der bekannteste Glykosilie-
rungsprozeß betrifft das Hämoglobin. Normalerweise sind etwa 5% des
Hämoglobins glykosiliert, d.h. durch einen nichtenzymatischen, letztlich
irreversiblen chemischen Prozeß mit einem Glukosemolekül verbunden.
Das Ausmaß der Glykosilierung, der Verzuckerung des Hämoglobins, ist
direkt proportional zu der Glukosekonzentration, mit der der Eiweißkörper während seiner 100 Tage dauernden Existenz in Berührung kommt. Bei
konstanter exzessiver Hyperglykämie kann die Glykosilierung bis zu
15–20% des Gesamthämoglobins erfassen. Die klinische Chemie hat sich
dieses Phänomen zunutze gemacht: Die Messung des glykosilierten Hämoglobins (HbA$_{1c}$) in Prozent des Gesamthämoglobins ist heute das Standardverfahren zur Beurteilung der Langzeitqualität der Glukosestoffwechseleinstellung bei Patienten mit Diabetes mellitus. Für die Beurteilung der
Einstellungsqualität eines Diabetes und die Langzeitführung des Patienten
ist die Bestimmung des HbA$_{1c}$ heute unverzichtbar geworden.

Die Verzuckerung des Hämoglobins verursacht aber nicht nur eine beschleunigte Wanderung des Eiweißkörpers durch Chromatographiemate-
rialien, ein Phänomen, das man sich bei der erwähnten klinisch-chemi-
schen Analytik zunutze macht, sondern sie bedingt auch eine Störung in
der Funktion des Hämoglobins: die Sauerstoffbindungskurve ist verscho-
ben, die Kapazität des Eiweißkörpers zum Gastransport ist eingeschränkt.

In analoger Weise kann man davon ausgehen, daß sämtliche Eiweißkörper durch hohe Glukosekonzentrationen in ihrer unmittelbaren Umgebung glykosiliert (verzuckert) werden und damit in ihren spezifischen Funktionen gestört werden können. Über die initiale Glykosilierung hinaus wurde inzwischen eine Reihe von komplexen pathogenetischen Prozessen im einzelnen beschrieben, die ausgehend von der Überschwemmung der Zellen und der Eiweißstrukturen mit Glukose und der Bildung von Advanced Glycation End Products (AGE) zu schwersten Organschädigungen führen (Brownlee 1991; Vlassara 1997). In jüngsten Untersuchungen konnten Brownlee und Mitarbeiter auch pathophysiologische Modelle für das klinische Phänomen des „hyperglycaemic memory", d.h. des Fortschreitens der mikrovaskulären Folgeschäden im Zustand der post-hyperglykämischen Euglykämie (i.e. trotz guter Stoffwechseleinstellung nach Überschreiten des sog. point-of-no-return) beschreiben (Nishikawa 2000)

Heute besteht kein Zweifel mehr daran, daß die diabetestypischen Folgeschäden von der Einstellungsqualität des Glukosestoffwechsels abhängig sind. Im Tierversuch wurde dies schon 1977 eindeutig bewiesen: Engermann et al. (1977) konnten in einer kontrollierten, prospektiven Studie an diabetischen Hunden zeigen, daß Retinopathie und Nephropathie von der Einstellungsqualität der Blutglukose abhängen. Mittlerweile liegen zahlreiche Studien vor, mit denen die Notwendigkeit einer optimalen Stoffwechselkontrolle mit dem Ziel der Prävention von Folgeschäden belegt ist. J. Pirart veröffentlichte 1978 die Ergebnisse der Nachuntersuchung von über 4000 seiner Patienten, die er bis zu 30 Jahre lang beobachtete. Die Messung des HbA$_{1c}$ stand noch nicht zur Verfügung, anhand der Glukosuriewerte konnte Pirart aber zeigen, daß Diabetiker mit geringerer Glukosurie deutlich seltener Folgeschäden entwickelten. So wurde von Cahill, Unger und anderen führenden Diabetologen bereits zu Mitte der siebziger Jahre festgestellt, daß die indirekten Beweise für den Kausalzusammenhang zwischen der Hyperglykämie und Inzidenz und Progression der mikroangiopathischen Folgeschäden des Diabetes so überzeugend und schlüssig seien, daß die Situation einer Beweisumkehr vorliegt: derjenige, der in der Therapie des Typ-1-Diabetes nicht eine Normalisierung des Blutzuckers anstrebt, muß beweisen, daß er mit seiner Therapie den Patienten keinen Schaden zufügt. Mit Ende der siebziger Jahre haben wir in unserer Klinik für den Typ-1-Diabetes die Intensivierung der Insulintherapie eingeführt und die Normalisierung des Glukosestoffwechsels zur Vermeidung der diabetischen Mikroangiopathie als *Therapeutischen Imperativ* der achtziger Jahre bezeichnet.

1993 wurde in den USA der „Diabetes Control and Complications Trial" (DCCT) beendet: 1441 Typ-1-Diabetiker behandelte man randomisiert entweder konventionell oder mit intensivierter Insulintherapie (in Deutschland wäre diese Studie nicht durchführbar gewesen, weil die intensivierte Insulintherapie hier schon seit vielen Jahren die Standardbehandlung des Typ-1-Diabetes darstellt, die dazu notwendige Selbstkontrolle der Blutglukose ist für die Patienten im Gegensatz zu den USA seit vielen Jahren kostenfrei verfügbar). Der DCCT wurde 1993 abgebrochen, weil die schlechter eingestellten Patienten deutlich häufiger Folgeschäden zeigten als die besser behandelte Gruppe, die nach mehr oder weniger strukturierter Schulung eine intensivierte Insulintherapie durchführte. Über im Mittel 6,5 Jahre war die Interventionsgruppe deutlich besser eingestellt (HbAIc 7.2% vs. 8.9%). Das Risiko, eine Retinopathie zu entwickeln, wurde in der Interventionsgruppe um 76 rel.-% vermindert, Verschlechterungen einer schon bestehenden Retinopathie traten in der Kontrollgruppe um 54 rel.-% häufiger auf. Das Auftreten einer Mikroalbuminurie wurde um 39 rel.-% vermindert, das einer Neuropathie um 60 rel.%.

Ein HbAIc „Schwellenwert" für das Auftreten der Folgeschäden scheint nach den Daten des DCCT nicht zu bestehen: je weiter die HbA_{1c}-Werte auf Dauer oberhalb des Normalbereichs liegen, um so häufiger kommt es zum Auftreten der Folgeschäden (The DCTT Research Group 1995). In einer eigenen Untersuchung an ca. 600 Typ-1-Diabetiker über 6 Jahre konnten wir für die Beziehung zwischen HbaIc-Wert und der Progression der diabetischen Nephropathie ebenfalls einen Schwellenwert ausschließen (Sawicki 2000).

Wichtiger für die Information der Patienten zu den Möglichkeiten der Prävention mikroangiopathischer Folgeschäden des Diabetes durch eine Senkung des HbAIc-Wertes sind jedoch die Angaben zu den Absolut-Prozenten der Risiko-Reduktion und die NNT (number needed to treat) im Rahmen der Paradigmen der Evidence-based Medicine (Sackett et al. 2000). So ergibt sich in der EDIC Study für eine vierjährige Beobachtung der Kontroll- und der Interventions-Gruppe nach der Beendigung des DCCT trotz einer Angleichung der mittleren HbAIc-Werte (Kontroll-Gruppe zu DCCT Ende 9.1%, nach weiteren 4 Jahren 8.2%, Interventions-Gruppe zu DCCT-Ende 7.2%, nach weiteren 4 Jahren 7.9%) für die Zugehörigkeit zu den beiden Gruppen über einen Zeitraum von insgesamt zehn Jahre ein massiver Unterschied für die Inzidenz des Auftretens klinisch relevanter Verschlechterung der Retinopathie: 49% der Patienten in der Kontrollgruppe gegenüber 18% der Patienten in der Interventionsgruppe. Mit einer absoluten Risikoverminderung von 31% entspricht das einer $NNT_{10\ Jahre}$ von 3 (DCCT 2000).

Auch bei jüngeren Typ-2-Diabetikern wurde der Zusammenhang zwischen diabetischer Retinopathie und HbA_{1c} belegt. Liu aus der Arbeitsgruppe um P.H. Bennett verfolgte die Entwicklung einer Retinopathie bei 227 Pima-Indianern, bei denen sehr häufig ein Typ-2-Diabetes besteht: bessere Stoffwechseleinstellung war mit deutlich seltenerem Auftreten einer diabetischen Retinopathie assoziiert (Liu 1993). Aber auch in Interventionsstudien konnte zwischenzeitlich bei Typ-2-Diabetes eine Prävention der Mikroangiopathie durch eine Verbesserung der HbAIc-Werte dargestellt werden. Besondere Bedeutung kommt in diesem Zusammenhang der United Kingdom Prospective Diabetes Study (UKPDS) zu. In dieser randomisiert-kontrollierten Studie wurde der Effekt einer intensiven Blutzucker-Einstellung (im Ergebnis ein HbAIc Median-Wert über 10 Jahre von 7.0%) mit einer konventionellen Therapie-Strategie (im Ergebnis ein HbAIc-Wert im Median über 10 Jahre von 7.9%) verglichen. Dabei ergab sich für die intensivierte Blutzucker-Einstellung eine Verringerung der 10 Jahres Inzidenz mikrovaskulärer Komplikationen von 11.4% auf 8.6%, mithin eine Differenz von 2.8 Absolut-% entsprechend einer $NNT_{10\ Jahre}$ von 36 (UKPDS 1998). Für die Makroangiopathie ergab sich keine signifikante Verringerung; so konnte – wie auch in früheren Untersuchungen – durch die Verbesserung der Blutzucker-Einstellung keine signifikante Verringerung der Herzinfarkt-Häufigkeit und anderer Variabler der kardiovaskulären Morbidität oder Mortalität erreicht werden. Für den primären Endpunkt der UKPDS, das Auftreten von any diabetes related endpoint (ADREP) ergab sich durch die Verbesserung des HbAIc-Wertes in der Interventionsgruppe eine Verringerung von 46% auf 41%, eine Reduktion um 5 Absolut-% und eine $NNT_{10\ Jahre}$ von 20 (95% Confidenz-Interval 10–500).

Bezüglich der für den Typ-2-Diabetes im Vordergrund der prognostischen Bedeutung stehenden kardiovaskulären Morbidität und Mortalität scheint die Normalisierung des Blutdrucks und des LDL Cholesterins sowie die Nikotinabstinenz von größerer Bedeutung zu sein als die Nahezu-Normalisierung des Blutzuckers. Insofern scheinen sich die pathogenetischen Grundlagen für die Ausbildung der eindeutig Hyperglykämie-verursachten diabetischen Mikroangiopathie und der muktifaktoriell bedingten Makroangiopathie (Arteriosklerose) mit ihren klassischen kausalen Risikofaktoren Hypertonie, Nikotinabusus, Hypercholesterinaemie grundsätzlich zu unterscheiden.

Viele Diskussionen haben sich in den letzten zehn Jahren mit der Hypothese befaßt, derzufolge die Hyperinsulinaemie ein kausaler Risikofaktor für die Makroangiopathie sei. Durch die übereinstimmenden Ergebnisse der Interventionsstudien University Group Diabetes Programme UGDP (1982) und die UKPDS sollten diese, im wesentlichen auf biochemischen und (widersprüchlichen) epidemiologischen Befunden beruhenden und im Rahmen von Marketingkonzepten der Pharmaindustrie propagierten Hypothesen mittlerweile endgültig überwunden worden sein.

Dem Anschein nach in ähnlicher Weise von Marketingkonzepten favorisiert wird in jüngster Zeit eine mögliche Rolle postprandialer Hyperglykämien als ein vom HbAIc-Wert unabhängiger vaskulärer Schädigungsfaktor, sowohl für die Mikroangiopathie wie auch für die Makroangiopathie diskutiert. Beweise im Sinne einer Evidenz für einen entsprechenden Kausalzusammenhang liegen dazu nicht vor; eine spezielle therapeutische Anstrengung in Richtung auf eine gezielte Normalisierung postprandialer Hyperglykämien ist daher nicht begründbar.

3.4
Die informierte Therapieziel-Entscheidung des Patienten

Grundlage der Edukation der Patienten mit dem Ziel, sie zu einer informierten Entscheidung über ihr individuelles Therapieziel zu befähigen, müssen die Erfolgsaussichten für die einzelnen therapeutischen Interventionen im Hinblick auf die Sekundär- bzw. Tertiär-Prävention von Folgeschäden des Diabetes sein. Dazu eignet sich die Darstellung der erzielbaren therapeutischen Effekte in Absolut-Prozent oder als NNT (Tabelle 1).

Danach kann der Patient entscheiden, welche Mühen/Kosten/Nebenwirkungen einer Therapie er bereit ist, auf sich zu nehmen, bzw. welches Risiko er bereit ist, zu tragen, falls er sich gegen eine bestimmte Therapie entscheidet. Auf dieser Basis wird sich – idealerweise – jeder Patient aufgrund der nunmehr durch die großen Studien der vergangenen zehn Jahre vorliegenden Daten für einen bestimmten HbaIc-Wert als sein Therapieziel entscheiden; dabei wird er das vaskuläre Risiko, den therapeutischen Aufwand und die sein Nebenwirkungsrisiko (vor allem in Bezug auf Hypoglykämien) aus seiner subjektiven Sicht als Individuum mit- und gegeneinander abzugleichen haben.

Tabelle 1. Numbers needed to treat NNT für Sekundär- bzw. Tertiär-Prävention von Folgeschäden bei Diabetes mellitus

Intervention	Therapie-Endpunkt-Ergebnis	$NNT_{10\,Jahre}$
UKPDS, intensive Blutzucker-Einstellung[1]	ADREP* Mikroangiopathie	20 36
UKPDS, intensive Blutdruck-Einstellung[2]	ADREP* Mikroangiopathie	6 14
DCCT/EDIC, Gruppe mit intensivierter Insulintherapie[3]	Retinopathie-Verschlechterung	3
Intensivierte antihypertensive Therapie bei Typ-1-Diabetes mit Nephropathie[4]	Tod	3

* Erstauftreten eines „any diabetes related endpoint"
[1] UKPDS 33, 1998;
[2] UKPDS 38, 1998
[3] DCCT, 2000
[4] Trocha, 1999

Literatur

Berger M (1996) To bridge sciеϯιιc anԁ patient care in diabetes. Diabetologia 39:749–757

Brownlee M (1991) Glycosyation products as toxιc intermędiates in diabetic complications. Ann Rev Med 42:159–166

Engermann R, Bloodworth JMB, Nelson S (1977) Relationship of microvascular disease in diabetes to metabolic control. Diabetes 26:760–769

Hanssen KF, Dahl-Jörgensen K, Lauritzen T, Feldt-Rasmussen B, Brinkmann-Hansen O, Deckert T (1986) Diabetic control and microvascular complications: the near-normoglycaemic experience. Diabetologia 29:677–683

Liu QZ, Pettitt DJ, Hanson RL, Charles MA, Klein R, Bennett PH, Knowles WC (1993) Glycated hemoglobin, plasma glucose and diabetic retinopathy: cross-sectional and prospective analyses. Diabetologia 36:428–432

Mühlhauser I (1989) UKPDS – Darstellung nach Evidence-based Medicine Kriterien. Diabetes & Stoffwechsel 7:267–273

Nishikawa T, Edelstein D, Du XL et al (2000) Normalizing mitochondrial superoxide production blocks three major pathways of hyperglycaemic damage. Nature 404: 787–790

Pirart J (1978) Diabetes mellitus and its degenerative complications: A prospective study of 4400 patients observed between 1947 and 1973. Diabetes Care 1:168–188 (first part); 252–263 (second part)

Sackett DL et al (2000) Evidence-based medicine. How to practice and teach EBM, 2nd edn. Churchill Livingstone, New York, USA

Sawicki PT, Bender R, Berger M, Mühlhauser I (2000) Non-linear effects of blood pressure and glycosylated haemoglobin on progression of diabetic nephropathy. J Intern Med 247:131–138

The DCTT Research Group (1993) The effect of intensive treatment of diabetes on the development and progression of long-term complications in insulin-dependent diabetes mellitus. N Engl J Med 329:977–986

The DCTT Research Group (1995): The relationship of glycemic exposure (HbAIc) to the risk of development and progression of retinopathy in the Diabetes Control and Complications Trial. Diabetes 44:968–983

The DCTT Research Group (2000) Retinopathy and nephropathy in patients with type 1 diabetes four years after a trial of intensive therapy. New Engl J Med 342:381–389

Trocha AK, Schmidtke C, Didjurgeit U et al. (1999) Effects of intensified antihypertensive treatment in diabetic nephropathy: mortality and morbidity results of a prospective controlled 10-year study. J Hypertension 17:1497–1503

UGDP (1982) Effect of hypoglycemic agents on vascular complications in patients with adult-onset diabetes. VIII. Diabetes 31, suppl 5:1–81

UKPDS 33 (1998) Intensive blood glucose control with sulfonylureas or insulin compared with conventional treatment and risk of complications in patients with type 2 diabetes. Lancet 352:837–853

UKPDS 38 (1998) Tight blood pressure control and risk of macrovascular and microvascular complications in type 2 diabetes. Brit Med J 317:703–713

Unger RH (1981) The milieu interieur and the islets of Langerhans. Diabetologia 20:1–11

Vlassara H (1997) Recent progress in advanced glycation end products and diabetic complications. Diabetes 46, suppl 2:19–25

KAPITEL 4

Herstellung und Galenik von Insulinpräparaten

In Deutschland wird eine sehr große Zahl von Insulinpräparaten angeboten. Zur Durchführung einer effektiven Insulintherapie benötigt man eigentlich nur ein Normalinsulin (kurzwirkendes Insulin) und ein Verzögerungsinsulin. Außerdem erleichtert ein Kombinationsinsulin als eine Mischung aus Verzögerungsinsulin und Normalinsulin die Behandlung älterer Patienten.

Die in Deutschland derzeit verwendeten Insulinpräparate werden fast alle mit Methoden der Gentechnik als Humaninsulin hergestellt; zusätzlich werden seit einigen Jahren gentechnisch manipulierte Humaninsuline, sog. Insulinanaloga, angeboten. Die Reinigungsqualität der Präparate ist hervorragend; lokale Reaktionen und Insulinallergien sind sehr selten geworden. Als Verzögerungsprinzip hat sich NPH (Neutral-Protamin Hagedorn) durchgesetzt. Andere Verzögerungsstoffe werden kaum noch benutzt.

Prinzipiell unterscheiden sich Insulinpräparate – neben dem Preis – nach folgenden Kriterien:

1. Herstellungsverfahren und Reinigungsqualität,
2. Spezies: Rinder-, Schweine- und Humaninsulin-Präparate und Insulinanaloga,
3. dem Insulin zugesetzte Substanzen (Verzögerungsstoffe, Adjuvantien, Bakteriostatika etc.),
4. Konzentration,
5. pH-Wert,
6. chemisch-galenische Voraussetzungen der Mischbarkeit von Normal- und Verzögerungsinsulin.

4.1
Herstellung und Reinigung von Normalinsulin

Humaninsulin ist ein Polypeptid mit einem Molekulargewicht von 5808, das aus 51 Aminosäuren zusammengesetzt ist. Es besteht aus zwei Ketten, der A- und der B-Kette, die über zwei Disulfidbrücken in charakteristischer Weise miteinander verbunden sind. Als Eiweißkörper kommt dem Insulin eine komplexe Primär-, Sekundär- und Tertiärstruktur zu; die biologische und die immunologische Wirksamkeit des Proteins ist an verschiedenen Lokalisationen besonders ausgeprägt. Insulin unterliegt der spezifischen und vor allem auch der unspezifischen Destruktion durch Proteasen – es wird daher nach oraler Gabe im Magen-Darm-Trakt rasch abgebaut.

Die Vorstufe des Insulins ist das Proinsulin, in dem die beiden Ketten des Insulins außer über die beiden Disulfidbrücken zusätzlich noch über ein Verbindungspeptid (C-Peptid) verknüpft sind (Abb. 8). Insulin ist bei pH-Werten von 2–3 klar löslich, besitzt ein Fällungsmaxiumum am isolektrischen Punkt bei pH 5.4 und geht bei weiterer Steigerung des pH-Wertes wieder in Lösung.

Die ersten „Insulinlösungen" wurden von Banting und Best zusammen mit dem Chemiker Collip im Labor in Toronto aus tierischen Pankreata extrahiert.

Heute werden die meisten Insulinpräparate entweder als Humaninsulin oder als Insulinanaloga gentechnisch produziert.

Als Maß für die biologische Wirkung von Insulin gilt die Angabe in Internationalen Einheiten pro ml (IU/ml). Eine IU für reines Humaninsulin entspricht 38.5 µg Reinsubstanz (entspr. 26 IU/mg) bzw. 6 nmol.

Rinder- und Schweineinsulin wurden mittels einer Säure-Alkohol-Extraktion aus Rinder- bzw. Schweinepankreata extrahiert. Unter Verwendung von seriellen Reinigungsverfahren unter Verwendung von Kristallisations- und Chromatographieschritten konnte in den siebziger Jahren für die tierischen Insuline (Monocomponent-Insuline) ein sehr hoher Reinheitsgrad mit einem Proinsulinanteil von unter 1 ppm erreicht werden. Die Häufigkeit der Bildung zirkulierender Insulinantikörper und das Auftreten lokaler Reaktionen war bei der Verwendung dieser Präparate selten geworden. Intensivierte Insulintherapien sollten mit hochgereinigten Insulinpräparaten durchgeführt werden, weil sie zu wesentlich geringerer Antikörperbil-

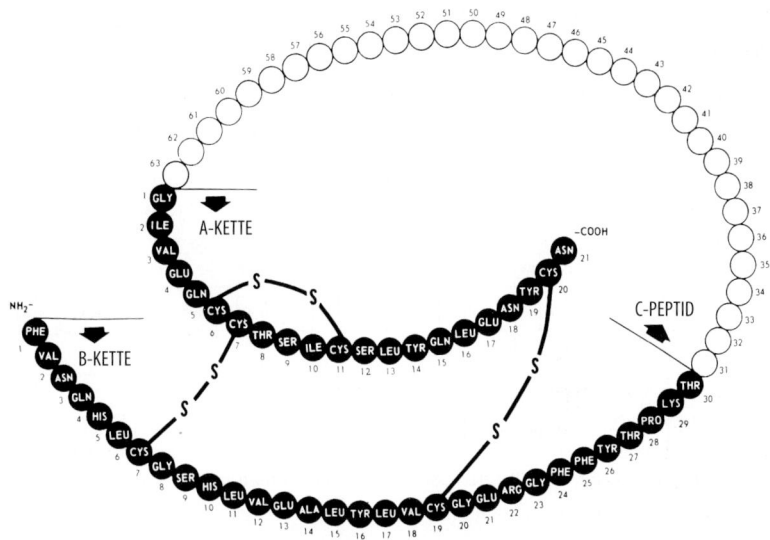

Abb. 8. Human-(Pro-)Insulinmolekül

dung und damit zu dem erwünschten raschen Wirkungsablauf des Normalinsulins führen.

4.2
Die Spezies der Insulinpräparate:
Rinderinsulin, Schweineinsulin, Humaninsulin
sowie die Insulinanaloga und Wege ihrer Herstellung

Die Insuline von Schwein und Rind unterscheiden sich in ihrer Aminosäurestruktur vom Insulin des Menschen (Abb. 9). Rinderinsulin enthält in drei Positionen andere Aminosäuren, Schweineinsulin in einer Position (Position 30 der B-Kette). Es ist daher nicht verwunderlich, daß unter einer Behandlung mit *Rinderinsulin* häufiger mit immunogenen Nebenwirkungen der Insulinbehandlung gerechnet werden muß als bei der Therapie mit *Schweine-* oder *Humaninsulinen.* Die immunologisch bedingten Nebenwirkungen äußern sich dabei besonders in antikörperbedingten Insulinresistenzen und in Insulinallergien (vgl. auch Nebenwirkungen der Insulin-

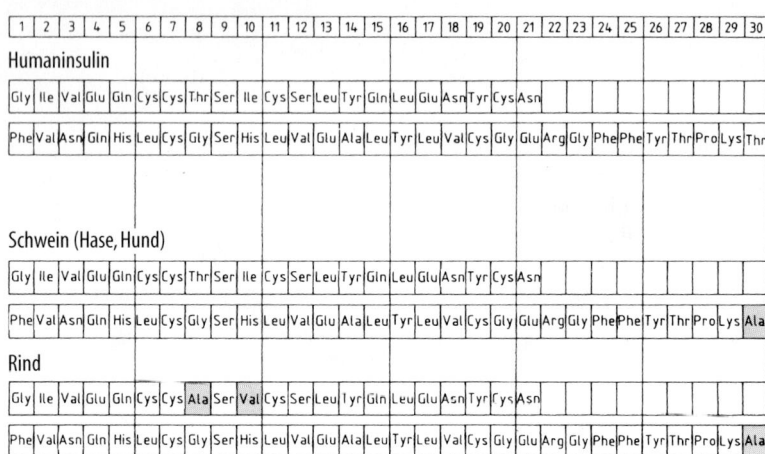

Abb. 9. Insulinmoleküle von Rindern, Schweinen und Humaninsulin

therapie). Trotz dieser Nachteile des Rinderinsulins gegenüber der Verwendung von Schweineinsulinpräparationen werden weltweit, vor allem in Entwicklungsländern, immer noch weitaus mehr Patienten mit *Rinderinsulinen* behandelt. Dies mag daran liegen, daß durch die größere Verfügbarkeit und die höhere Ausbeute aus Kälberpankreata *Rinderinsulin* preiswerter herzustellen ist als *Schweineinsulin*.

Immerhin sind die Nachteile des *Rinderinsulins* auf immunologischem Gebiet so nachhaltig, daß man von der Verwendung dieser Insulinpräparate nach Möglichkeit absehen sollte. Gegen die Verwendung von hochgereinigten Schweineinsulinpräparaten bestehen jedoch – auch im Rahmen der Intensivierten Insulintherapie – keine Bedenken. Abhängigkeit von Kostengesichtspunkten mag man sich auch heute noch im Interesse des einzelnen Betroffenen aber auch im Sinne des Gesundheitssystems durchaus für die Durchführung der Insulinsubstitutionstherapie mit Schweineinsulinpräparaten entscheiden.

In Deutschland stellt das Humaninsulin derzeit den Standard der Insulintherapie dar. Die Humaninsuline entsprechen in ihrer chemischen Struktur dem menschlichen Insulin und machen daher eine Dauersubstitutionstherapie mit einem homologen Insulin möglich.

Grundsätzlich kann das Humaninsulin auf vier Wegen hergestellt bzw. verfügbar gemacht werden:

a) über eine *chemische Totalsynthese*
b) über eine *Extraktion aus menschlichen Pankreata*
   Beide Wege kommen für die Massenproduktion von Insulin nicht in Frage.
c) *Semisynthetisch* kann durch einen enzymatisch-chemischen Austausch der B-30-Aminosäure Alanin am Schweineinsulin durch Threonin Humaninsulin hergestellt werden; dieses Verfahren hatte dabei den Vorteil, daß man bei der Gewinnung der Grundsubstanz, des Schweineinsulins, auf seit langem bewährte und perfektionierte Produktions- und Purifikationsverfahren zurückgreifen konnte. Der Nachteil des semisynthetischen Verfahrens besteht in der unveränderten Abhängigkeit der Insulinproduktion von der Verfügbarkeit von Schweineinsulin.
d) Zur *biosynthetischen* Herstellung von Insulin werden verschiedene Verfahren eingesetzt. Geeignetes Genommaterial verschiedener Provenienz wird auf Mikroorganismen übertragen, die Vorstufen des Insulins herstellen. Grundsätzlich wurden zwei Wege beschritten:
   1. die getrennte Herstellung von A- und B-Kette des Insulins und die spätere Kombination der beiden Ketten und
   2. die Herstellung von Proinsulin bzw. Vorstufen des Insulins verschiedener Zusammensetzung, aus dem enzymatisch Insulin gewonnen wird. Letzteres Verfahren hat sich zur Zeit bei allen Firmen durchgesetzt.

Die zur Zeit benutzten Herstellungsmethoden sind bei den Firmen ELI LILLY, NOVO NORDISK und AVENTIS unterschiedlich, zum Teil aus patentrechtlichen Gründen.

ELI LILLY, die als erste Firma die gentechnologische Produktion von Insulin begann, benutzt seit 1987 ein menschliches Genom, über das in E. coli Proinsulin hergestellt wird, welches dann durch enzymatische Abspaltung des C-Peptids zu Insulin abgebaut wird.

NOVO NORDISK benutzt eine synthetisch hergestellte DNS für ein „Mini-Proinsulin", d.h., das C-Peptid ist wesentlich kürzer als das des humanen Proinsulins. Diese synthetische DNS produziert in Hefen das „Mini-Proinsulin" aus dem dann enzymatisch Insulin mit der humanen Aminosäuresequenz hergestellt wird.

Die Firma AVENTIS verwendet das Genom der Affenart Macaca fascicularis, deren Insulin-Genom dem menschlichen identisch ist. Durch die messenger-RNS von Macaca fascicularis wird der entsprechende DNS-

Clon hergestellt, der in E. coli K 12, einer apathogenen Colivariante, Proinsulin produziert. Nach Abspaltung des C-Peptids entsteht Insulin mit der Aminosäuresequenz des Humaninsulins.

Ein Problem bei den gentechnischen Verfahren ist die absolute Notwendigkeit, das Endprodukt von auch noch so geringfügigen Anteilen der E. coli bzw. Hefen, die die Insulinketten produziert haben, zu reinigen. Für diese Reinigungsschritte konnte man nur indirekt auf die jahrzehntelangen Erfahrungen mit der Purifikation von pankreasextrahierten tierischen Insulinen zurückgreifen. Es wurden neue Verfahren und Qualitätskontrollen entwickelt. Aufgrund dieser Prüfungen kann man heute nach menschlichem Ermessen davon ausgehen, daß die biosynthetisch produzierten Humaninsuline frei von Abfallprodukten sind.

Immunologische Untersuchungen bei Patienten, die von vornherein mit *Humaninsulin* behandelt wurden, haben ergeben, daß auch unter der subkutanen Therapie mit *Humaninsulin* zirkulierende Insulinantikörper nachweisbar werden. Dieser zunächst überraschende Befund dürfte mit der subkutanen Applikationsweise und mit der enzymatischen Degradation des Insulins an der Injektionsstelle ursächlich zusammenhängen. In jedem Falle ist das Auftreten und das Ausmaß der Immunreaktionen unter Humaninsulintherapie sehr gering. Sowohl bei Neueinstellungen als auch bei Umstellungen zeichnete sich ein erheblicher Vorteil gegenüber der Verwendung von *Rinderinsulinen* ab. Die Unterschiede zwischen *Human-* und *Schweineinsulinen* waren allerdings weit weniger deutlich, in einigen Studien gar nur minimal.

Insulinanaloga jedweder gewünschter Zusammensetzung können heute gentechnisch hergestellt werden. Interessant könnten Insulinanaloga sein, die als Normalinsulin subkutan injiziert einen rascheren Wirkungsablauf zeigen als Humaninsulin. Analoga, die länger als NPH-Insulin wirken, könnten ein neues Prinzip der Verzögerung der Insulinwirkung darstellen. Derzeit werden in Deutschland drei unterschiedliche in der Insulinsubstitutionstherapie des Diabetes mellitus angewendet. Bevor man sich zu einer Langzeitanwendung von Insulinanaloga entschließt, sind die Fragen nach ihrer Wirksamkeit im Sinne der Patientenorientierten Endpunkte der Therapie (Behandlungsziele) und ihrer Sicherheit zu klären. Diesen Gesichtspunkten haben wir die Kapitel 5.8 und 5.10 gewidmet.

4.3
Dem Insulin zugesetzte Substanzen

Zusätze zum Insulin können aus folgenden Gründen erfolgen:
1. zur Verzögerung der Insulinwirkung,
2. als Desinfizienzien,
3. zur Kristallisierung und Pufferung.

1. Verzögerung der Insulinwirkung

Schon bald nach der Einführung des Insulins in die Therapie wurden Anstrengungen unternommen, die Wirkungsdauer des Insulins durch Zusätze zu verlängern. Erste Versuche, z. B. mit Gummi arabicum, Lezithin, Ölsuspensionen und Cholesterin scheiterten. Erst 1936 gelang *Hagedorn* die Entwicklung des Protamininsulins: dem Insulin zugesetztes Protamin verhindert als Base die Löslichkeit des Insulins bei neutralem pH-Wert. Mit Verzögerungsinsulin sollte es den Patienten ermöglicht werden, weniger häufig – wenn möglich nur einmal am Tag – zu injizieren, als dies mit dem kurzwirkenden Insulin (Normalinsulin) allein der Fall gewesen war.

Protamin als Verzögerungssubstanz
Protamin ist ein basisch reagierendes Protein und wird aus *Fischsperma* gewonnen. Obwohl es sich dabei um ein Fremdeiweiß handelt, liegen über allergische Reaktionen gegen dieses Protein überraschend wenige klinische Berichte vor. Als Fremdeiweiß ist Protamin allerdings keine unproblematische Substanz (Weiss et al. 1989); so kann die regelmäßige s.c.-Verabreichung kleinster Mengen von Protamin (mit dem NPH-Insulin) quasi eine „Immunisierung" mit Bildung humoraler IgE-Antikörper gegen dieses Protein bewirken.

Protamin-Zink-Insulin (PZI)
Das erste in neutraler Lösung stabile Verzögerungsinsulin war das Protamin-Zink-Insulin (PZI). Zink, in geringer Dosis dem Protamininsulin zugefügt, ergibt ein stabiles, neutrales Insulinpräparat mit einer Wirkungsdauer von bis zu 72 h. Es eignet sich nicht zur Mischung mit kurzwirkendem Insulin (Überschuß an Protamin bindet das kurzwirkende Insulin).

NPH-Insulin (NPH: Neutral-Protamin Hagedorn)

1946 wurde von Hagedorn NPH-Insulin (NPH: Neutral-Protamin Hagedorn) eingeführt. Im Gegensatz zum Protamin-Zink-Insulin enthält das
NPH-Insulin Protamin und Insulin in isophaner Menge, d.h. weder Protamin noch Insulin liegen im Überschuß vor (deshalb auch *Isophan-Insulin*
genannt). Damit Protamin mit Insulin bei neutralem pH-Wert Kristalle
bilden kann, ist der Zusatz von Zink, Phenol und/oder Cresol in geringen
Konzentrationen notwendig. Der neutrale pH-Wert des NPH-Insulins
wird durch Zugabe eines Phosphatpuffers gesichert. – NPH-Insulin kann
mit Normalinsulin stabil gemischt werden. Dementsprechend werden verschiedene Präparate angeboten, die Mischungen von Normalinsulin und
NPH-Insulin enthalten. Vom Mischungsverhältnis 10%:90% bis 50%:50%
werden mittlerweile immer neue Kombinationen feilgeboten; notwendig
ist diese Plethora von Kombinationsinsulinpräparaten sicher nicht. Unsere Arbeitsgruppe verwendet seit Jahren nur Mischinsuline im Verhältnis
30%:70% (oder 25%:75%). In jedem Fall kann man sich stabile Mischungen aus Normalinsulin und NPH-Insulin selbst herstellen.

Möglicherweise sind bei Insulinen verschiedener Spezies andere Pro-
portionen zwischen Insulin und Protamin nötig, um ein *Isophan-Insulin*
herzustellen. Bei der klinischen Verwendung von NPH-Humaninsulin sind
z.b. etwas kürzere Wirkungsabläufe festgestellt worden als bei NPH-
Schweineinsulinpräparaten. In Deutschland wurden zu Ende der neunziger Jahre als Verzögerungsinsuline fast ausschließlich NPH-Insulinpräparate verwendet. Mit ihrer (dosisabhängigen) Wirkdauer von etwa 12–14
Stunden eignen sich sämtliche NPH-Humaninsuline zur Abdeckung des
basalen Insulinbedarfs im Rahmen der intensivierten Insulintherapie bei
zweimal (oder in bestimmten Fällen ggf. 3mal) täglicher Injektion.

Insulin-Zink-Suspensionen

Im Grunde nur noch historisches Interesse kommt den Insulin-Zink-
Suspensionen und den Surfen-Insulin-Präparaten zu, die bis zu Mitte der
siebziger Jahre die bei weitem am häufigsten verwandten Insulinpräparate
waren.

Das erste Präparat mit dem Verzögerungsprinzip der **Zink-Suspension**
war das Lente-Insulin. Seine Entwicklung wurde durch die Entdeckung möglich, daß sich die Insulinwirkung – bei neutralem pH–Wert durch geringe
Mengen an Zink verzögern läßt. Die Pufferung der Lösung erfolgt dabei
nicht mit Phosphatpuffer (wie beim Protamininsulin), sondern z.B. mit ei-

nem Azetatpuffer. Das Ausmaß der Wirkungsverzögerung der Insulin-Zink-Suspensionen ist vom physikalischen Zustand des Insulins abhängig: Amorphes Insulin wirkt schneller als kristallines Zinkinsulin.

Aus amorphem Zinkinsulin und kristallinem Zinkinsulin läßt sich eine Mischung herstellen, die in ihrem Wirkungsablauf dem NPH-Insulin gleichkommt. Zunächst war eine Kombination von amorphem und kristallinem Zinkinsulin nur möglich, wenn der amorphe Anteil aus Schweineinsulin und der kristalline Anteil aus Rinderinsulin bestand. Diese Zusammensetzung hatte das heute nicht mehr verfügbare Insulin Lente (Novo Nordisk) mit einem Mischungsverhältnis von 3 (amorpher Anteil) zu 7 (kristalliner Anteil).

Später gelang es, ein Verzögerungsinsulin herzustellen, das in einem Mischungsverhältnis von 3:7 amorphes *und* kristallines Schweineinsulin enthielt, das Insulin Monotard. In Deutschland wird das Monotard heute nur noch als Humaninsulin Monotard HM® mit 30% amorphem und 70% kristallinem Anteil von Novo Nordisk angeboten. Das Insulin Ultratard HM® (Novo Nordisk) enthält kristallines Zinkinsulin mit einer langen Wirkungsdauer (18–36h).

Insulin Semilente MC® (Novo Nordisk) enthält zu 100% amorphes Schweineinsulin mit einer für ein Verzögerungsinsulin eher kurzen Wirkungsdauer von ca. 16 h (nach Angaben der Hersteller; Deutsche Diabetes Gesellschaft, 2000). Trotzdem wird von einigen Diabetologen die Verwendung von Semilente Insulin im Rahmen einer intensivierten Insulintherapie in Fällen von erhöhtem Nüchtern-Blutzucker unter der Annahme eines sogenannten „NPH-Versagens" als abendliche Injektion propagiert. Valide Studien zum Wirksamkeitsnachweis dieser Empfehlung sind nicht bekannt geworden.

Eine stabile Mischung dieser Verzögerungsinsuline mit Normalinsulin ist nicht möglich.

Surfeninsulin

Surfeninsulin war bis zu Mitte der siebziger Jahre das führende Insulinpräparat in Deutschland; in angelsächsischen Ländern war es dagegen nicht bekannt. Die synthetische Substanz *Surfen (Aminochinurid,* 1,3–4-amino-2-methyl-6-quinolyl-Harnstoff) ist die in den Depot-Hoechst®-Insulinen von Schwein (CS) und Rind (CR) und den B-Insulinen vom Schwein der Fa. Berlin-Chemie enthaltene Verzögerungssubstanz. Surfen liegt mit Insulin im Präparat in Lösung vor; deshalb ist dieses Verzögerungsinsulin als einziges klar. Der pH-Wert dieser Lösung ist mit 3.5 bzw. 3.2 sauer. Nach Injektion ins subkutane Gewebe kommt es durch den dort herrschenden neutralen pH zu einer Ausfällung von Insulin-Surfen-Komplexen, die als amorphe Partikel vorliegen. Surfeninsulin wirkt kürzer als NPH-Insulin und Monotard, sein Wirkungseintritt ist deutlich rascher. Eine stabile Mischung mit Normalinsulin ist nicht möglich.

Mehrfach wurde über Allergien gegen *Surfen* berichtet. Auch kann der saure pH-Wert dieser Insulinpräparate zu lokalen Hauterscheinungen führen. In der Tat war seinerzeit die Mehrzahl der sog. „Insulinallergien" in Wirklichkeit nicht auf eine allergische Reaktion gegen das Insulin selbst zurückzuführen, sondern auf Effekte von Begleitsubstanzen wie z.B. Surfen. Surfeninsuline werden in der Bundesrepublik zur Zeit nur noch von weniger als 2% der Patienten verwendet. Von unserer Arbeitsgruppe sind die Präparate der Surfen-Insulin-Gruppe nicht verwendet worden.

2. Desinfizienzien und Konservierungsstoffe

Der Zusatz von Desinfizienzien zum Insulin wird allgemein für notwendig gehalten, um bakteriellen Kontaminationen vorzubeugen. Desinfizierend wirken manche der Stoffe, die ohnehin aus galenischen Gründen in den Präparaten enthalten sein müssen. So sind im NPH-Insulin bereits Kresol und Phenol enthalten. Beide Stoffe riechen unangenehm, Methylparaben ist dagegen geruchlos. Nachdem auch Actrapid HM und Protaphan HM nicht mehr Methylparaben, sondern Kresol enthalten, gibt es auch hier keine wesentlichen Unterschiede mehr zwischen den angebotenen Humaninsulinpräparaten der verschiedenen Firmen.

Alle benutzten Desinfizienzien sind in den zugesetzten Konzentrationen nicht gesundheitsschädlich. Insulin-Zink-Suspensionen darf kein Phenol zugesetzt werden, da dies die physikalischen Eigenschaften der Insulinpartikel verändern würde, deshalb enthielten diese Präparate Methylparaben. Auch die in diesen Präparaten enthaltenen Zinkionen haben antimikrobiell wirkende Eigenschaften.

Durch diesen mehrfachen antibakteriellen Schutz werden Komplikationen durch bakterielle Kontamination der Insulinampullen trotz wiederholten Einstechens der Nadel vermieden; eine Desinfektion der Einstichstellen (z.B. mit Alkohol-Lösungen) ist daher üblicherweise nicht erforderlich – sondern wegen lokaler Hautreizungen sogar als unverträglich abzulehnen (vgl. Kap. 10).

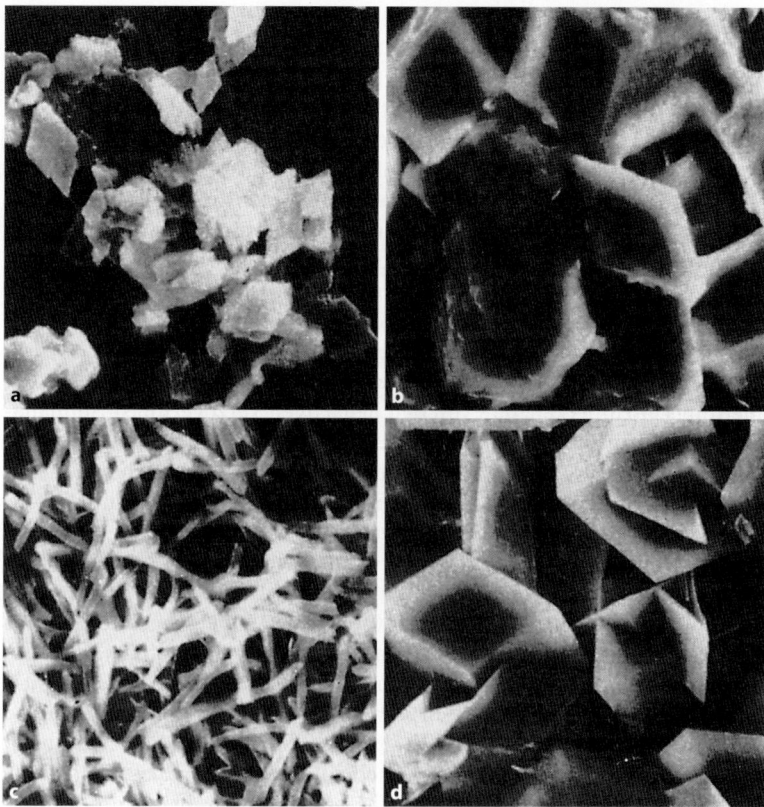

Abb. 10a-d. Insulinkristalle (im Maßstab 1:1570 vergrößert); **a** Normalinsulin (rasch wirkendes Insulin), **b** Monotard (Zink-)Insulin, **c** Isophanes Protamininsulin (NPH), **d** Ultratard (kristallines Zinkinsulin)

3. Zur Kristallisierung und Pufferung notwendige Substanzen; pH-Wert und Stabilität der Insulinlösungen

Den Zinkinsulinsuspensionen muß ohnehin – zur Überführung des Insulins in die kristalline Phase – NaCl zugesetzt werden. NPH-Insuline enthalten Natriumhydrogenphosphat, Zinkchlorid und Glyzerol, letzteres fällt bei Anwesenheit von Aprotinin aus, deshalb sollten entsprechende Behandlungsversuche der – extrem seltenen – Insulinresistenz durch vermehrte lokale Degradation nicht mit solchen Insulinpräparaten durchgeführt werden. Die Hilfsstoffe unterscheiden sich zwischen den einzelnen Insulinpräparationen; in der Insulintabelle 2000 der Deutschen Diabetes Gesellschaft (DDG 2000) finden sich dazu detaillierte Angaben.

Bis in die siebziger Jahre wurden überwiegend Insulinlösungen mit einem sauren pH-Wert verwendet; dies erfolgte u.a. zur Verbesserung der Stabilität. Der niedrige pH-Wert der Insulinpräparationen ging jedoch mit einer Vermehrung der Immunreaktionen gegen das exogene Insulin und auch mit einer erhöhten Frequenz lokaler Unverträglichkeitsreaktionen einher. Aus diesen Gründen werden heute fast ausschließlich Insulinlösungen mit neutralem pH-Wert verwendet. Eine Ausnahme bilden einige noch verfügbare tierische Normal- und die Surfen-Verzögerungsinsuline. Es ist allerdings anzumerken, daß von den neuartigen Verzögerungsinsulinanalogon das Insulin-Glargine (Lantus®, AVENTIS) wiederum mit einem pH-Wert 4.0 in einer sauren Lösung angeboten wird; ob sich dadurch wieder die bekannten Unverträglichkeitsphänomene saurer Insulinlösungen früherer Zeiten replizieren, bleibt abzuwarten.

Die physikalische Stabilität der Insulinformulierungen hängt darüber hinaus entscheidend von der Lagerungstemperatur ab. Werden kurzwirkende Insulinpräparationen Temperaturen von > 30 °C ausgesetzt, kann es zur Ausbildung von Fibrillen und dem Niederschlag des Insulins kommen; bei Verzögerungsinsulinen kann unter diesen Bedingungen eine Präzipitation zu Koageln auftreten: die Insulinlösungen verlieren ihre biologische Wirksamkeit. Insulin sollte sicherheitshalber bei 2 bis 8 °C gelagert, nicht jedoch eingefroren werden (da dies ebenfalls zur Denaturierung führt). Für die Dauer des jeweiligen Gebrauchs ist die Aufbewahrung des Insulinfläschchens oder des Pens bei Zimmertemperatur problemlos möglich. Die Wirkungsstärke (biologische Stabilität) der Insulinlösungen nimmt während der Lagerung allmählich ab: so wird angegeben, daß bei kurzwirkendem Insulin bei einer Lagerungstemperatur von 15 °C erst nach 13 Jahren ein Verlust der Wirkungsstärke von 5% nachweisbar ist. Bei adäquater Lagerung behalten die Insulinlösungen üblicherweise sehr lange ihre biologische Wirkung. Kommt es zu Flocken- oder Fibrillenbildungen in den Insulinlösungen, sollte das jeweilige Fläschchen bzw. die Kartusche verworfen werden.

Zur besonderen Verbesserung der Stabilität wird in Deutschland das Normalhumaninsulin-Präparat H-Tronin® als U-40 bzw. U-100 Präparat für die Therapie mit Insulinpumpen angeboten. Es enthält als spezielle

Stabilisatoren die Stoffe Polyethylenpolypropylenglycol, Genapol und Trometamol. Aus unserer Sicht sind diese Zusätze nicht erforderlich. In jüngster Zeit wurden einzelne Fälle von Autoimmunthyreoiditis im Zusammenhang mit der Verwendung dieses Insulinpräparates berichtet. Es ist zudem erheblich teurer als die üblichen Humannormalinsulin Präparate für den Einsatz bei Insulinpumpentherapie; wir raten unseren Patienten daher von der Verwendung von H-Tronin®-Insulin ab.

4.4
Insulinkonzentrationen

Die ersten Insulinpräparate enthielten nur eine Einheit Insulin pro Milliliter. Später wurden weitaus höhere Konzentrationen möglich; und das Insulin wurde in den unterschiedlichsten Stärken angeboten. Verwechslungen mit entsprechenden Dosierungsfehlern wurden in vielen Ländern zu einem relevanten Problem. In Deutschland waren nur Insuline mit 40 U/ml üblich. Mittlerweile werden viele Insuline in einer Konzentration von 100 U/ml angeboten. Für Injektionsgeräte (Pens) angebotene Zubereitungen (Kartuschen) enthalten 100 U/ml. In vielen Ländern wurde zum Zweck der Vereinheitlichung generell auf Insulin in Lösungen von U-100 umgestellt und damit die Produktkonzentration von 40 E/ml, wie viele andere auch, ganz vom Markt genommen (u.a. USA, Schweiz und Großbritannien und seine Commonwealth Länder). In Deutschland wird seit mehr als zehn Jahren über eine generelle Umstellung auf U-100-Insulin kontrovers diskutiert. Geringfügige Vorteile (weniger Verwechslungen) stehen erheblichen Problemen gegenüber: Eine sehr große Zahl von Patienten, Ärzten und Apothekern müßte über die Umstellung der Insuline und der Spritzen informiert werden. Wir sehen keinen Sinn darin zu propagieren, Insuline in der Konzentration von U-40 vom Markt zu nehmen; für Patienten mit sehr geringem Insulinbedarf, z.B. für Kinder mit Diabetes, müßten diese Präparate ohnehin weiter verfügbar bleiben. Das Argument, die Injektion von U-40 Lösungen sei wegen des geringeren Volumens bei selber Dosis vergleichsweise schmerzhafter als die Verwendung von U-100 hielt jedenfalls einer experimentellen Nachprüfung nicht stand (Chantelau et al. 1991). Sicher ist, daß die Absorption subkutan injizierter Normalinsuline mit zunehmender Konzentration verzögert wird. Ob dieses Phänomen allerdings bei Vergleich zwischen U-100- und U-40-Präparaten bereits klinisch relevante Ausmaße annimmt, ist umstritten. Bei der Therapie mit der kontinuierlichen subkutanen Insulininfusion (CSII, Insulinpumpen) hat unserer Ansicht nach die Verwendung von U-40 Insulinlösungen relevante Vorteile gegenüber U-100 Präparaten.

Gut wäre es in jedem Falle, wenn zur Vermeidung von Verwechslungen bei Insulinlösungen (Fläschchen, Kartuschen, Pumpen-Ampullen etc.) und Insulinspritzen die Kennzeichnung der Konzentration deutlicher sichtbar gemacht wäre. Vor Auslandsreisen müssen Patienten gezielt vor entsprechenden Verwechslungsgefahren gewarnt werden.

Aus verschiedenen Gründen wird es wohl in Deutschland nicht zu der generellen Umstellung der verfügbaren Insulinlösungen von U-40 auf U-100 kommen. In Wirklichkeit ist es allerdings längst so, daß wegen der zunehmenden Popularität der Pens auch in Deutschland von der überwiegenden Mehrzahl der Patienten (mindestens 80%) das Insulin in der Konzentration von U-100 verwendet wird.

4.5
Die chemisch-galenischen Voraussetzungen der Mischbarkeit von Normal- und Verzögerungsinsulinen

In den vergangenen Jahrzehnten spielte die Mischbarkeit der Normalinsulinpräparate mit Verzögerungsinsulinen für die flexible Dosierung bei intensivierter Insulintherapie eine erhebliche Rolle. Wollte man die unterschiedlichen Insulinpräparate nicht getrennt injizieren, war zur von einander unabhängigen Dosierung der basalen und der prandialen Insulinsubstitution die Mischbarkeit der unterschiedlichen Präparate Voraussetzung. Dies galt vor allem für die morgendliche Insulininjektion. Als Voraussetzung für eine solche Applikationsweise muß die galenisch-chemische Kompatibilität des *Normal-* und des *Verzögerungsinsulins* gegeben sein. Für die derzeit in Deutschland verwandten NPH-Verzögerungs- und Normalinsulinpräparate sind die galenischen Voraussetzungen für stabile Mischungen (ohne Verlust der raschen Wirksamkeit des Normalinsulins) ohne Einschränkung gegeben.

Heute wird allerdings die Mischung von Insulinpräparaten in einer Spritze nur noch von sehr wenigen Patienten vorgenommen; die Injektion der verschiedenen Insulinpräparate erfolgt fast ausschließlich getrennt mit unterschiedlichen Pens.

Wenn man eine feste Kombination von kurzwirkendem Insulin mit Verzögerungsinsulin wünscht (z.B. bei älteren Diabetikern im Rahmen einer konventionellen Insulintherapie), empfiehlt sich die Anwendung von Mischungen aus Normalinsulin und NPH-Insulin. Diese werden in unterschiedlichen Mischungsverhältnissen angeboten (s. Lexikon der Insulinpräparate). Unserer Erfahrung nach haben sich dabei Mischungen aus 30% Normalinsulin und 70% NPH-Insulin besonders bewährt, z.B. Insulin Mixtard Human 30/70 (Novo Nordisk), Actraphane HM 30/70 (Novo Nordisk), Lilly Huminsulin Profil III, Berlinsulin H 30/70 (Berlin-Chemie), Insulin B. Braun-ratiopharm Komb 30/70 oder auch Mischungen aus 25% Normalinsulin und 75% NPH-Insulin, z.B. Insuman COMB 25 (Aventis).

4.6
Welche Insulinpräparate sollte man heutzutage einsetzen?

Aufgrund der bisher erfolgten Darstellungen sollten Insulinpräparate, mit denen man eine Neueinstellung vornimmt, folgende Kriterien erfüllen:
- hochgereinigte Schweineinsuline oder Humaninsuline,
- pH-neutrale Insuline,
- Mischbarkeit des Normalinsulins mit dem Verzögerungsinsulin.

In der Bundesrepublik werden diese Anforderungen z.Zt. von folgenden **Normalinsulinen** erfüllt:

Schweineinsuline:
Insulin S.N.C. (Berlin-Chemie)

Humaninsuline:
(in alphabetischer Reihenfolge)
Berlinsulin H (Berlin-Chemie)
H-Insuman Rapid (Aventis)
Huminsulin Normal (Lilly)
Insulin Actrapid HM (Novo Nordisk)
Insulin B. Braun ratiopharm rapid (Braun, Ratiopharm)
Insulin Velasulin Human (ge) (Novo Nordisk)

Bei den **Verzögerungsinsulinen** ist es – wie in Kapitel 7 ausführlich dargestellt – darüber hinaus besonders günstig, Insuline mit einer Wirkungsdauer von 12–14h zu verwenden, d.h. Insuline, die sich für eine zweimalige Injektion pro Tag eignen. Diese Anforderung und die obengenannten Kriterien erfüllen in der Bundesrepublik zur Zeit folgende Präparate:

NPH-Humaninsuline:
Berlinsulin H Basal (Berlin-Chemie)
Huminsulin Basal (Lilly)
Insuman Basal (Aventis)
Insulin B. Braun ratiopharm basal (Braun Ratiopharm)
Insulin Insulatard Human (Novo Nordisk)
Insulin Protaphan HM (Novo Nordisk)

Kombinations/Misch-Insuline:
aus Normal-Humaninsulin (25% bzw. 30%) und NPH-Humaninsulin (75% bzw. 70%):
Berlinsulin H 30/70 (Berlin-Chemie)
Huminsulin Profil III (Eli Lilly)
Insulin Actraphane HM 30/70
Insulin B. Braun ratiopharm Comb 30/70 (Braun Ratiopharm)
Insuman Comb 25 (Aventis)
Mixtard 30/70 Human (ge) (Novo Nordisk)

Darüber hinaus können derzeit keine weiteren Insulinpräparate uneingeschränkt empfohlen werden; im Einzelfalle sind Vor- und Nachteile abzuwägen und mit dem betroffenen Patienten nach zu diskutieren, bevor aus besonderer Indikation andersartige Insulinpräparationen eingesetzt werden.

Eine detaillierte Aufstellung der in Deutschland verfügbaren Insulinpräparate und ihrer unterschiedlichen Darreichungsformen wurde als Insulintabelle 2000 von der Deutschen Diabetes Gesellschaft herausgegeben (Deutsche Diabetes Gesellschaft 2000); eine Auflistung der wesentlichen Präparate findet sich am Ende dieses Buches im *Lexikon der Insulinpräparate*.

Insulin-Hopping. In Analogie zu dem ominösen *Doctor-Hopping* bestand in Deutschland seit langer Zeit die Unsitte, bei allfälligen Problemen mit der Stoffwechseleinstellung unter Insulintherapie eine Umstellung auf ein anderes Insulin vorzunehmen. Anstatt sich der Mühe zu unterziehen, die Ursachen für die Probleme der Stoffwechseleinstellung im Einzelfall zu identifizieren, wird ärztlicherseits schablonenhaft mit der Bemerkung reagiert, daß das verwendete Insulinpräparat „bei Ihnen nun nicht mehr wirkt" und daß jetzt ein neueres, besser wirksames Insulinpräparat zur Verfügung stehe, mit dem man schon beste klinische Erfahrungen gemacht habe. Es kommt also zur Neueinstellung auf eine andere Insulinpräparation, früher zumeist unter Wochen dauernden stationären Bedingungen. Nach einer gewissen Zeit wiederholt sich dieses Spiel im Kontakt mit einem anderen Diabetologen. Viele Patienten landeten dann am Ende eines Zirkels durch die deutsche Insulinpalette nach mehreren Jahren wieder bei ihrem Ausgangsinsulinpräparat, ohne daß die Probleme mit der Stoffwechseleinstellung in irgendeiner Weise gelöst worden wären. Dieses ärztliche Fehlverhaltensmuster wurde durch die enorme Vielzahl von Insulinpräparaten, insbesondere von Verzögerungs- und Kombinationsinsulinen, welche in Deutschland bis zu den späten siebziger Jahren Verwendung fanden, begünstigt. Auch die Mehrzahl der Patienten machte dieses Spiel nur zu bereitwillig mit, weil man sich dadurch eine ernsthafte und auch für sie mühsame Aufarbeitung möglicher Ursachen für die Therapieprobleme und deren Elimination ersparte. Zuletzt ergab sich zu Anfang der achtziger Jahre die absurde Situation mit einer massenhaften Umstellung von Insulintherapien im Zusammenhang mit der Einführung der Humaninsuline. Fälschlicherweise wurden Patienten in der Erwartung auf die neuen Insuline („Humaner geht's nicht!" war ein gängiger Werbeslogan) umgestellt, damit automatisch bessere Therapieergebnisse zu erzielen. Diese Erwartung/Versprechung war falsch; ja, bei fehlender entsprechender Schulung und Information der Patienten wurde häufig sogar eine Verschlechterung der Therapieergebnisse ausgelöst. Ab Anfang der achtziger Jahre wurde diese diabetologische Unsitte des *Insulin-Hopping* für einen begrenzten Zeitraum unterbrochen. In dieser Zeit wurden nämlich von allen Insulinproduzierenden Firmen exakt die selben Insulinpräparate angeboten: pH-neutrale hochgereinigte Humaninsulin als Normal- oder als NPH-Insulinpräparate. Wirkungsunterschiede zwischen den Produkten der einzelnen Firmen, wie sie im Rahmen der intensivierten Insulintherapie eingesetzt wurden, bestanden nicht. So beruhte die Entscheidung darüber, welchem Insulinhersteller der Vorzug gegeben wurde, in unserer Klinik eigentlich nurmehr auf den Präferenzen der betroffenen Patienten für die jeweiligen PEN Geräte, in denen die Insuline dargeboten werden. Hier spielten rein äußerliche oder Praktikabilitätsgesichtspunkte die wesentliche Rolle. Werbemaßnahmen der Insulinhersteller, die auf eine vermeintliche Überlegenheit ihrer Produkte hinsichtlich Wirksamkeit und

Sicherheit abzielten, kamen in dieser (leider nur etwa zwanzig Jahre dauernden) Epoche gar nicht in Betracht; Diabetologen und ihre Patienten waren gezwungen, sich bei Schwierigkeiten in der Insulintherapie ernsthaft um deren Ursachen zu bemühen – ein neuartiges oder vorgeblich effizienteres Insulin stand nicht zur Verfügung. – Leider ist diese Phase nun seit einigen Jahren mit der Einführung der Insulinanaloga zu Ende gegangen. Unter Hinweis auf noch so fragwürdige Vorteile und deren Propagierung in aufwendigen Werbekampagnen und anderen Marketingaktivitäten sind die längst überwunden geglaubten Fehlverhaltensmuster bei Ärzten und Patienten wiederbelebt worden. Bei allfälligen Problemen der Patienten, ihre Therapieziele im Rahmen ihrer Insulinbehandlung zu erreichen, sucht man das Heil in der Umstellung auf die neuartigen rasch wirksamen oder die Verzögerungsinsulinanaloga. In diesen Tagen erreichen uns ständig Anrufe von Ärzten und Patienten, die schier uneinstellbare Fälle von Brittle-Diabetes darstellen; und unter Hinweis auf Bekanntmachungen von einem Durchbruch in der Insulinentwicklung durch eine deutsche Firma in den Medien darum bitten, eine stationäre Umstellung der Diabetestherapie auf das neue gentechnisch hergestellte Verzögerungsinsulin durchzuführen. Wir befürchten, daß mit den entsprechenden Marketingkampagnen der Firmen und der dabei eingebundenen akademischen Meinungsbildner das Spiel des Insulin-Hoppings und des *circulus vitiosus* der seriellen Umstellungen von den Insulinpräparaten der einen zur anderen Herstellerfirma von neuem beginnen wird. – Die anzustrebenden Verbesserungen der derzeitigen Insulintherapie können nur erreicht werden, wenn Vorteile in der Wirksamkeit und Sicherheit neuer Insulinpräparate oder Insulinbehandlungsstrategien im Hinblick auf Patientenorientierte Endpunkte (Therapieziele) durch adäquate randomisiert-kontrollierte Studien nachweisbar sind.

Bei Berücksichtigung der Forderungen nach einer Evidence-based Medicine wird man sich auf die Durchführung von evaluierten Behandlungsstrategien für die Insulinsubstitution beschränken (vgl. Kap. 11). Dazu stehen mit den hochgereinigten Normal- und NPH- Humaninsulinen (und ggf. deren Kombinationen) in ihrer Wirkung und Sicherheit belegte Insulinpräparate zur Verfügung. Wiewohl der begründete Wunsch nach in ihrem Wirkungsablauf modifizierter und weniger variabler Insulinpräparationen besteht, um die Insulinsubstitution noch „physiologischer" durchführen zu können, sind die Forderungen nach Absicherung klinisch relevanter Vorteile von neuartigen Insulinpräparaten durch adäquate klinische Forschung unverzichtbar.

Literatur

Banting FG, Best CH, Collip JB, Campbell WR, Fletcher AA (1922) Pancreatic extracts in the treatment of diabetes mellitus: preliminary report. Can Med Ass J 12:141–146

Berger M, Gries FA (1993) Frontiers in insulin pharmacology. Thieme, Stuttgart, New York

Brange J (1987) Galenics of insulin. Springer, Berlin Heidelberg New York

Chantelau EA, Lee DM, Hemmann D et al (1991) What makes insulin injections painful? Brit Med J 303:26–27

Deutsche Diabetes Gesellschaft (2000) Insulintabelle 2000, Bochum

Hagedorn HC, Jensen BN, Krarup NB, Wodstrop I (1936) Protamin Insulinate JAMA 106:177–180

Heinemann L, Richter B: Clinical pharmacology of human insulin (1993) Diabetes Care 16, suppl 3:90–100

Sonnenberg GE, Berger M (1983) Human insulin – much ado about one amino acid? Diabetologia 2:457–459

Weiss ME, Nyhan D, Peng Z, Horrow JC et al (1989) Association of protamine IgE and IgG antibodies with life-threatening reactions to intravenous protamine. N Engl J Med 320:886–892

KAPITEL 5

Pharmakokinetik subkutan injizierten Insulins

5.1
Allgemeines zum Absorptionsvorgang

Die molekularbiologischen Vorgänge der Absorption von Insulin in die Blutbahn nach der subkutanen Injektion der Hormonlösung sind bis heute nicht endgültig geklärt. Die Erweiterung der Kenntnisse über die Kinetik des Absorptionsvorganges hat jedoch für die klinische Praxis eine zunehmende Bedeutung gewonnen. Heute wird der Absorptionsprozeß zumeist mittels des Schemas der Abb. 11 beschrieben. Dabei geht man davon aus, daß ein erheblicher (und modifizierbarer) Anteil der Verzögerung des Absorptionsvorganges nach der subkutanen Insulininjektion durch die Dissoziation der in handelsüblichen Lösung vorliegenden Insulin-Hexamere bedingt ist.

Mit der Intensivierung der Bemühungen zur Sicherung einer Normalisierung der Glukosestoffwechseleinstellung ist eine möglichst konstante, vorhersehbare Absorption des subkutan injizierten Insulins zu einer wichtigen Grundlage des Therapieerfolges geworden. Dabei ist festzuhalten, daß die subkutane Insulinapplikation insofern unphysiologisch ist, als sie anatomisch und physiologisch gesehen an einer ungünstigen Stelle erfolgt. Die Hauptwirkung des Insulins im Rahmen der Steuerung der Glukosehomöostase entfaltet sich an der Leber; im Zuge der ersten Leberpassage des aus dem Pankreas in den Pfortaderkreislauf freigesetzten Hormons wird etwa die Hälfte des Insulins eliminiert, ohne jemals in den peripheren Kreislauf zu gelangen. Das Resultat ist, daß der Insulinspiegel im Pfortaderblut erheblich höher ist als in der Peripherie. Mit der Verabreichung des Insulins in das subkutane Fettgewebe hat das Hormon erst den Kreislauf zu passieren, bevor es über die Leberarterien seinen Hauptwirkungsort, den Hepatozyten, erreicht. Da das Insulin in diesem Falle die Leber auf dem Umweg über den großen und kleinen Kreislauf erreicht, ist zur Ge-

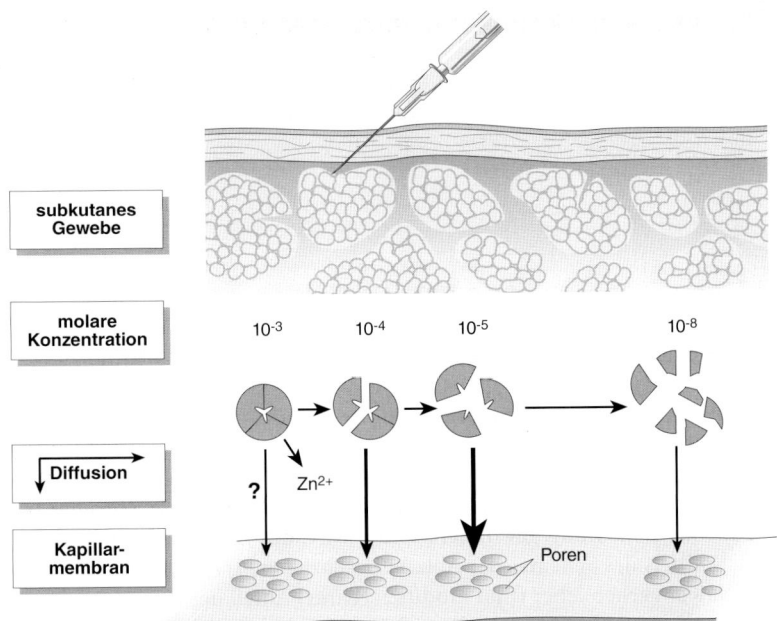

Abb. 11. Absorption von subkutan injiziertem Insulin. Schematische Darstellung der Vorgänge, wie sie vermutlich bei der Insulinabsorption in der Subkutis nach der Injektion von kurzwirkendem Humaninsulin ablaufen. Die Konzentration der zinkhaltigen Insulin-Hexamere (des vorherrschenden Assoziationsstatus von Insulin bei U40- bzw. U100-Isulinpräparationen) wird durch Diffusion in den interstitiellen Raum erniedrigt. Durch diese Verdünnung zerfallen die Hexamere in kleinere Einheiten. Für die Dissoziation in Dimere ist eine Verdünnung um den Faktor 50–100 notwendig, wogegen eine weitere Verdünnung um den Faktor 1000 notwendig ist, damit hauptsächlich Monomere vorliegen. Die zu Hexameren assoziierten Insulinmoleküle können aufgrund ihrer räumlichen Ausdehnung schlechter durch die Poren in der Kapillarmembran hindurchtreten (Heinemann, Berger 2000).

währleistung einer physiologischen Insulinkonzentration in der Leber ein erheblich höherer peripherer Insulinspiegel erforderlich als unter physiologischen Bedingungen. Aus diesem Grunde haben wir bei der subkutanen Insulinsubstitution in der Behandlung des Diabetes mellitus stets von einem unterschiedlich ausgeprägten peripheren Hyperinsulinismus auszugehen.

Ein weiteres grundsätzliches Problem bei der subkutanen Insulintherapie besteht in der Veränderung der Halbwertszeit im Vergleich zu physiologischen Bedingungen. Beim *Gesunden* beträgt die Halbwertszeit des zirkulierenden Insulins etwa 4 Minuten. Die Absorptionshalbwertszeit subkutan injizierten Normalinsulins beträgt demgegenüber etwa das 10fache, also 40 Min. Bei Verwendung von Verzögerungsinsulin kann die Halbwertszeit des Insulins durchaus im Bereich von mehreren Stunden liegen. Dadurch wird eine flexible Feinregulation der Glukosehomöostase erheblich erschwert.

Pharmakokinetische Untersuchungen haben die Absorptionskinetik von subkutan injiziertem Normalinsulin präzise darstellen können (Abb. 12). Aus diesen Studien hat sich ergeben, daß neutrale, hochgereinigte Schweineinsulinpräparate und auch die entsprechenden Humaninsulinpräparate rasch absorbiert werden: schon nach 10 Minuten ist ein signifikanter Anstieg des Seruminsulinspiegels nachweisbar. Nach ca. 60 Minuten wird ein gewisses Plateau der biologischen Verfügbarkeit des Insulins erreicht, und der Abfall des zirkulierenden Insulins bis auf die Ausgangswerte erstreckt

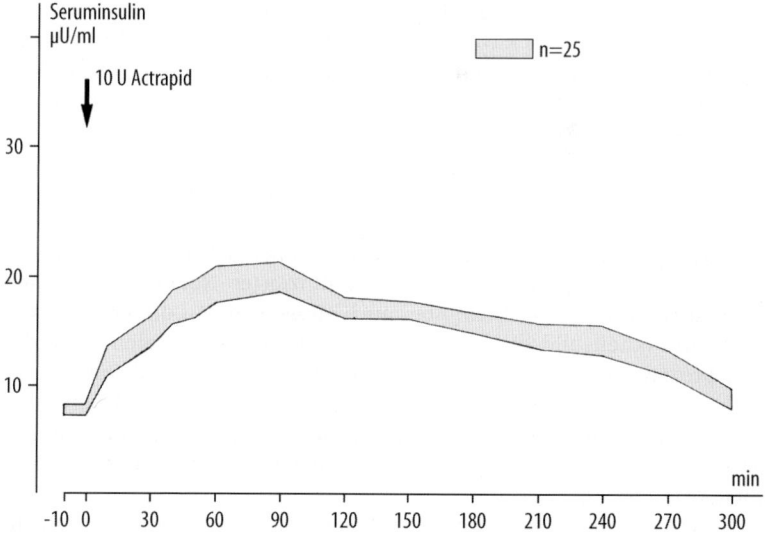

Abb. 12. Seruminsulinspiegel nach der subkutanen Injektion von 10 E Normalinsulin bei stoffwechselgesunden Probanden (nach Berger et al 1982)

sich über mehrere Stunden. Die wesentlichen Unterschiede zur physiologischen Insulinsekretion bestehen mithin darin, daß die Halbwertszeit ca. um den Faktor 10 verlängert ist, daß der Anstieg der Insulinkonzentration in der Zirkulation erheblich langsamer erfolgt als unter physiologischen Bedingungen und daß der Abfall des Seruminsulins auf den Ausgangswert mehrere Stunden erfordert, während es unter physiologischen Bedingungen innerhalb Minutenfrist nach Sistieren der Insulinsekretion zu einer Rückkehr der Seruminsulinspiegel auf Basalwerte kommt. Grundsätzlich wäre die Entwicklung noch rascher absorbierbarer Normalinsulinpräparate wünschenswert, deren Wirkung schneller und deren Wirkungsdauer kürzer wäre. Mit der Entwicklung der rasch-wirksamen Insulinanaloga hat man versucht, diesen Wünschen der Kliniker zu entsprechen. In der Tat zeichnen sich diese Insulinanaloga durch eine gegenüber Normalinsulin nach subkutaner Injektion beschleunigte Absorption und eine verkürzte Wirkdauer aus. (vgl. Kap. 5.9).

Die „unphysiologische" Applikation der Insulinsubstitutionstherapie in das subkutane Fettgewebe bedingt noch eine Reihe anderer Probleme. So bestehen sichere Anzeichen dafür, daß ein gewisser Teil des unter die Haut gespritzten Insulins an der Injektionsstelle enzymatisch abgebaut wird, bevor es überhaupt in die Blutzirkulation gelangt. Aufgrund von Schätzungen kann man davon ausgehen, daß dieser lokale Abbau zumindest für das neutrale Normalinsulin in einer Größenordnung von 10–20% der gesamtapplizierten Insulindosis liegt. Es gibt sehr seltene Formen der Insulinresistenz, bei denen weit mehr, sogar der wesentliche Teil der subkutan injizierten Insulindosis in der Subkutis der Injektionsstelle degradiert wird. Diese spezielle Form der Insulinresistenz, bei der sehr hohe Mengen von Insulin zur Kompensation des Stoffwechsels erforderlich sein können, kann man leicht durch die massiven Unterschiede in der Wirksamkeit subkutan und intravenös injizierter Normalinsulindosen auf den Blutzucker erkennen. Aber auch abgesehen von diesem sehr seltenen Krankheitsbild dürfte es Unterschiede in dem lokalen Degradationsprozeß zwischen verschiedenen Injektionsstellen und von einem Patienten zum anderen geben; man kann davon ausgehen, daß die Unterschiede zu einem gewissen Grade an der Schwierigkeit, durch die subkutane Insulinsubstitution eine konstante Blutzuckereinstellung zu erreichen, beteiligt sind.

Auch die weiteren Transportwege und Stationen des Insulins auf seinem Weg vom subkutanen Injektionsort in die Blutbahn sind nicht endgültig geklärt. Es ist jedoch unbestritten, daß mehr als 80% des injizierten Normalinsulins direkt über die Kapillaren aufgenommen wird und nur ein wechselnder, sehr geringer Anteil über das Lymphabflußsystem in die Blutbahn gelangt. Aus diesem Grunde ist es wahrscheinlich, daß Veränderungen im Bereiche der Basalmembranen der Endstrombahnen der Gefäße, wie sie bei diabetischen Folgeschäden auftreten können, nicht ohne Folgen für die Insulinabsorption bleiben dürften.

Die ohnehin molekularbiologisch noch weitgehend unklaren Vorgänge der Insulinabsorption werden weiter kompliziert, wenn Hormonlösungen mit saurem pH und/oder Zusatz von bestimmten Verzögerungssubstanzen injiziert werden. Die physikochemischen Grundlagen der Absorptionsvorgänge von Verzögerungsinsulin konnten bislang kaum jemals exakt definiert werden; dementsprechend zeigt sich eine erhebliche Variabilität in der Kinetik des Absorptionsvorganges von Patient zu Patient.

Es ist schon seit langem bekannt, daß diese Variabilität des Absorptionsprozesses subkutan injizierten Insulins besonders groß ist, wenn es zu lokalen Störungen oder entzündlichen Veränderungen an der Injektionsstelle kommt. So ist insbesondere bei lokalen Lipodystrophien und -atrophien oder allergischen Reaktionen mit irregulären, kaum vorhersehbaren Absorptionskinetiken für die Insulinpräparate zu rechnen.

Selbstverständlich können auch Unterschiede in der Insulininjektionstechnik zu einer Veränderung der Absorption führen, insbesondere dann, wenn anstatt subkutan intrakutan oder intramuskulär injiziert wird; aber auch Injektionstiefe und -geschwindigkeit haben einen nicht unerheblichen Einfluß auf die Absorptionsgeschwindigkeit, zumindest bei der Injektion von Normalinsulinpräparaten.

Eine stabile Stoffwechseleinstellung erfordert eine vorhersehbare Insulinabsorption. Auf eine korrekte standardisierte Insulininjektion ist daher bei der Schulung der Patienten größter Wert zu legen. Bei fehlerhafter Insulininjektionstechnik können die größten Fortschritte, z.B. in der Herstellung von Insulinpräparaten oder bei der Stoffwechselselbstkontrolle, nicht zum Tragen kommen.

Setzt man nun voraus, daß die Insulininjektion korrekt durchgeführt wird und keine Unverträglichkeitsreaktionen sowie gefäßbedingte oder enzymatische Einflüsse am Injektionsort auftreten, die zu einer Variabilität der Insulinabsorption führen, dann ergeben sich immer noch eine Reihe von wichtigen Faktoren, die zu einer Veränderung der Insulinabsorption führen können.

In ausgedehnten Untersuchungsserien wurde geprüft, welche Faktoren die Absorptionsgeschwindigkeit von Normalinsulinpräparaten beeinflussen können. Dabei wurde besonderer Wert auf die Untersuchung von klinisch-praktisch wichtigen Bedingungen gelegt. Die Darstellung der hypoglykämischen Wirkung der Insulinpräparationen erfolgt dabei in den letzten zehn Jahren vor allem mittels der euglykämischen Glucose-Clamp-Technik (Starke 1989). Dabei wird die Menge der Glukose über die Zeit gemessen, die erforderlich ist, die hypoglykämische Wirkung der subkutanen Injektion eines Insulinpräparates zu neutralisieren (Abb. 13).

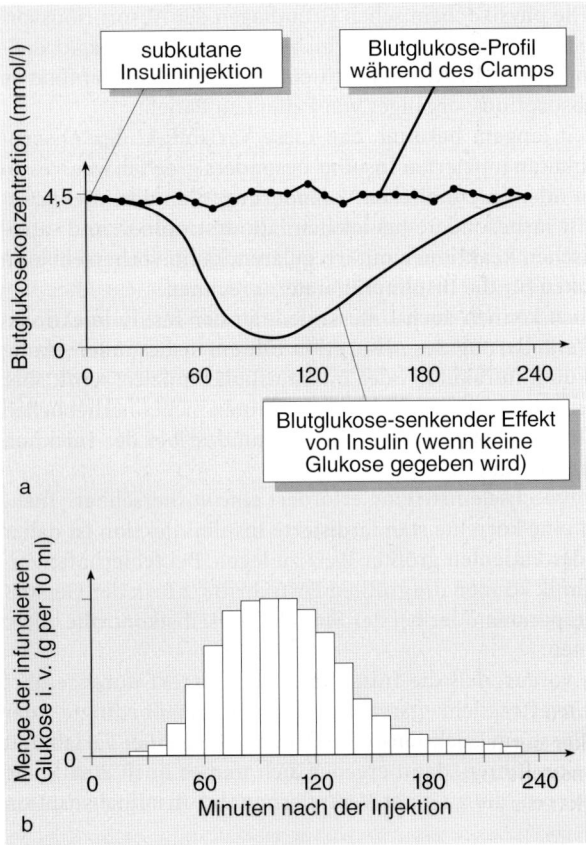

Abb. 13. Verwendung der euglykämischen Glucose-Clamp-Technik zur Untersuchung der pharmakodynamischen Eigenschaften von Insulinpräparationen

Literatur

Berger M, Cüppers HJ, Hegner H, Jörgens V, Berchtold P (1982) Absorption kinetics and biological effects of subcutaneously injected insulin preparations. Diabetes Care 5:77–91

Heinemann L, Berger M (2000) Insulintherapie. In: Berger M (Hrsg.) Diabetes mellitus, 2. Auflage. Urban & Fischer, München, Jena, pp. 125–149

Starke AAR, Heinemann L, Hohmann A, Berger M (1989) The action profiles of human insulin preparations. Diabetic Medicine 6:239–244

5.2
Injektionsstelle

Die Absorptionskinetik von subkutan injiziertem Normalinsulin hängt u.a. von der anatomischen Struktur des Applikationsortes ab. Das wird in besonderer Weise bei pathologischen Veränderungen des subkutanen Fettgewebes, wie z.b. bei Lipodystrophien, deutlich. Die Injektion des Insulins in derartig veränderte Hautbezirke führt zu unvorhersehbaren Veränderungen der Absorption des Hormons (häufig als Ausdruck eines sog. „Brittle-Diabetes" mißdeutet) und sollte vermieden werden. Aber auch bei normaler Struktur des subkutanen Fettgewebes ergeben sich aufgrund der anatomischen Unterschiede in der Kapillardichte der Subkutis verschiedener Körperregionen Abweichungen der Insulinabsorptionsgeschwindigkeit. So wird das Insulin deutlich rascher aus der Bauchregion in die Blutbahn aufgenommen als nach der Injektion in den Oberschenkel; die Injektion in den Oberarm, die von vielen Patienten bevorzugt wird, nimmt diesbezüglich eine Zwischenstellung ein (Abb. 14).

Aufgrund dieser Befunde ist damit zu rechnen, daß es bei ungeregeltem Wechseln der Injektionsstelle von einer Körperregion zur anderen zu Schwankungen in der Wirksamkeit des Insulins auf den Blutzucker kommen kann; so wird der hypoglykämische Effekt von Normalinsulin rascher und stärker eintreten, wenn im Bauchbereich injiziert wird, im Vergleich zur Injektion in den Oberschenkel. Diese Befunde müssen bei der Schulung der Diabetiker berücksichtigt werden. So ist ein ungeregeltes Wechseln der Injektionsstelle zwischen Oberschenkel, Bauch und Oberarm zu vermeiden. Dies kann unnötige Schwankungen der Blutzuckereinstellung hervorrufen. Die Injektionsstelle sollte also im Bereich einer Körperregion nach einem bestimmten Schema rotiert werden (s. Kap. 10.1). Es kann auch sinnvoll sein, z.b. morgens stets in den Bauch zu injizieren und (mittags

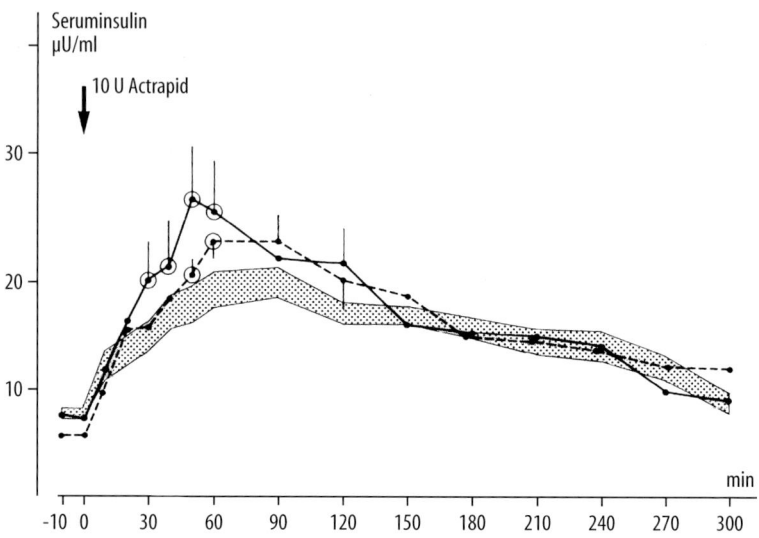

Abb. 14. Wechsel der Injektionsstelle bei subkutaner Injektion von 10 E Normalinsulin: Effekt auf die Absorption des Insulins in die Zirkulation. Seruminsulinspiegel nach Injektion in das Abdomen (*durchzogene Linie*), in den Oberarm (*gestrichelte Linie*) und in den Oberschenkel (*punktierte Fläche*, Mittelwerte ± Standardabweichungen). *Eingekreiste Punkte* sind statistisch signifikant von der Oberschenkelinjektionskurve unterschieden (nach Berger et a. 1982)

und) abends in den Oberschenkel zu spritzen. Die meisten unserer Patienten haben sich daran gewöhnt, Normalinsulin grundsätzlich in den Bauch und das Verzögerungsinsulin in den Oberschenkel zu injizieren. Von der Injektion in den Oberarm ist man (wegen der besonders hohen Variabilität des Absorptionsprozesses; etwa bedingt Armbewegungen, intramuskuläre Injektion) abgekommen.

5.3
Temperatureinflüsse

Besonders eindrucksvolle Veränderungen der Insulinabsorption lassen sich durch Veränderungen der Hauttemperatur im Bereich der Injektionsstelle hervorrufen. So wird die Insulinabsorption durch ein heißes

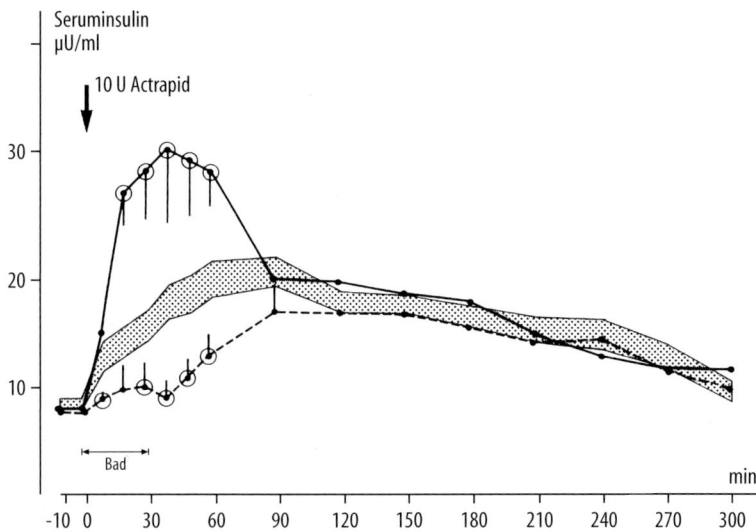

Abb. 15. Änderung der Insulinfreisetzung aus dem subkutanen Depot in den Kreislauf durch ein heißes Bad von 42 °C (–) und durch ein kaltes Bad von 22 °C (– – –); die *punktierte Fläche* zeigt die Kontrollgruppe bei Raumtemperatur. *Eingekreiste Punkte* sind statistisch signifikant von der Kontrollgruppe verschieden (nach Berger et al. 1982)

Bad oder auch das Auflegen einer Wärmflasche massiv beschleunigt, während durch ein kaltes Bad eine nachhaltige Verzögerung der Insulinabsorption eintritt (Abb. 15). Ähnliche Beobachtungen wurden kürzlich auch hinsichtlich einer Beschleunigung der Insulinabsorption noch 3 Stunden nach der Injektion von NPH-Insulin berichtet. Diese Effekte sind so massiv, daß sie klinisch relevante Auswirkungen auf die Blutzuckereinstellung insulinbehandelter Diabetiker haben können. Beispiele dafür aus der klinischen Praxis gibt es genügend. So kann es offenbar auch durch pralle Sonneneinwirkung neben dem für deutsche Urlauber schon obligaten Sonnenbrand zu einer erheblichen Beschleunigung der Insulinabsorption und – als Folge davon – zu Hypoglykämien kommen. Demgegenüber wird durch die Sauna – entgegen früheren Annahmen – offenbar keine voraussehbare Steigerung der Insulinabsorption verursacht. Hier scheinen sich eine Reihe von z.T. gegensätzlichen Effekten auf die Insulinabsorption zu überlagern. In jedem Falle sollte der Diabetiker bei Reisen in heiße Urlaubsländer und Sonnenbaden durch häufigere Stoffwechselselbstkontrollen gegen mögliche Veränderungen in der Wirksamkeit des Insulins gewappnet sein.

5.4
Massage der Injektionsstelle

Die stärkste Beschleunigung der Insulinabsorption läßt sich durch eine leichte Massage der Injektionsstelle unmittelbar nach der Insulinapplikation erzielen (Abb. 16). In verschiedenen vorläufigen Untersuchungen ist versucht worden, dieses Phänomen im Sinne der erwünschten Beschleunigung des Wirkungseintritts subkutan injizierten Insulins, z.B. vor den Hauptmahlzeiten, für eine Verbesserung der Insulintherapie zu nutzen.

5.5
Muskelarbeit

Durch Muskelarbeit kann es unter bestimmten Bedingungen – ähnlich wie durch den Massageeffekt – zu einer ausgeprägten Beschleunigung der Insulinwirkung kommen. Eine Zeitlang hat man dieses Phänomen als mögliche Ursache der durch Muskelarbeit ausgelösten Unterzuckerung bei insulinbehandelten Diabetikern erheblich überschätzt. Man ist sogar so weit gegangen, den Patienten zu empfehlen, der Unterzuckerung bei körperlicher Betätigung dadurch vorzubeugen, daß man die vorherige Insulininjektion an einen Körperteil verlegt, der nicht oder nur wenig an den geplanten Bewegungen beteiligt ist. Das war eine wenig sinnvolle Empfehlung.

Eigentlich gibt es nur wenige körperliche Betätigungen, die auf bestimmte Körperteile beschränkt sind. Darüber hinaus würde ein Wechsel der Injektionsstelle, z.B. vor dem Radfahren vom Oberschenkel zur Bauchregion, allein aus den erwähnten anatomischen Gründen zu einer erheblichen Beschleunigung der Insulinabsorption führen. Und schließlich spielt eine Beschleunigung der Insulinabsorption praktisch nur dann eine Rolle, wenn die körperliche Betätigung innerhalb von einer halben Stunde nach der Injektion von Normalinsulin durchgeführt wird. Das sind Bedingungen, die praktisch wohl kaum jemals zutreffen.

Im Gegenteil konnten wir zeigen, daß die Verstärkung der blutzuckersenkenden Wirkung einer Fahrradergometerbelastung ca. 45 Min. nach der In-

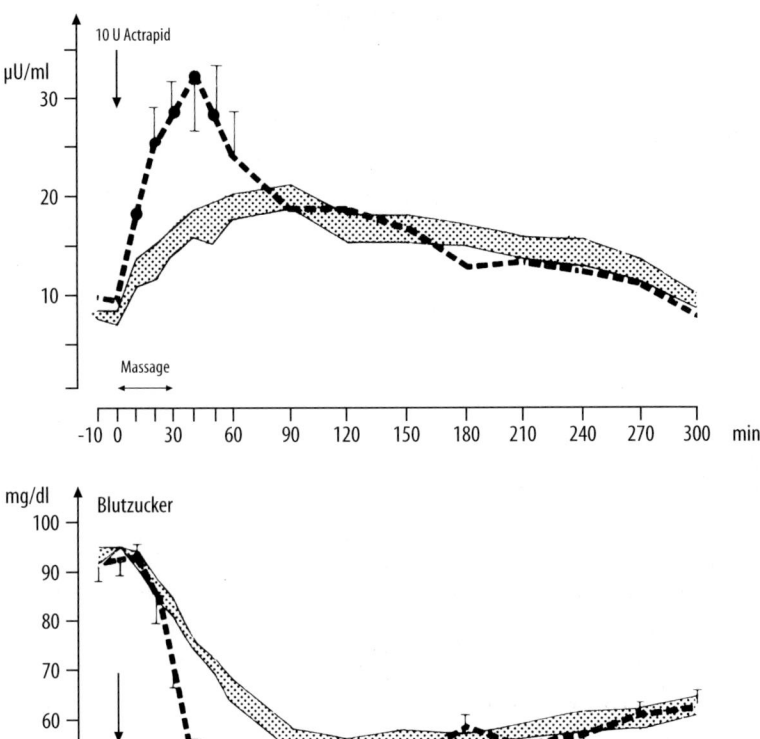

Abb. 16. Änderung der Insulinfreisetzung aus dem subkutanen Depot in den Kreislauf durch Massage der Injektionsstelle (– – –); die *punktierte Fläche* zeigt die Kontrollgruppe, die untere Hälfte der Abbildung zeigt den Effekt auf den Blutzucker (nach Berger et al. 1982)

jektion von Normalinsulin vollkommen unabhängig davon ist, ob das Insulin in den Oberschenkel oder den Oberarm injiziert worden war (Abb. 17).

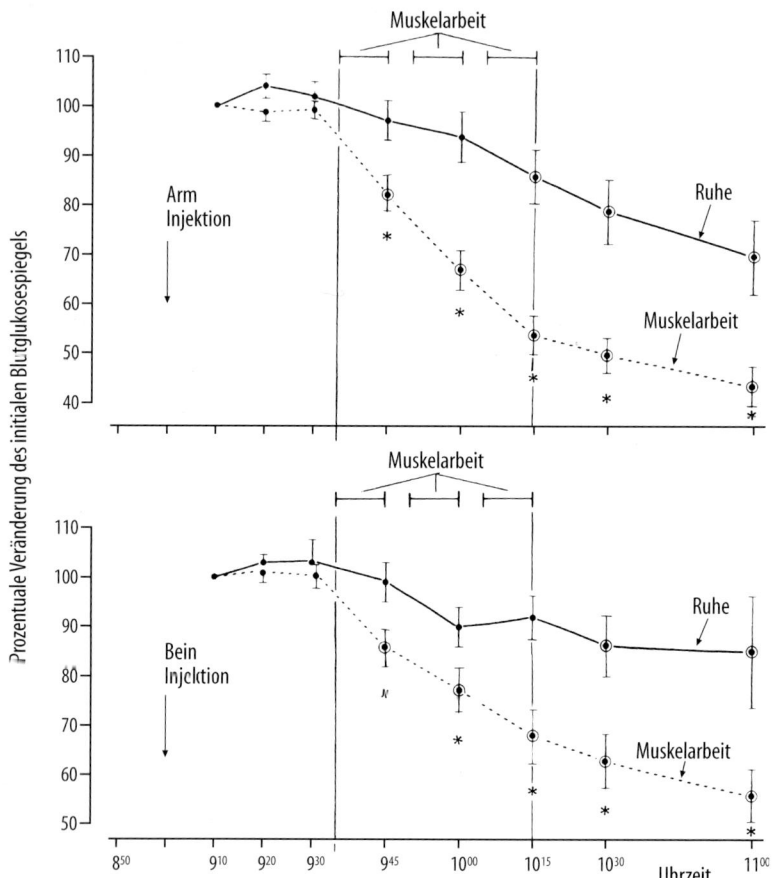

Abb. 17. Effekt von Muskelarbeit auf den Blutzucker bei insulinbehandelten Diabetikern. Prozentuale Senkung des basalen Glukosespiegels durch Radfahren nach vorhergehender subkutaner Injektion von Normalinsulin in den ruhiggestellten Oberarm (*oberer* Teil der Abbildung) und in den Oberschenkel (*unterer* Teil der Abbildung). *Eingekreiste Punkte* sind signifikant unterschiedlich vom Ausgangswert, *Sternchen* zeigen signifikante Unterschiede zwischen dem Blutzuckerverlauf unter Ruhe- und Fahrradergometer-Bedingungen an. *Ergebnis*: Durch Wechsel der Injektionsstelle von Normalinsulin vor dem Radfahren vom Oberschenkel zum Oberarm war die arbeitsinduzierte Unterzuckerung nicht zu verhindern (nach Kemmer et al. 1980)

Die Empfehlung, die Insulininjektionsstelle vor Muskelarbeit zur Vermeidung von Unterzuckerungen zu wechseln, ist also unwirksam und sollte aus allen Schulungsprogrammen verschwinden. Denn aufgrund der Befolgung dieser unzweckmäßigen Empfehlung ist es in den letzten Jahren bei vielen Patienten zu schweren Unterzuckerungen im Zusammenhang mit sportlicher Betätigung gekommen. Soll eine Unterzuckerung bei körperlicher Arbeit vermieden werden, so ist auf die seit jeher bekannten Regeln zur Erhöhung der Kohlenhydrataufnahme (bei kurzdauernder) und/oder einer nachhaltigen Verminderung der Insulindosis (bei langdauernder Muskelarbeit) zurückzugreifen (s. auch Kap. 10.3).

Auch noch 3 Stunden nach der Injektion von NPH-Insulin muß mit einer Stimulation der Insulinabsorption durch Muskelarbeit gerechnet werden. (Thow et al, 1989)

Literatur

Berger M, Cüppers HJ, Hegner H, Jörgens V, Berchtold P (1982) Absorption kinetics and biological effects of subcutaneously injected insulin preparations. Diabetes Care 5:77–91

Kemmer FW, Berchtold P, Berger M et al (1980) Exercise-induced fall of blood glucose in insulin-treated diabetics unrelated to alteration of insulin mobilisation. Diabetes 28:1131–1137

Thow JC, Johnson AB, Antsiferov M, Home PO (1989) Exercise augments the absorption of isophane (NPH) insulin. Diabetic Medicine 6:342–345

5.6
Mischung des Normalinsulins mit Verzögerungsinsulinen

Früher war es von erheblicher Bedeutung, die Mischbarkeit von Normalinsulin- mit Verzögerungsinsulinpräparaten sicherzustellen. Es mußte ausgeschlossen sein, daß es bei der Mischung der unterschiedlichen Insulinpräparate nicht zu chemischen Interaktionen und Interferenzen (z.B. Ausfällungen) oder zu einer Veränderung des Wirkprofils insbesondere des Normalinsulins kommt. Aus diesen Gründen ist z.B. eine Mischung von Insulinpräparationen mit unterschiedlichem pH-Wert nicht möglich. Galenisch leicht zu verstehen ist es, daß sich Ultratard HM® nicht mit Actrapid HM® mischen läßt, ohne daß das Normalinsulin in seinem Wirkungsablauf deutlich verzögert wird –

es handelt sich bei diesem Insulin um ein kristallines Zinkinsulin. Ultratard HM® muß also separat vom Normalinsulin injiziert werden.

In allen bisher vorliegenden Untersuchungen ergab sich eine uneingeschränkte Mischbarkeit von Normalinsulin mit NPH-Insulinen; eine Mischung von Normalinsulin und NPH-Insulin kann daher unbedenklich vorgenommen werden. Auch wenn es nicht möglich sein sollte, die Mischung ohne weitere zeitliche Verzögerung zu injizieren, bleibt das Wirkungsprofil des Normalinsulins in der Mischung stabil erhalten.

5.7
Intramuskuläre Injektion

Eine häufig nicht berücksichtigte Ursache von unklaren Blutzuckerschwankungen ist die versehentliche intramuskuläre (i.m.-)Injektion von Insulin. Gerade mit den heute üblichen feinen und „kurzen" Insulinkanülen ist eine versehentliche unbemerkte, weil schmerzlose Injektion in den Muskel möglich. Nach i.m.-Injektion in den Oberarm oder den Oberschenkel erfolgt die Resorption des Insulins rascher als nach s.c.-Injektion. Abb. 18 zeigt den Anstieg der Seruminsulinspiegel nach subkutaner, oberflächlicher und tiefer intramuskulärer Injektion im Bereich des Oberarmes. Bei Injektion in die Bauchregion sind die Unterschiede zwischen subkutaner und intramuskulärer Injektion weniger ausgeprägt.

Die subkutane Fettschicht an den üblichen Injektionsstellen ist bei schlanken Diabetikern meist wesentlich dünner als 12 mm. Die Injektionskanülen der Insulinpens und der Einwegspritzen sind 12–13 mm lang, so daß bei einer senkrecht zur Haut durchgeführten Injektionstechnik in den meisten Fällen versehentlich intramuskulär injiziert wird. Insbesondere mit den Insulinpens wird häufig eine senkrechte Injektion durchgeführt, wobei diese Injektionsart auch in vielen Abbildungen der Industrie gezeigt wird. Mittlerweile werden aber auch kürzere Kanülen mit 6 mm und 8 mm angeboten. Um eine möglichst gleichförmige Resorption aus dem subkutanen Fettgewebe zu gewährleisten, ist die 45-Grad-Injektion in eine angehobene Hautfalte zu empfehlen.

Andererseits ist die intramuskuläre Injektion mit den üblichen Insulinkanülen schmerz- und gefahrlos möglich. Gut geschulte Diabetiker können diese Injektionsart vorteilhaft nutzen, z.B. vor dem Verzehr rascher resorbierbarer Kohlenhydrate oder im Falle einer ketoazidotischen Entgleisung, um die Wirkung des injizierten Normalinsulins zu beschleunigen.

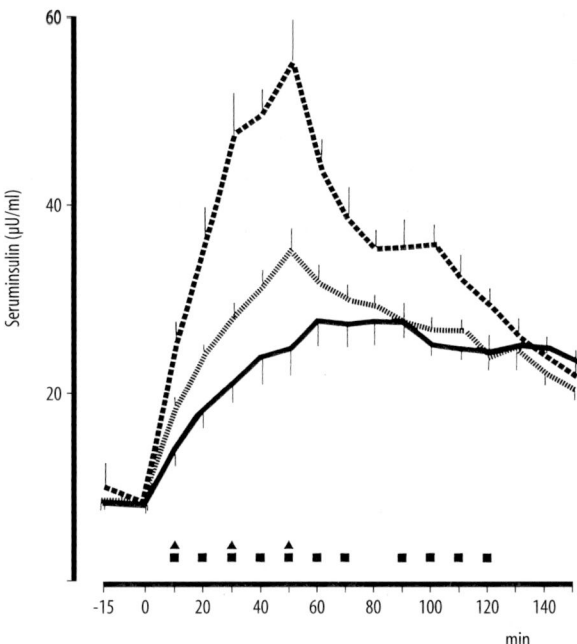

Abb. 18. Seruminsulinspiegel (Mittelwert ± SEM) nach subkutaner (*durchgezogene Kurve*) und senkrechter (*dünn gestrichelte Kurve*) Injektion mit einer 27 G-12 mm-Nadel und nach tief intramuskulärer Injektion (*dick gestrichelte Kurve*) mit einer 22 G-30 mm-Nadel (nach Spraul et al. 1988)

Wegen der Verkürzung der Wirkdauer mit der Erhöhung der Variabilität der Wirkung wurde allerdings von der i.m.-Injektion von NPH-Insulinpräparaten dringend abgeraten (Vaag et al. 1990).

Literatur

Frid A, Linden B (1986) Where do lean diabetics inject their insulin? A study using computed tomography. Br Med J 292:1638

Spraul M, Chantelau E, Koumoulidou J, Berger M (1988) Subcutaneous or nonsubcutaneous injection of insulin. Diabetes Care 11:733–736

Vaag A, Handberg A, Lauritzen M (1990) Variation in absorption of NPH insulin due to intramuscular injection. Diabetes Care 13:74–76

5.8
Insulinspezies

Seit Anfang der achtziger Jahre sind in Deutschland die Rinder- und Schweineinsulinpräparationen zunehmend durch Humaninsuline ersetzt worden. Zunächst wurden neben gentechnologisch hergestellten Humaninsulinpräparaten auch semi-synthetische Humaninsuline verwendet. Heute liegt der Marktanteil von Rinder- und Schweineinsulinpräparaten in Deutschland bei < 3%. Alle Humaninsulin- und Insulinanalog-Präparate werden gentechnisch hergestellt.

Die Art und Weise, in der es zu der Umstellung der Insulintherapie von der Rinder- und Schweineinsulinspezies zum Humaninsulin gekommen ist, hat in vielen Ländern zu erheblichen Unstimmigkeiten bei einigen Diabetologen und auch bei den Betroffenen geführt. Grundsätzlich ist wohl festzuhalten, daß es keinerlei Beweise für eine klinisch-relevante Überlegenheit des Humaninsulins gegenüber dem hochgereinigten Schweineinsulin gab.

Aufgrund der pharmakokinetischen Untersuchungen ist zwar eine geringgradig beschleunigte Absorption des Humannormalinsulins nach subkutaner Injektion nachgewiesen; dieses Phänomen erbrachte aber für die praktische Therapie des Typ-I-Diabetes keine Verbesserungen in der Stoffwechseleinstellungsqualität.

Immunologisch bedingte Nebenwirkungen waren bei der Verwendung von hochgereinigten Schweineinsulinpräparaten bereits sehr selten geworden; auch unter der Therapie mit Humaninsulinen ist es nicht zu einem vollständigen Verschwinden dieser Nebenwirkungen gekommen. Bei Patienten, die unter tierischen Insulinen hohe Antikörperspiegel hatten, kommt es bei der Umstellung auf Humaninsuline im Laufe von Monaten zum Abfall der Antikörpertiter. Der Wirkungsablauf des Insulins wird dadurch kürzer. Der Wirkungseintritt von Normalinsulin als Humaninsulin ist geringfügig rascher als bei Schweineinsulin. Bei Umstellung auf Humaninsulin sollten die Patienten über diese möglichen Änderungen des Wirkungsablaufs informiert werden.

Einiges Aufheben ist von einigen Diabetologen und von deren Patienten um eine angebliche Veränderung der Wahrnehmung von Hypoglykämie-(Früh-)Symptomen gekommen. Es wurde der Begriff der Human-Insulin-Associated-Hypoglycaemia-Unawareness geprägt. Wiewohl in einer Reihe von Beobachtungsstudien immer wieder vehement auf diese Problematik hingewiesen worden ist, so konnte das Phänomen in Untersuchungen mit adäquatem Studiendesign nicht nachgewiesen werden. Fraglos mögen bei Umstellungen der Insulintherapie und bei dem Wechsel von Insulinpräparaten – auch mit nur geringgradigen Änderungen der Absorptionskinetik – bestimmte Phänomene im Verlauf und der Wahrnehmung von Blutzuckerschwankungen auftreten. Es ist daher zurecht moniert worden, daß die Umstellung der Insulintherapie von tierischen auf Humanspeziespräparate vielerorts ohne die erforderliche Edukation der Patienten, ja gelegentlich sogar ohne deren Information über den Spezieswechsel erfolgt ist.

In jedem Falle ist es bemerkenswert, daß die generelle Umstellung der Insulintherapie auf Humaninsulinpräparate – für die es zufolge der Kriterien der *evidence-based medicine* keine Notwendigkeit gab – trotz des damit verbundenen nicht unerheblichen zusätzlichen Kostenaufwandes in den meisten Ländern ohne weitere Fachdiskussion abgelaufen ist. In unserer Klinik haben wir die allgemeine Einführung der Humaninsulinpräparate erst im Jahre 1985 durchgeführt – als in Deutschland die Preise für hochgereinigte Schweineinsulin- und Humaninsulinpräparate gleichgeschaltet worden waren. In den meisten Ländern dieser Welt bestehen aufgrund von Devisenknappheit gravierende Mängel im Gesundheitswesen; daß dort trotzdem die gegenüber tierischen Insulinen so viel teueren Humaninsuline (und neuerdings sogar die noch kostspieligeren Insulinanaloga) propagiert werden, ist in hohem Maße befremdlich.

Für diejenigen Patienten, die ihre Therapieziele bei Verwendung tierischer Insulinpräparate auch heute noch uneingeschränkt erzielen, besteht keine zwingende Indikation für eine Umstellung auf ein Humaninsulintherapie. Die Patienten sind dann aber entsprechend zu informieren und zu schulen. Bei der Einleitung einer Insulintherapie sollte man jedoch grundsätzlich Humaninsulinpräparate verwenden, zumal die Verfügbarkeit tierischer Insuline langfristig kaum gesichert sein dürfte.

Literatur

Berger M (1987) Human insulin – much ado about hypoglycemia (un)awareness. Diabetologia 30:829–833

Chantelau EA, Lee DM, Hemmann D et al (1991) What makes insulin injections painful? Brit Med J 303:26–27

Colagiuri S, Miller JJ, Petocz P (1992) Double-blind crossover comparison of human and porcine insulins in patients reporting lack of hypoglycaemia awareness. Lancet 339:1432–1435

Mühlhauser I, Todt G, Sawicki PT, Berger M (1991) Hypoglycemic symptoms and frequency of severe hypoglycemia in patients treated with human and animal insulin preparations. Diabetes Care 14:745–749

Sonnenberg GE, Berger M (1983) Human insulin – much ado about one amino acid? Diabetologia 25:457–459

5.9
Spritz-Eß-Abstand

Früher ist zum Zwecke der Koordinierung der biologischen Wirkung des subkutan injizierten Insulins und der prandialen Kohlenhydratabsorption vielfach die Einhaltung eines sogenannten Spritz-Eß-Abstandes von ca. 30 bis 45 Minuten zwischen der subkutanen Insulininjektion und dem Beginn der Mahlzeit empfohlen worden. Diese Regeln gehen auf Zeiten zurück, in denen durch zirkulierende Insulinantikörper auch die Wirkung des Normalinsulins erheblich verzögert war – oder in denen die Insulinsubstitutionstherapie ausschließlich mit Verzögerungsinsulinpräparaten durchgeführt worden ist. Letzteres traf gerade in Deutschland bis zu Ende der siebziger Jahre auch für fast alle Typ-1-Diabetiker zu. Mit der Rückbesinnung auf die Vorzüge der Therapie mit Normalinsulin und der Einführung der intensivierten Insulintherapie ist die Fixierung der Patienten auf einen Spritz-Eß-Abstand obsolet geworden. Strebt man präprandial Nahezu-Normoglykämie an und verwendet präprandial Normalinsulin, besteht bei Einhaltung des früher üblichen Spritz-Eß-Abstandes eine erhebliche Gefahr präprandialer Unterzuckerungen.

Nur bei einem hohen Blutglukosewert vor dem Essen mag es sinnvoll sein, nach der Injektion von Normalinsulin z.B. 30 Minuten zu warten, bis die Blutglukose absinkt, und dann erst mit der Mahlzeit zu beginnen. Tatsächlich gibt es unter den „Profis" der insulinsubstituierenden Diabetiker solche, die gelegentlich mit Erfolg den Spritz-Eß-Abstand verlängern, vor allem vor dem Frühstück.

In unserer Klinik empfehlen wir seit 1978 im Rahmen der strukturierten Therapie- und Schulungsprogramme grundsätzlich spätestens 10–15 Minuten nach der Injektion von Normalinsulin mit der Mahlzeit zu beginnen. Wie durch kürzliche Erhebungen dargestellt wurde, hält die Mehrzahl der Patienten, die sich mit einer intensivierten Insulintherapie behandeln, Spritz-Eß-Abstände sowieso nicht mehr ein. Ohnehin konnte kürzlich die vielfach behauptete günstige Stoffwechselwirkung eines Spritz-Eß-Abstandes unter den Bedingungen einer intensivierten Insulintherapie nicht nachgewiesen werden (Scheen 1999). In dieser randomisierten Untersuchung spritzten 15 Typ-1-Diabetiker 6 Wochen lang 5 und 6 Wochen lang 30 Minuten vor dem Essen. Es ergab sich kein Unterschied bezüglich der HbA1c Werte, der Gesamtzahl der Hypoglykämien, und der von den Patienten gemessenen Blutzuckerwerte.

Literatur

Overmann H, Heinemann I (1999) Injection-time interval: recommendations of diabetologists and how patients handle it. Diab Res Clin Pract 43:137–142

Scheen AJ, Letiexhe MR, Scheen, Lefèbvre PJ (1999) Minimal influence of the time interval between injection of regular insulin and food intake on blood glucose control of Type 1 diabetic patients on a basal-bolus insulin scheme. Diabetes & Metabolism. 25:157–162

5.10
Rasch-wirksame Insulinanaloga

Insulin-Lispro (Humalog®)
und Insulin-Aspartat (NovoRapid®)

Mit der Veränderung des Humaninsulins an jeweils nur einer Aminosäuren-Position hat man Insulinanaloga geschaffen, welche bei den kommerziell üblichen Konzentrationen von 40 bzw. 100 U /ml in geringerem Umfang zu Hexameren assoziieren oder sich durch eine beschleunigte Dissoziation der Hexamere nach Injektion in das subkutane Gewebe auszeichnen. Auf diese Weise wird die Zeit für die Dissoziation der Insulinaggregate nach der Injektion in das subkutane Gewebe bis zu ihrer Passage in die kapillaren Blutgefäße (als Monomere oder Dimere) verkürzt und die Absorption des subkutan injizierten Insulinanalogpräparates beschleunigt. Dies ist grundsätzlich ein wünschenswerter Effekt (siehe oben unter 5.1), der auf dem Wege zu einer noch physiologischeren Substitution des Insulins nützlich und hilfreich sein sollte. Derzeit sind in Deutschland zwei Insulinanaloga für die Therapie des Diabetes mellitus verfügbar, bei denen durch gentechnologische Modifikation die gewünschte Verringerung der Selbstassoziationskräfte der Moleküle erreicht worden ist: durch den Austausch der beiden Aminosäuren Prolin und Lysin an Position B28 und B29 der

B-Kette des Insulinmoleküls entstand das Insulin-Lispro (Humalog® der Fa. ELI LILLY & Co.) und durch den Ersatz der Aminosäure Prolin an der Position B28 der B-Kette durch Asparaginsäure das Insulin-Aspartat (NovoRapid® der Fa. NOVO NORDISK).

Wirksamkeit

In umfangreichen Untersuchungen zur Pharmakokinetik und zur Bioverfügbarkeit konnten für das Insulin-Lispro wie auch für das Insulin Aspartat die Beschleunigung der Absorption des Insulinanalog, des entsprechenden Wirkungseintritts und – zumindest tendenziell auch – eine (gleichfalls erwünschte) Verkürzung der Wirkdauer im Vergleich zum Normalinsulin nachgewiesen werden.

Unter den Bedingungen der klinischen Forschung konnten wir darstellen, daß sich dieser Effekt des Insulin-Lispro unter den Extrembedingungen einer Mahlzeit mit rasch-resorbierbaren Kohlenhydraten auch tatsächlich in einer Senkung der postprandialen Blutzuckerspiegel auswirken kann (Heinemann et al. 1996): unmittelbar vor dem Verzehr von insgesamt 140 g Kohlenhydraten (als Pizza, CocaCola™ und Tirami-su; 4254 KJ; innerhalb 20 Minuten) erhielten 10 normoglykämisch eingestellte Typ-1-Diabetiker eine subkutane Injektion von etwa 15 E Humannormalinsulin oder Insulin-Lispro. Die Experimente wurden in randomisierter Reihenfolge unter Doppelblind-Bedingungen durchgeführt. Die resultierende postprandiale Hyperglykämie fiel bei der Injektion von Insulin-Lispro geringer aus (Abb. 19). Dieser Befund stand im Einklang mit den pharmakokinetischen Untersuchungen und deutete auf die Möglichkeit einer weitergehenden Liberalisierung der Ernährung bei gleichbleibend optimaler Stoffwechseleinstellung unter Verwendung kurzwirkender Insulinanaloga hin.

Die Einführung der Insulinanaloga ist zu Ende der neunziger Jahre zu einem beherrschenden Thema in der Klinik des Typ-1-Diabetes mellitus geworden. Die Aktivitäten der Insulinproduzenten in Bezug auf die wissenschaftliche Entwicklung und insbesondere auch hinsichtlich des Marketings dieser neuen Produkte sind jedenfalls von enormem Ausmaß. Im Jahre 2000 entfielen von dem Gesamtmarkt kurzwirksamer „Insulinpräparate" bereits ca. 30% auf Insulinanaloga.

In den Diskussionen um die kurzwirkenden Insulinanaloga sind als deren mögliche klinischen Nutzen immer wieder die folgenden Aspekte herausgestellt worden: Verbesserung der HbAIc-Werte aufgrund der Summa-

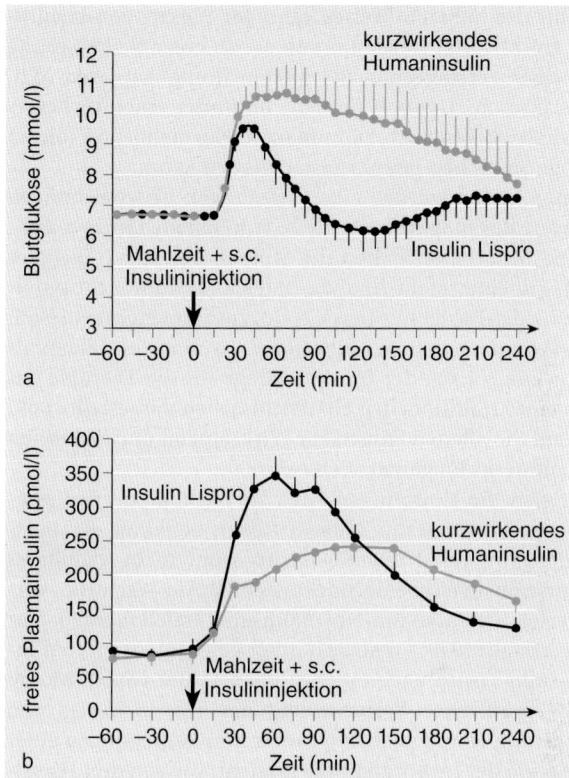

Abb. 19. Verlauf der postprandialen Glykämie (a) und Insulinämie (b) in der Zeit vor und 4 h nach einer HK-reichen Mahlzeit bei Injektion einer selbstgewählten Dosis von Insulin Lispro (*durchgezogene Linie*) oder kurzwirkendem Humaninsulin (*gestrichelte Linie*) unmittelbar vor Mahlzeitenbeginn an zwei verschiedenen Studientagen (nach Heinemann et al, 1996)

tion der Absenkung postprandialer Blutglukosespiegel; Verringerung von Unterzuckerungen wegen der Verkürzung der Wirkdauer der Insulinpräparation; Verbesserung der Lebensqualität wegen der Möglichkeit auf den sog. Spritz-Eß-Abstand zu verzichten und ggf. das Insulinanaloga bei vergleichbarer antihyperglykämischer Wirkung auch postprandial injizieren zu können. Angesichts des höheren Preises kann der Einsatz von Insulin-analoga nur dann gerechtfertigt werden, wenn sie zu einer Verbesserung des HbAIc-Wertes, einer Verringerung der akuten Komplikationen (d.h. insbesondere der [schweren] Hypoglykämien) und/oder einer Verbesserung der Lebensqualität im Vergleich zu humanem Normalinsulin führen – und ihre langfristige Sicherheit gewährleistet werden kann.

In den vergangenen Jahren wurden eine Vielzahl von Untersuchungen zur klinischen Relevanz der möglichen Vorteile von Insulin-Lispro durchgeführt. Brunelle und Mitarbeiter haben die Studien bei Typ-1-Diabetes (Brunelle 1998) in Form einer Meta-Analyse unter Einschluß nicht publizierter Daten im Besitz der Firma Eli Lilly & Co. zusammengestellt; Bolli hat gemeinsam mit Vertretern der drei führenden Insulinproduzenten als Koautoren die möglichen Nutzen der Insulinanaloge für die Therapie des Diabetes mellitus in einer traditionellen Übersichtsarbeit dargestellt (Bolli 1999); und Buse hat auf die offenen Fragen zur Wirksamkeit und Sicherheit der Insulinanaloga aufmerksam gemacht (Buse 2000).

Insgesamt haben sich die Hoffnungen auf eine nachhaltige Verbesserung der HbAIc-Werte als Folge der unbestrittenen Senkung der postprandialen Hyperglykämie unter Insulin-Lispro wohl nicht erfüllt: es konnten allenfalls marginale Verbesserungen der HbAIc-Werte im Vergleich zur intensivierten Therapie mit Normalinsulin erzielt werden. Nur in der Studie von Lalli et al. (1999) ergab sich unter einer intensivierten Insulintherapie mit Insulin-Lispro nach einer Studien-Dauer von 12 Monaten eine statistisch signifikante Verbesserung des HbAIc-Wertes von 0.37%; diese Verbesserung wurde allerdings unter den Bedingungen einer erheblichen Modifikation der Insulintherapie erreicht: vor den drei Hauptmahlzeiten wurde jeweils NPH-Insulin zusätzlich zu dem kurzwirkenden Insulinanalogon injiziert. Die intensivierte Insulintherapie und die laufende Dosisanpassung wurde dadurch in erheblichem Umfang kompliziert; die Patienten standen zur Beratung hinsichtlich der Dosisadaptation während der Studie in ständigem Telephonkontakt mit ihren Ärzten. Allgemein wird argumentiert, daß die konventionelle Substitution des basalen Insulin Bedarfs mit zwei mal täglichen Injektionen von NPH-Insulin nicht mehr ausreicht, wenn das Human-Insulin vor den Mahlzeiten durch das kürzer wirksame Insulin-Lispro ersetzt wird; und daß unter diesen Bedingungen mehrfach tägliche Injektionen von NPH-Insulin oder ein länger wirksames Verzögerungsinsulin(-analog) erforderlich werden, um die aufgrund der Pharmakokinetik erwarteten Verbesserungen der Blutzuckereinstellung auch *in praxi* realisieren zu können.

Diese Argumentation wird dadurch gestützt, daß man unter den Bedingungen der kontinuierlichen subkutanen Insulininfusion tatsächlich eine Verbesserung der HbAIc-Werte durch Insulin-Lispro erreichen konnte: so zeigten Zinman et al. (1997) eine Senkung des HbAIc-Wertes um 0,3% durch Insulin-Lispro in einer Doppelblindstudie mit 30 Typ-1-Diabetikern. Renner et al. (1999) konnten in einer offenen Studie bei 113 mit CSII behandelten Typ-1-Diabetikern diesen Vorteil allerdings nicht nachweisen: hier lag der Unterschied zwischen der mit Insulin-Lispro und der mit humanem Normalinsulin behandelten Gruppe nach 4 Monaten nur bei mageren (wenn auch „statistisch signifikanten") 0,1%.

Entgegen bestimmten Befürchtungen ist es aber in diesen größeren Studien unter den Bedingungen der CSII bei Verwendung von Insulin-Lispro nicht zu einer Erhöhung der Inzidenz von Ketoazidosen gekommen.

Mögliche Effekte der von Insulin-Lispro im Rahmen einer intensivierten Insulintherapie bei Typ-1-Diabetes auf die Inzidenz von schweren Unterzuckerungen wurden in einer Meta-Analyse dargestellt (Brunelle, 1998): dabei ergab sich bei Auswertung von 8 Studien (wovon nur eine Studie unter Doppelblind-Bedingungen durchgeführt worden war) eine vergleichsweise geringgradige (aber statistisch signifikante) Verringerung der Inzidenz unter der Therapie mit Insulin-Lispro von 0,18 auf 0,14 schwere Hypoglykämien pro Patient und Jahr. In einer anderen Meta-Analyse konnte hinsichtlich der Frequenz von Unterzuckerungen kein Vorteil für die Therapie mit Insulin-Lispro gezeigt werden (Davey 1997). Auch unter den Bedingungen der CSII zeigte sich keine Verringerung der Frequenz von Unterzuckerungen, unabhängig von der dafür verwendeten Definition (Renner 1999). In verschiedenen Studien sind für die Therapie mit Insulin-Lispro oder auch mit Insulin-Apartat verringerte Frequenzen milder Unterzuckerungen berichtet worden; durchgängig reproduzierbar waren diese Beobachtungen allerdings nicht. Mitunter erklärte sich eine niedrigere Frequenz von nächtlichen Unterzuckerungen durch höhere Blutzuckerwerte während der Nacht unter Insulin-Lispro Therapie. Positive Berichte über eine Senkung der Häufigkeit von Unterzuckerungen, wie derjenige von Lalli und Mitarbeitern (Lalli 1999), können zumeist nicht unbedingt auf die Verwendung von Insulin-Lispro zurückgeführt werden, zumal gleichzeitig eine Reihe von andersartigen Veränderungen der Insulintherapie durchgeführt worden sind.

Wiederholt ist angeführt worden, daß die Verwendung von Insulin-Lispro oder auch von Insulin-Aspartat mit einer Verbesserung der Flexibilität in der Ernährung und der Lebensführung der Patienten und somit mit einer gesteigerten Lebensqualität verbunden ist (Kotsanos et al. 1997); und es wurde in diesem Zusammenhang immer wieder die Präferenz der Patienten für die Therapie mit kurz-wirkenden Insulinanaloga ins Feld geführt. Diese Argumentation bezieht sich ausnahmslos auf offene (d.h. nicht verblindete) Studien, in denen den Patienten unter der Therapie mit Normalinsulin ein Spritz-Eß-Abstand von etwa 30–45 Minuten vorgeschrieben wurde, während Insulin-Lispro unmittelbar vor den Mahlzeiten injiziert wurde. Diese experimentelle Anordnung ist irreführend.

In den ca. 100 000 deutschsprachigen Ausgaben von 5 Auflagen der „Praxis der Insulintherapie" und den fast 200 000 Ausgaben der 14 Auflagen „Mein Buch über den Diabetes mellitus" für Typ-1-Diabetiker haben wir seit 1983 durchgehend vor der Einhaltung der früher üblichen Spritz-Eß-Abstände gewarnt. Der anderenorts immer noch empfohlene Spritz-Eß-Abstand ist in dem Sinne ein Atavismus, als er auf Zeiten zurückgeht, in denen die Patienten ausschließlich mit Verzögerungsinsulinen behandelt wurden (oder die Wirkung von Normalinsulin voraussehbar durch zirkulierende Antikörper verzögert wurde).

Gerade uns, die wir also seit fast zwanzig Jahren nachdrücklich vor der Einhaltung der Spritz-Eß-Abstände im Rahmen der intensivierten Insulintherapie warnen, kommt es ein Hohn vor, wenn jetzt kurzwirkende Insulinanaloga im Rahmen von Marketing- und Fortbildungsaktivitäten mit dem Argument propagiert werden, weil damit erstmals keine Spritz-Eß-Abstände mehr erforderlich seien!

Neben dieser Argumentation mit dem Spritz-Eß-Abstand werden noch weitere Aspekte angeführt, die zu einer Verbesserung der Lebensqualität unter einer intensivierten Insulintherapie bei Verwendung von kurzwirkenden Insulinanaloga führen sollen.

Die Behauptung, daß mittels Insulin-Lispro allfällige Hyperglykämien leichter zu korrigieren seien als mit Humannormalinsulin, konnte im Rahmen der klinischen Forschung allerdings nicht bestätigt werden (Hollemann 1996).

Auch die These, daß bei nahezu-normoglykämisch eingestellten Typ-1-Diabetikern (im Gegensatz zur Verwendung von Normalinsulin) nur bei Verwendung von Insulin-Lispro die Injektion während oder gar unmittelbar nach einer Mahlzeit möglich sei, ohne daß es zu einer Entgleisung des Blutzuckerspiegels komme, ist nicht durch entsprechende vergleichende Untersuchungen substantiiert worden.

Schließlich ergab sich in einer Reihe von Studien kein klinisch relevanter Vorteil von Insulin-Lispro für die Glukosehomöostase unter oder nach Muskelarbeit.

Gale und Mitarbeiter (2000) haben nun in einer randomisierten, „verblindeten", kontrollierten Cross-Over-Studie an 93 Typ-1-Diabetikern, die keinen Spritz-Eß-Abstand einhielten, die Effektivität von präprandialen Insulin-Lispro und Humaninsulin (zusätzlich zu einer abendlichen NPH-Insulininjektion) verglichen. Dabei ergaben sich keine Unterschiede hinsichtlich des HbAIc, der Frequenz symptomatischer Unterzuckerungen, der Beurteilung der Lebensqualität durch die Patienten oder in bezug auf eine Präferenz für eines der beiden Insulinpräparate. Lediglich nächtliche Unterzuckerungen traten seltener unter Insulin-Lispro auf – ein Befund, der wahrscheinlich ohnehin eine Folge der nur einmal täglichen Gabe von NPH Insulin (spätabends) war.

Ohne den Beleg durch eine Doppelblindstudie ist die Behauptung einer Verbesserung der Lebensqualität durch kurzwirkende Insulinanaloga nicht begründet.

Eine Präferenz der Patienten zu dieser Therapie kann nur nach deren eingehender Information im Rahmen eines Prozesses der „Informierten Entscheidung" als ein Argument für eine Behandlung mit kurz-wirkenden Insulinanaloga akzeptiert werden.

Sicherheit

Vor der Einführung neuartiger, in der Natur nicht vorkommender Eiweißkörper in die Behandlung sind – auch wenn es sich dabei nur um geringfügige Veränderungen der Aminosäuresequenz des Insulinmoleküls handelt – umfangreiche Überprüfungen hinsichtlich der Sicherheit erforderlich. Hierbei ist zu berücksichtigen, daß das Insulin an mannigfachen Stellen in den Stoffwechsel des Organismus eingreift. Man mag auch daran denken, daß die Einheitlichkeit der Aminosäuresequenz des Insulins beim Menschen über ethnische Grenzen hinweg dafür spricht, daß es sich hier um eine im Rahmen der Evolution optimierte Konfiguration handelt.

Auf einer ersten Stufe der Prüfung klinischer Verwendbarkeit möglicher Insulinanaloga wurden ihre Bindung, Affinität und Dissoziation an den Insulin- und den IGF-I-Rezeptor, ihre unterschiedlichen biologischen Eigenschaften in vitro-Systemen geprüft und toxikologische Untersuchungen durchgeführt und mit den Effekten von Humaninsulin verglichen. Die Tabelle 2 stellt beispielhaft für einige Insulinanaloga entsprechende Ergebnisse dar. Für das Analogon AspB10 ergab sich in derartigen Untersuchungen – in einer Zeit, in der bereits präklinische und klinische Prüfungen

Tabelle 2. Rezeptor Bindung, metabolische und mitogene Wirkungen von Insulinanaloga ausgedrückt in % der Effekte von Humaninsulin (= 100 %) (nach Kurtzhals et al. 2000)

Insulinanalog	Insulin Rezeptor Affinität	Metabolischer Effekt (Lipogenese)	IGF-I-Rezeptor Affinität	Mitogene Potenz
B10Asp*	205 ± 20	207 ± 14	587 ± 50	975 ± 173
Lispro-Insulin[1]	84 ± 6	82 ± 3	156 ± 16	66 ± 10
Insulin-Glargine[2]	86 ± 3	60 ± 3	641 ± 51	783 ± 132
Insulin-Aspartat[3]	92 ± 6	101 ± 2	81 ± 9	58 ± 22

* für dieses Insulinanalog ergab sich eine gesteigerte Tumorrate bei weiblichen Sprague-Dawley-Ratten. Daraufhin wurde die weitere Entwicklung dieses Insulin-Analogs eingestellt. Entsprechende Präparate sind in Deutschland verfügbar als [1] Humalog®, [2] Lantus® und [3] Novo-Rapid®.

durchgeführt wurden (Nielsen 1995) – eine vermehrte Affinität an den Insulin- aber auch an den IGF-I-Rezeptor und bei toxikologischen Prüfungen eine vermehrte Inzidenz von Mammatumoren bei weiblichen Ratten (Jorgensen 1992). Daraus ergibt sich die Notwendigkeit besonders strenger Überprüfungen der Mutagenität und anderer möglicher Nebenwirkungen. Letztlich wird jedoch ein Restrisiko von tumorigenen und/oder anderen Nebenwirkungen nicht ausgeschlossen werden können, ohne daß entsprechende langfristige Überprüfungen am Menschen abgeschlossen worden sind (Berger und Heinemann 1997). Entsprechende Untersuchungen sind bis dato allerdings weder eingeleitet worden, noch befinden sie sich unseres Wissens nach in einem Planungsstadium.

Eine verstärkte Affinität der Insulinanaloga zu dem IGF-I-Rezeptor (vgl. Tabelle 2) ist auch in Verbindung mit möglichen Nebenwirkungen in Richtung auf die Stimulierung von Proliferationsprozessen im Rahmen von mikroangiopathischen Komplikationen des Diabetes mellitus diskutiert worden. Untersuchungen zur Bestätigung oder zum Ausschluß dieser Verdachtsmomente sind bis dato nicht durchgeführt worden. Auch im Hinblick auf die Verwendung der Insulinanaloga in der Schwangerschaft sind Bedenken geäußert worden (Kitzmiller et al. 1999). Diese Warnungen sind nicht unwidersprochen geblieben. In Deutschland sind Insulinanaloga zur Verwendung bei diabetischen Schwangeren nicht vorgesehen; ihr Gebrauch verbietet sich daher auch bei nicht gesicherter Antikonzeption. Schließlich wird auch die Therapie mit Insulinanaloga bei noch nicht abgeschlossenem Wachstum kontrovers beurteilt; die bei der Einführung von Insulin-Lispro in den USA 1996 durch die FDA festgelegte Beschränkung auf Patienten > 12 und unter 65 Jahre wurde im Jahr 2000 aufgehoben, jetzt ist die Behandlung für alle Patienten freigegeben, die älter als 3 Jahre sind.

Sämtliche Argumente hinsichtlich möglicher klinisch relevanter Vorteile und Risiken des Insulin-Lispro treffen auch für das Insulin-Aspartat (NovoRapid®) zu. Letztlich kommt es für diese gentechnisch herbeigeführte Veränderung des Human-Insulins über eine ähnliche Verringerung der Assoziations-Kräfte zu einer vergleichbaren Beschleunigung der Absorption nach subkutaner Injektion. Auch die biologischen Wirkungen, die Senkung postprandialer Hyperglykämien nach präprandialer Injektion, die mögliche Verringerung (besonders) nächtlicher Unterzuckerungen bei kaum nachweisbarem Effekt auf das HbAIc sind denen des Insulin-Lispro vergleichbar. Auf molekularer Ebene wird allerdings auf das Fehlen einer gesteigerten Affinität an den IGF-I-Rezeptor hingewiesen (Tabelle 2).

Aufgrund der unbestreitbaren theoretischen Vorteile der kurzwirksamen Insulinanaloga durch eine Beschleunigung der Absorption nach subkutaner Injektion und einer Verkürzung der Wirkdauer mögen unter bestimmten Bedingungen klinisch relevante Vorteile postuliert werden. Dazu gehören nephropathische Patienten mit dem enorm erhöhtem Risiko schwerer Unterzuckerungen durch die Verlängerung der Halbwertszeit von Human-Insulin oder Patienten, die sich durch effektive Adaptation der intensivierten Insulintherapie bei „freier Ernährung" bereits sehr erfolgreich behandeln (Mühlhauser 1991), die jedoch durch das noch schneller wirkende Insulinanalogon noch flexibler leben und sich noch „freier" ernähren könnten. Auch die Möglichkeit einer postprandialen Injektion könnte in manchen Fällen ein Vorteil sein (Brunner 2000). Leider ist es uns trotz jahrelanger Bemühungen nicht gelungen, die Insulinproduzenten zur Kooperation für die Durchführung entsprechender kontrollierter Studien bei diesen Kollektiven von Typ-1-Diabetikern zu gewinnen.

In jüngster Zeit sind eine Vielzahl von – im wesentlichen aus Marketinggründen initiierten – klinischen Studien zur Wirksamkeit von kurzwirksamen Insulinanaloga bei Typ-2-Diabetes, z.T. in Form von freien oder auch fixierten Kombinationen mit Verzögerungsinsulinen oder Verzögerungsinsulinanaloga – durchgeführt worden. Im Hinblick auf mögliche Wirksamkeit auf klinische relevante Endpunkte oder auf die Sicherheit dieser Präparate kommt den Studien keine Aussagekraft zu.

Zusammenfassung

Angesichts der hinter den recht hochgesteckten Erwartungen doch deutlich zurückgebliebenen Nutzeffekte in der klinischen Prüfung und im Hinblick auf das verbleibende Restrisiko für die Sicherheit empfehlen wir die Verwendung von kurzwirkenden Insulinanaloga nicht. Im Rahmen von klinischen Studien sollte geprüft werden, bei welchen Patienten und unter welchen Bedingungen mit einem klinisch relevanten Nutzen für den Einsatz von rasch wirkenden Insulinanaloga gerechnet werden kann – z.B. unter bestimmten Bedingungen bei der Therapie mit der kontinuierlichen subkutanen Insulininfusion. Sollte ein derartiger Nachweis für bestimmte klinische Situation in kontrollierten Studien gelingen, verbleibt die Notwendigkeit, mit den Patienten gemeinsam das Sicherheitsrisiko zu diskutieren und auf dieser Grundlage eine „informierte Patientenentscheidung" herbeizuführen.

Literatur

Berger M, Heinemann L (1997) Are presently available insulin analogues clinically beneficial? Diabetologia 40(suppl 2):91-S96

Bolli GB, Di Marchi RD, Park GD, Pramming S, Koivisto VA (1999) Insulin analogues and their potential in the management of diabetes mellitus. Diabetologia 42:1151–1167

Brunelle RL, Llewelyn J, Anderson H jr et al (1998) Meta-analysis of the effect of insulin lispro on severe hypoglycemia in patients with Type 1 diabetes. Diabetes Care 21: 1726–1731

Brunner GA, Hirschberger S, Sendlhofer G, Wutte A, Ellmerer M, Balent B, Schaupp L, Krejs GJ, Pieber TR (2000) Post-prandial administration of the insulin analogue aspartat in patients with type 1 diabetes mellitus. Diabetic Medicine 17:371–375

Buse J (2000) Insulin glargine. First responsibilities: understanding the data and ensuring safety. Diabetes Care 23:576–578

Davey P, Grainger D, MacMillan J et al (1997) Clinical outcome with insulin lispro compared with human regular insulin: a meta-analysis. Clin Ther 19:656–674

Heinemann L, Heise T, Wahl LC et al (1996) Prandial glycaemia after a carbohydrate-rich meal in Type 1 diabetic patients: using the rapid acting insulin analogue [Lys(B28), Pro(B29)] human insulin. Diabetic Medicine 13:625–629

Holleman F et al (1996) Comparison of Lys(B28),Pro(B29)-human insulin analog and regular human insulin in the correction of incidental hyperglycemia Diabetes Care 19:1426–1429

Jørgensen LN, Dideriksen LH, Drejer K (1992) Carcinogenic effect of human insulin analogue B10Asp in female rats. (abst.) Diabetologia 35 (suppl. 1):A3

Kitzmiller JL, Main E, Ward B et al (1999) Insulin Lispro and the development of proliferative diabetic retinopathy during pregnancy (letter) Diabetes Care 22:874–876

Kotsanos JG, Vignati L, Huster W et al (1997) Health-related quality-of-life results from
multinational clinical trials of insulin lispro Diabetes Care 20:948–958

Lalli C, Ciofetta M, Del Sindaco P et al (1999) Long-term intensive treatment of Type 1
diabetes with the short-acting insulin analog lispro in variable combination with
NPH insulin at mealtime Diabetes Care 22:468–477

Mühlhauser I, Chantelau EA, Jansen M et al (1991) Are there common features of insulin
substitution strategies among C-peptide negative diabetic patients who maintain
normal glycosylated haemoglobin values? Diab Nutr Metab 4:17–22

Nielsen FS, Jørgensen LN, Ipsen M et al(1995) Long-term comparison of human insulin
analogue B10Asp and soluble human insulin in IDDM patients on an basal/bolus insulin regimen Diabetologia 38:592–598

Renner R, Pfützner A, Trautmann M et al(1999) Use of insulin lispro in continuous subcutaneous insulin infusion treatment Diabetes Care 22:784–788

Zinman B, Tildesley H, Chiasson JL, Tsui E, Strack T (1997) Insulin-lispro in CSII. Results
of a double-blind cross-over study Diabetes 46:440–443

5.11
Absorption von Verzögerungsinsulinen

In den letzten 15 Jahren haben sich in Deutschland die NPH-Insuline als
Verzögerungspräparationen durchgesetzt; andere Verzögerungsprinzipien
spielen kaum mehr eine Rolle. Untersuchungen zu Wirkprofilen von Ver-
zögerungsinsulinen zeigten bis in die jüngste Zeit sehr widersprüchliche
Befunde, dies ist durch die erheblichen methodischen Probleme solcher
Untersuchungen bedingt. Mit Hilfe der euglykämischen Clamp-Technik
läßt sich jedoch bei Konstanthaltung des Blutglukosespiegels die Menge
Glukose bestimmen, die zur „Neutralisation" des subkutan injizierten Insulins notwendig ist. So läßt sich mit dieser Methode ein biologisches
Wirkprofil der Insulinpräparation erstellen. Mit dieser Technik untersuchten wir die heute meist verwendeten Human-NPH-Insuline. Unterschiede
zwischen den angebotenen NPH-Präparationen konnten wir dabei nicht
feststellen. Bei der Beurteilung der Ergebnisse muß allerdings berücksichtigt werden, daß die Insulinsensitivität nicht nur bei Nichtdiabetikern, sondern auch bei Diabetikern erheblich variiert. Dies hängt nicht nur von der
langfristigen Güte der Stoffwechseleinstellung ab, sondern auch von vielen
anderen Faktoren, wie zum Beispiel der Fettgewebsverteilung, dem Trainingszustand und den Ernährungsgewohnheiten.

Nach unseren Untersuchungen entfalten NPH-Insuline ihr Wirkungs-
maximum nach 5 bis 7 h und zeigen 50% ihrer biologischen Wirksamkeit
zwischen 2,5 und 14 h nach subkutaner Injektion. Nach im Mittel 17 h ist
die Wirkung nahezu abgeklungen (Abb. 20). Injektionen des NPH-Insulins
im 12-Stunden-Intervall dürften bei der in diesen Untersuchungen gewählten Dosis von 12 E NPH-Insulin bei der Mehrzahl der Patienten eine
ausreichende Substitution mit Basalinsulin gewährleisten. Bei niedrigeren

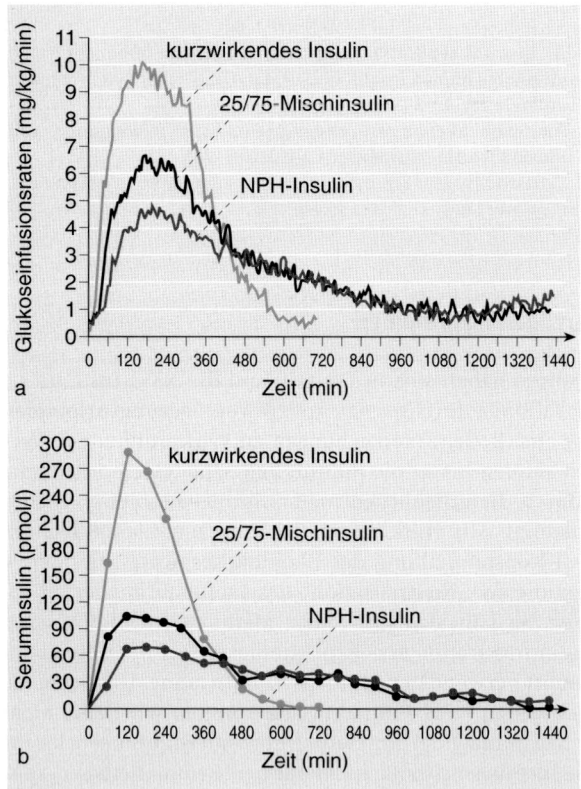

Abb. 20. Wirkungsprofile (a) und Seruminsulinkonzentrationsprofile (b) von Normal-
insulin, NPH-Insulin und einem 25/75-Mischinsulin, die nach s.c.-Injektion (0,3 U pro
Kilogramm Körpergewicht (bei 12 stoffwechselgesunden Probanden mit jeweils zwei
Versuchen mit einer Präparation registriert wurden (nach Heinemann et al, 1996)

Dosierungen des NPH-Insulins muß allerdings mit einer kürzeren Wirkungsdauer gerechnet werden – bei höheren Dosen dauert die Wirkung länger.

5.12
Verzögert-wirksame Insulinanaloga:
Insulin Glargine (Hoe 901), Lantus® der Fa. AVENTIS

Dieses Insulinanalogpräparat wurde im Juni 2000 von AVENTIS eingeführt. In der Produktinformation (Juni 1999) werden für das Präparat folgende Vorteile gegenüber bisher verfügbaren Verzögerungsinsulinpräparaten aufgeführt:

„– *klare Lösung, kein Zusatz von Verzögerungsbestandteilen, dadurch **kein Vermischen vor der Injektion nötig***
– gleichmäßig, flache Wirkung über den ganzen Tag (24 h lang) und keine Überlappungsphänomene bei *einmal täglicher Gabe*
– weniger Hypoglykämien, vor allem in der Nacht sowohl bei der ICT als auch in Kombination mit oralen Antidiabetika bei Typ-2-Diabetikern.“

Insulin Glargine (IG) ist ein biosynthetisches Insulin Analogon, das sich von Humaninsulin in 3 Aminosäuren-Positionen unterscheidet: in Position A-21 wurde Asparagin gegen Glycin ausgetauscht, und an den Positionen B 11 und B12 wurde jeweils ein Molekül Arginin angefügt. Das Präparat wird als eine klare Lösung mit einem pH-Wert von 4,0 ausgegeben. Nach Injektion in das subkutane Gewebe kommt es bei neutralem pH zur Präzipitation. Diese gentechnisch herbeigeführte Verminderung der Wasserlöslichkeit des Moleküls – möglicherweise in Kombination mit einer gewissen Stabilisierung der Hexamer-Formation – führt zu der klinisch beabsichtigten Verzögerung der Absorption und damit der biologischen Wirkung subkutan injizierten IG.

Nach Ansicht des britischen Diabetologen Home scheint IG das erste klinisch brauchbare Verzögerungsinsulinpräparat seit 50 Jahren darzustellen (1999): hinsichtlich der Bindung an den Insulinrezeptor scheint die Affinität von IG (im Vergleich zu Humaninsulin) etwas reduziert zu sein, was jedoch seine biologische Wirksamkeit in vivo nicht zu beeinträchtigen scheint. Home berichtet weiter von Untersuchungen, die nachweisen, daß IG keine vermehrte Affinität in der Bindung zum IGF-1-Rezeptor aufweist. Dieser Befund ist von möglicher Relevanz, da eine vermehrte Bindung an den IGF-1-Rezeptor mit potentiellen Nebenwirkungen im Hinblick auf eine Wachstumsproliferation (Malignomwachstum, Ausbildung von Proliferation im Rahmen mikroangiopathischer Gefäßkomplikationen des Diabetes) in Verbindung gebracht worden ist. Im Gegensatz dazu publizierten Kurtzhals et al. (Kurtzhals 2000) kürzlich eine erheblich gesteigerte Affinität von IG an den IGF-I-Rezeptor (Tab. 2, Seite 80).

Darüberhinaus ist der Verdacht geäußert worden, IG führe bei Typ 2 Diabetes zu einer Verschlechterung der diabetischen Retinopathie (Berger, 2000)

Nach einer Mitteilung vom 12. April 2000 befaßt sich The European Agency for the Evaluation of Medicinal Products (Evaluation of Medicines for Human Use) derzeit mit der Problematik o.g. kontrastierender Befunde und deren potentieller Relevanz für die langfristige Sicherheit der Insulinanaloga (http://www.eudra.org/humandocs/PDFs/swp/078100en.pdf).

Bezüglich der Pharmakokinetik und der Bioverfügbarkeit von IG wird im Vergleich zu NPH-Insulin geltend gemacht, daß die Stoffwechselwirkung „weicher" (*smoother*) ist und daß sich daraus eine Verbesserung der Substitution des basalen Insulinbedarfs ableiten dürfte (Heinemann 2000). Diese Darstellung der Befunde ist insofern irreführend, als IG und NPH-Insulin in einer subkutanen Dosis von jeweils 0,4 E/kg NPH-Insulin miteinander verglichen worden sind. Für die hier übliche zweimal tägliche Gabe von NPH-Insulin (für die im Rahmen der strukturierten Therapieprogramme zur intensivierten Insulintherapie der Nachweis von Effektivität und Sicherheit aus einer Vielzahl von Studien vorliegt) ist diese Dosierung etwa um den Faktor zwei überhöht. Eine Relevanz dieser Ergebnisse für die klinische Situation ist daher nicht gegeben. Wegen der Wirkdauer von IG von > 24 Std. (Heinemann 2000) ist mit einem Überlappungsphänomen (Akkumulierung) zu rechnen; wie seinerzeit beim Gebrauch des Ultralente Insulins mag das dazu führen, daß man z.B. vor einer für Sonntag geplanten Tagesbergwanderung schon am Freitag die Insulindosis reduzieren muß. Dies würde einen Verlust an Flexibilität bedeuten.

Diese Interpretation deckt sich mit den Befunden aus der klinischen Forschung. So ergab sich in zwei umfangreichen Studien (Pieber 2000, Ratner 2000), daß die Verwendung von IG im Rahmen der intensivierten Insulintherapie des Typ-1-Diabetes zwar gewisse Vorteile gegenüber der Verwendung von NPH-Insulin hatte, so hinsichtlich des Nüchtern-Blutzucker-Spiegels und der Frequenz milder (nächtlicher) Hypoglykämien – ohne einen Effekt auf den HbAIc-Wert. Diese Vorteile schienen jedoch – zumindestens in der Europäischen Studie (Pieber 2000) – auf das Subkollektiv der Patients, bei denen NPH-Insulin nur einmal täglich (zur Nacht) gegeben wurde, beschränkt zu sein. Bei Vergleich des Einsatzes von IG mit der hier üblichen intensivierten Insulintherapie mit zwei täglichen Injektionen von NPH-Insulin ergeben sich – abgesehen von der Tatsache, daß IG nur einmal täglich injiziert wird und vorher nicht geschüttelt werden muß – möglicherweise keine relevanten Vorteile.

In einer Studie über ein Jahr bei Typ-2-Diabetikern wurde die abendliche Gabe von NPH-Insulin und Insulin-Glargine zusätzlich zur Medikation oraler Antidiabetika verglichen. Es ergab sich hinsichtlich des HbA1c, der Inzidenz schwerer Hypoglykämien der Insulindosis und anderer wesentlicher Parameter kein signifikanter Unterschied.

Mögliche Vorteile und Risiken sowie der Kostenaufwand von IG müssen im Rahmen der Anforderungen an eine Evidenz-basierte Medizin seitens der Patienten und ihrer Ärzte abgewogen werden, bevor man sich für die Anwendung des Insulin-Analogs Insulin Glargine (Lantus®) außerhalb von Studien in der klinischen Routine entscheidet.

Literatur

Berger M (2000) Safety of insulin glargine. Lancet 356:2013–2014

Home P (1999) Insulin glargine: the first clinically useful extended-acting insulin in half a century? Exp Opin Invest Drugs 8:307–314

Kurtzhals P, Schäffer L, Sorensen A, Kristensen C, Jonassen Ib, Schmid C, Trüb T (2000) Correlations of receptor binding and metabolic and mitogenic potencies of insulin analogs designed for clinical use Diabetes 49:999–1005

Heinemann L, Breuer Z, Cebulla D et at (1996) Wirkungsprofile von Normalinsulin, NPH-Insulin sowie einer 25/75 Mischung hergestellt aus gentechnologischem bzw. semisynthetischem Humaninsulin. Diabetes Stoffw 5:157–163

Heinemann L, Linkeschova, R, Rave K, Hompesch B, Sedlak, M, Heise T (2000) Time-Action profile of long-acting insulin analog insulin glargine (Hoe 901) in comparison with those of insulin and placebo. Diabetes Care 23:644–649

Pieber TR, Eugène-Jolchine I, Derobert E, the European Study Group of HOE 901 in Type 1 Diabetes (2000) Efficacy and safety of HOE 901 versus NPH insulin in patients with type 1 diabetes. Diabetes Care 23:157–162

Ratner RE, Hirsch IB, Neifing JL, Garg SK, Mecca TE, Wilson CA, for the U.S. Study Group of Insulin Glargine in Type 1 Diabetes (2000) Less hypoglycemia with insulin glargine in intensive insulin therapy for type 1 diabetes. Diabetes Care 23:639–643

Yki-Järvinen H, Dressler A, Ziemen M et al (2000) Less nocturnal hypoglycemia and better post-dinner glucose control with bedtime insulin glargine compared with bedtime NPH insulin during insulin combination therapy in type 2 diabetes. Diabetes Care 23:1130–1136

5.13
Zusammenfassung

Die Beachtung der offensichtlichen inter- und intraindividuellen Variabilität der Insulinabsorption (sowohl der Normal- wie auch der Verzögerungsinsuline) ist für die Stabilisierung und die Optimierung der Stoffwechseleinstellung unter subkutaner Insulintherapie von Bedeutung.

Gelegentlich kann auch heute noch durch das Vorliegen von Insulinantikörpern in hoher Konzentration der Wirkungsablauf von injiziertem Insulin verzögert werden – ein Problem, das bei Verwendung hochgereinigter Insuline allerdings immer mehr zur Rarität wird.

Ein häufig zu wenig beachtetes Phänomen besteht darin, daß die Wirkdauer der Normal- und Verzögerungsinsuline ist dosisabhängig unterschiedlich lang ist. Dies ist besonders für die variable, mahlzeitenbezogene Dosierung von Normalinsulin wichtig: bei einem normgewichtigen Erwachsenen ist nach s.c.-Injektion von 0,1 E/kg Körpergewicht Actrapid für ca. 4–6 h eine relevante Insulinwirkung nachweisbar, bei 0,2 E/kg KG ist die Wirkstärke verdoppelt, aber auch die Wirkdauer etc. (Abb. 21). Die Verdau-

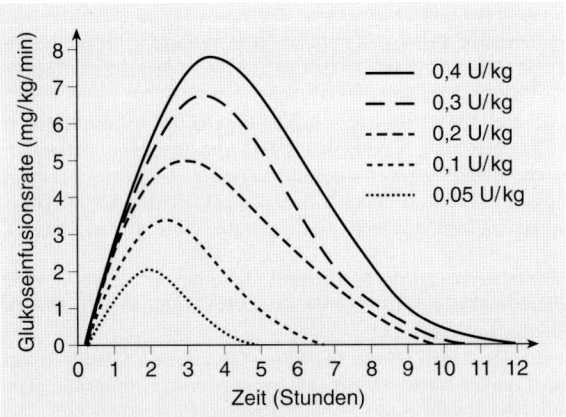

Abb. 21. Abhängigkeit des Wirkungsprofils des Normalinsulins von der verwendeten Dosis. Bei diesen euglykämischen Glukose-Clamp-Versuchen wurden verschiedene Dosierungen von Normalinsulin bei stoffwechselgesunden Probanden subkutan injiziert. Die Wirkungsprofile weisen in Abhängigkeit von der Dosis erhebliche Unterschiede insbesondere bei der Höhe und dem Zeitpunkt des Wirkungsmaximums bzw. der Wirkungsdauer auf (nach Heinemann und Berger, 2000)

Tabelle 3. Beeinflussung der Absorptionsgeschwindigkeit von subkutan injiziertem Humannormalinsulin

Verzögerung	Beschleunigung
Galenische Verzögerungsprinzipien (Kristallisation des Insulins, Protamin etc.)	
Gentechnologische Manipulation des Human-Insulin-Moleküls (z.B. Insulin-Glargine)	Gentechnologische Manipulation des Humaninsulin-Moleküls (z.b. Insulin-Lispro, Insulin-Aspartat)
Niedrige Temperaturen*	Hohe Temperaturen an der Injektionsstelle*
s.c.-Injektion in den Oberschenkel	s.c.-Injektion in das Abdomen
Injektion in lipodystrophische Bezirke	Muskelarbeit von Körperteilen nach dort durchgeführter Insulininjektion*
U-100 Insuline	U-20 Insuline
Schweine-/Rinderinsuline	Humaninsulin

* Bei Anwendung unmittelbar nach der Insulininjektion bis spätestens 30 Minuten später.

ung der meisten Speisen ist (unabhängig von ihrer Menge) bereits nach 4 bis 6 Stunden abgeschlossen!

Die genannten Faktoren und Phänomene, die zu einer Veränderung der Insulinabsorption führen können (siehe Tabelle 3), müssen den Patienten daher im Rahmen der Schulung vermittelt werden. Darüber hinaus sollten Arzt und Patient durchaus mit einer Variabilität und Abweichungen der Wirkdauer und -optima der Insulinpräparate von den vorgegebenen Schemata rechnen und sich um eine individuell angepaßte Insulintherapie bemühen – anstatt nach einem starren Plan vorzugehen, der mit den aufgezeigten Unwägbarkeiten eigentlich kaum zum Erfolg führen kann.

Literatur

Heinemann L, Berger M (2000) Insulintherapie. In: Berger M (Hrsg) Diabetes mellitus, 2. Aufl. Urban & Fischer, München Jena, pp 125–149

Davidson JK, Anderson JHJ, Chance RE (2000) Insulin therapy. In: Davidson JK (ed) Clinical diabetes mellitus. A problem-oriented approach, 3rd edn. Thieme-Stratton, New York, pp 329–404

KAPITEL 6

Indikation zur Insulintherapie

Die Indikation zur Insulintherapie ist durch die Ziele der Diabetesbehandlung klar definiert:
1. Leben erhalten,
2. Symptomfreiheit schaffen,
3. hyperglykämiebedingte Schäden verhindern.

Leben erhalten

Alle Diabetiker, die nur sehr wenig oder kein Insulin mehr bilden, sind komagefährdet und müssen daher sofort und prinzipiell lebenslang mit Insulin behandelt werden. Dazu zählen:
- Alle Typ-1-Diabetiker
- Typ-2-Diabetiker, deren eigene Insulinbildung im Verlauf der Erkrankung erschöpft ist
- Pankreatektomierte

Die Indikation zur Insulinbehandlung wird vor allem nach den klinischen Symptomen des ausgeprägten Insulinmangels, wie ungewollter Gewichtsverlust, Dehydratation, Mattigkeit und Keto-(azido)se gestellt. Insbesondere die Dringlichkeit der Einleitung einer Insulintherapie richtet sich nach der Klinik des Patienten. So ist bei Manifestation eines Diabetes bei fehlender klinischer Symptomatik auch bei einem aktuellen Blutzuckerspiegel von, angenommen 330 mg/dl, keine notfallmäßige Einweisung in eine Klinik und schon gar keine Behandlung auf einer Intensivstation indiziert. Überhaupt ist die Höhe des Blutzuckers allein längst nicht immer ein verläßlicher Parameter: vor allem diabetische Kinder und Jugendliche können mit bereits ausgeprägter Ketoazidose durchaus noch Blutzuckerwerte von kaum mehr als 300 mg% haben. Nochmal: für die Dringlichkeit der Einleitung einer Insulintherapie ist die Klinik des Patienten der entscheidende Maßstab; dies gilt in besonderem Maße auch für die Indikation zur (notfallmäßigen) Einweisung in ein Krankenhaus. Häufig werden gerade junge Menschen, die ohnehin durch die Mitteilung, bei ihnen sei ein Typ-1-Diabetes entdeckt worden, schockiert sind, durch eine medizinisch nicht gerechtfertigte sofortige Notfalleinweisung in eine Klinik und gar die dortige Aufnahme auf eine Intensivstation unnötigerweise belastet – eine Situation, die sich für den oft komplexen Prozeß des Akzeptierens der chronischen Erkrankung durch den Patienten sehr nachteilig auswirken kann.

Andererseits soll aber – z.B. aus vermeintlichen psychologischen Gründen – die Einleitung einer Insulintherapie auch nicht verzögert werden. So besteht bei manchen Ärzten die Tendenz, dem Typ-1-Diabetiker bei Manifestation der Erkrankung eine Phase zu konzidieren, in der mittels Ernährungsmanipulation oder orale Antidiabetika ein Therapieversuch gemacht wird. In dieser Zeit soll dem Patienten durch die Erfolglosigkeit dieser Behandlungsversuche die Gelegenheit gegeben werden, sich von der Notwendigkeit einer Insulintherapie am eigenen Leibe zu überzeugen. Eine ganze Reihe von somatischen und psychologischen Gründen sprechen unserer Ansicht nach gegen ein derartiges Vorgehen.

Bei Typ-2-Diabetikern kann es insbesondere im Zusammenhang mit dem sog. Sulfonylharnstoff-Spätversagen zu einer derartig ausgeprägten Erschöpfung des β-Zell-Apparates kommen, daß eine Insulintherapie lebensnotwendig wird. Eine derartige Situation wird besonders dann manifest, wenn durch außergewöhnliche Streßsituationen, wie z.B. interkurrente Erkrankungen, eine Steigerung des Insulinbedarfs auftritt:

- Typ-2-Diabetiker unter Streßsituationen

Typ-2-Diabetiker, deren eigene Insulinbildung unter gewöhnlichen Bedingungen (gerade) noch ausreicht, können z.B. peri-operativ, durch zusätzlichen Erkrankungen, wie Infekte, Bettlägerigkeit oder eine Cortisonbehandlung in einen schweren Insulinmangelzustand und damit in eine durchaus bedrohliche Stoffwechselentgleisung geraten. Eine (häufig nur vorübergehende) Insulinbehandlung kann dann lebensnotwendig sein.

- Ketoazidotisches Koma (s. Kap. 15)
- Hyperosmolares Koma (s. Kap. 15)

Symptomfreiheit schaffen

- Typ-2-Diabetiker, die trotz nicht-medikamentöser Therapie nicht symptomfrei sind

Übersteigen Insulinmangel und Hyperglykämie ein bestimmtes Ausmaß, kommt es zu Symptomen. Diese sind einerseits durch die Hyperglykämie bedingt (Hyperglykämie-assoziierte Symptomatik): Polyurie, Polydipsie, Folgen der Hyperosmolarität z.b. für die Mikrozirkulation; oder Ausdruck des Insulinmangels: als Folge des Eiweiß-Katabolismus Abgeschlagenheit, Ermüdbarkeit, Muskelschwäche; Infektabwehrschwäche mit Hautinfektionen, rezidivierenden Harnwegs- oder respiratorischen Infekten; unwillkürlicher Gewichtsverlust; als Folge der Störungen des Lipidstoffwechsels sekundäre Hyperlipoproteinämien, etwa mit massivster Hypertriglyceridämie. Auch sind als Folge von chronischer Hyperglykämie/Insulinmangel kognitive Störungen identifiziert worden. Wesen dieser vielschichtigen und häufig einer ungezielten Anamneseerhebung nicht zugänglichen Symptomatik ist, daß sie unter einer Insulintherapie reversibel ist. Häufig wird den Patienten erst nach Einleitung der Insulintherapie eine erhebliche Verbesserung ihres Allgemeinbefindens und Kräftezustandes bewußt – da ihnen die chronische Symptomatik vorher gar nicht mehr bewußt gewesen war.

Bleiben mit Hyperglykämie/Insulinmangel assoziierte Symptome trotz Durchführung einer nicht-medikamentösen Diabetestherapie und/oder ggf. oralen Antidiabetika bestehen oder treten unter einer derartigen Therapie erst auf, so ist auch bei Typ-2-Diabetikern, unabhängig von Alter und Gewicht, eine Insulinbehandlung indiziert.

Schlanke Typ-2-Diabetiker, die trotz Befolgung einer oft schon sehr strikten Diät immer noch unter Gewichtsabnahme und Abgeschlagenheit leiden, können durch eine Insulintherapie nicht nur eine deutliche Verbesserung des Allgemeinbefindens erwarten, sondern sich auch wieder eine reichhaltigere Diät erlauben, ohne hyperglykämisch zu werden.

Auch übergewichtige Typ-2-Diabetiker, die trotz laufender Gewichtsabnahme (und ggf. oralen Antidiabetika) im o.g. Sinne nicht symptomfrei sind, zeigen unter Insulinbehandlung eine deutliche Besserung des Allgemeinbefindens. Bei diesen Patienten führt die Senkung des Blutzuckers durch eine Insulinbehandlung häufig zu einer Verbesserung der Insulinempfindlichkeit, so daß bei weiterer Gewichtsabnahme nach einiger Zeit durchaus ein Insulinauslaßversuch erfolgreich sein kann.

Die Grenze, bei der vom Vorliegen von mit Hyperglykämie/Insulinmangel-assoziierten Symptomen ausgegangen werden muß, liegt unserer Ansicht nach bei einem HbAIc von 8,5 bis 9,0%. Auch bei Patienten, die trotz HbAIc-Werten oberhalb diesen Bereichs spontan keine Symptomatik angeben, erbringt eine gezielte Anamneseerhebung zumeist entsprechende Beschwerden – oder den Patienten wird ihr Zustand erst durch die Besserung von Symptomatik und Allgemeinbefinden nach Einleitung einer Insulintherapie bewußt.

Keineswegs sollten aber alte Menschen nur mit Insulin behandelt werden, weil lediglich der Blutzuckerspiegel erhöht ist, aber keine klinischen Symptome seitens des Diabetes bestehen. Bei Patienten, deren Lebenserwartung die Entwicklung mikroangiopatischer diabetischer Folgeschäden nicht mehr erwarten läßt, kann durchaus ein erhöhter Blutzuckerspiegel toleriert werden – vorausgesetzt, der Patient ist symptomfrei und wird regelmäßig kontrolliert. Allerdings sollte dieser Patient genau darüber informiert sein, daß er Diabetiker ist und welche Symptome eventuell durch den Diabetes auftreten können. Systematische Selbstkontrollmessungen der Urinzuckerausscheidung (etwa 2- bis 3mal pro Woche) haben bei diesen Patienten eine große Bedeutung.

Für alte Diabetiker haben „Richtlinien für die Einstellungsqualität" nur eingeschränkte Gültigkeit; sie sind dann gut eingestellt, wenn sie beschwerdefrei sind und sich regelmäßig in ärztliche Kontrolle begeben. Schon heute liegt das mittlere Alter von Diabetikern, die in Arztpraxen betreut werden, bei knapp unter 70 Jahren; um so wichtiger wird es, Therapieziele bei älteren Menschen zu überdenken, um dem einzelnen Patienten wirklich zu helfen.

Hyperglykämiebedingte Schäden verhindern

● Alle jungen Diabetiker

Alle Diabetiker, die aufgrund ihrer Lebenserwartung noch mikroangiopathische Folgeschäden des Diabetes entwickeln könnten, sollten eine möglichst normoglykämische Stoffwechseleinstellung anstreben. Denn der Kausalzusammenhang zwischen (dem Ausmaß und der Dauer) der Hyperglykämie und (dem Auftreten und der Progression) der diabetischen Mikroangiopathie ist gesichert (s. Kap. 3). Zur Prävention der Mikroangiopathie ist daher – wie bei Typ-1-Diabetikern – auch bei jüngeren Typ-2-

Diabetikern (z.B. unter 60 bis 65 Jahren) unabhängig von dem Vorliegen Hyperglykämie-bedingter Symptome eine Nahezu-Normoglykämie anzustreben.

Die Erfolge, die man bei Typ-1-Diabetes langfristig mit einer Senkung des HbAIc-Wertes etwa unter 7,5% im Hinblick auf die Prävention der Inzidenz und der Progression der mikroangiopatischen Folgeschäden bewirken kann, sind beeindruckend (s. Kap. 3). Dies kann bei Typ-1-Diabetes natürlich nur durch eine Insulintherapie erreicht werden. Dazu stellt eine intensivierte Insulintherapie derzeit das Mittel der Wahl dar.

Auch bei jüngeren Patienten mit Typ-2-Diabetes (mittleres Alter 53 Jahre) ist in einem Bereich der Stoffwechseleinstellung, in dem keine Hyperglykämie/Insulinmangel-assoziierten Symptome auftreten, durch eine Senkung des HbAIc-Wertes eine Prävention der Mikroangiopathie nachgewiesen worden (UKPDS 1998). Das Ausmaß dieser Effekte war aber vergleichsweise geringer als bei Typ-1-Diabetes: durch eine Senkung des HbAIc-Wertes auf einen Wert von 7,0% konnte im Vergleich zu einem HbAIc-Wert von 7,9% (jeweils im Median über 10 Jahre) eine Verringerung der mikrovaskulären Studien-Endpunkte um 2,8% (von 11,4% auf 8,6%) mit einer number-needed-to-treat $NNT_{10Jahre} = 36$ erzielt werden. Ob der Aufwand einer entsprechenden Absenkung des HbAIc-Wertes über einen Zeitraum von 10 Jahren im Verhältnis zu der dadurch zu erzielenden Risikoverminderung in bezug auf mikroangiopathische Folgeschäden steht, wird letztlich der Entscheidung der Patienten obliegen. Um die Betroffenen in die Lage zu versetzen, eine derartige Entscheidung unter Abwägung verfügbarer wissenschaftlicher Erkenntnisse (Evidenz) und ihrer eigenen Wünsche und Präferenzen zu treffen, bedarf es einer weitaus umfassenderen Information als dies bisher üblich war (Mühlhauser und Berger 2000).

Entscheiden sich Patient und Arzt für eine entsprechende Senkung das HbAIc-Wertes, so ist dies zunächst sowohl durch die Einleitung einer Insulintherapie als auch durch Glibenclamid (und bei übergewichtigen Typ-2-Diabetikern durch eine Metformin-Monotherapie) möglich, sofern auch durch die oralen Antidiabetika (noch) die intendierte Verbesserung Blutzuckereinstellung erreichbar ist; auf jedem dieser Wege ist eine Prävention der Folgeschäden zu erreichen (UKPDS, 1998). Dabei ist allerdings folgendes *caveat* zu berücksichtigen: Effektivität und Sicherheit der Therapie mit Glibenclamid (und bei übergewichtigen Typ-2-Diabetikern mit Metformin-Monotherapie) sind nur für Patienten ohne klinische apparente koronare Herzkrankheit belegt; für die Metformin-Therapie gelten darüber hinaus die für Biguanide üblichen Kontraindikationen. Für keines der anderen oralen Antidiabetika liegen Nachweise für Effektivität und Sicherheit im Hinblick auf patientenorientierte Therapie-Endpunkte bei Typ-2-Diabetes vor.

Unter Berücksichtigung dieser Einschränkungen der Therapie mit oralen Antidiabetika im Rahmen der Forderungen nach einer *Evidenz-based Medicine* wird sich bei einem zunehmenden Anteil der jüngeren Typ-2-Diabetiker, bei denen Patienten und Arzt sich auf das Therapieziel „Nahezu-Normoglykämie zur Prävention der diabetischen Mikroangiopathie" verstän-

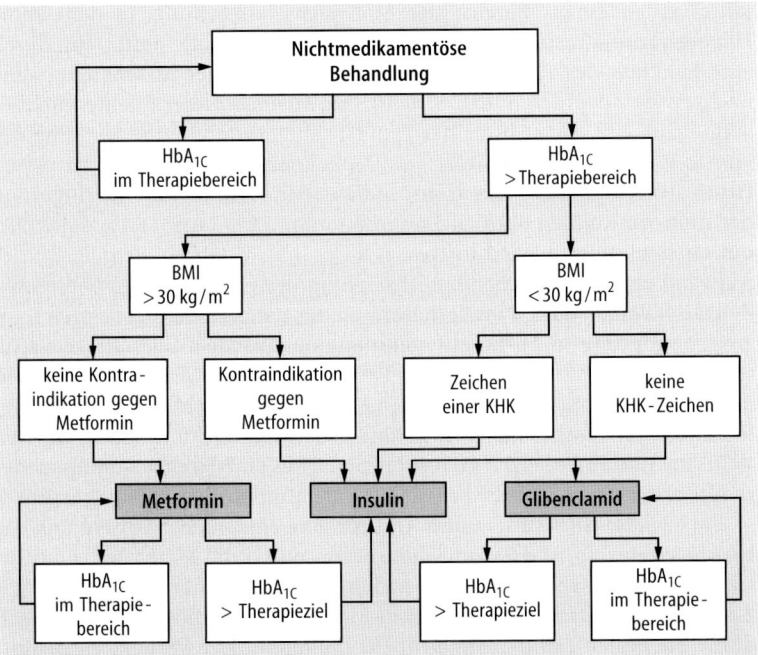

„Evidenz-basierte" Empfehlungen für ein therapeutisches Vorgehen bei Patienten mit Typ-2-Diabetes. Das individuelle HbA$_{1C}$-Therapieziel wird für und – wo irgend möglich – gemeinsam mit jedem einzelnen Patienten definiert. Dabei sind die möglichen Nutzen und Risiken sowie der Aufwand der entsprechenden Therapieform zur Erreichung der festzulegenden HbA$_{1C}$-Therapieziele zu berücksichtigen. Die Definition des HbA$_{1C}$-Therapieziels ist im Verlauf der Erkrankung gemeinsam mit dem Patienten zu überprüfen und gegebenenfalls zu revidieren.

Abb. 22. Empfehlungen für ein therapeutisches Vorgehen bei Patienten mit Typ-2-Diabetes

digt haben, die Indikation zur Insulintherapie stellen. Ein entsprechendes Vorgehen wird mit dem Schema auf der Abb. 22 vorschlagen.

- Während der Schwangerschaft

Während der Schwangerschaft ist die kontinuierliche *Normalisierung* des Blutzuckers obligatorisch (s. Kap. 14). Dies schließt eine Normalisierung auch der postprandialen Glykämie und der HbAIc-Werte ein. Dazu ist bei Prä-Gestationsdiabetes grundsätzlich aber auch in der Mehrzahl der Fälle von Gestationsdiabetes eine intensivierte Insulintherapie erforderlich.

Literatur

Berger M, Mühlhauser I (1999) Diabetes care and patient oriented outcomes. JAMA 281:1676–1678

Berger M (1984) Diabetes mellitus bei alten Menschen. Rhein Ärzteblatt 38:1008–1011

Kronsbein P, Jörgens V, Mühlhauser I, Scholz V, Venhaus A, Berger M (1988) Evaluation of a structured treatment and teaching programme on non-insulin-dependent diabetes. Lancet II:1407–1411

Mühlhauser I, Jörgens V, Kronsbein P, Scholz V, Berger M (1985) Behandlung des nicht insulinpflichtigen Typ-II-Diabetikers in der ärztlichen Praxis. Allgemeinmedizin 14: 39–43

Mühlhauser I, Berger M (2000) Evidence-based patient information in diabetes. Diabetic Medicine, 17:823–829

Panzram G (1987) Mortality and survial in type 2 (non-insulin-dependent) diabetes mellitus. Diabetologia 30:123–131

UKPDS 33 (1998) Intensive blood-glucose control with sulfonylureas or insulin compared with conventional treatment and risk of complications in patients with type 2 diabetes. Lancet 352:837–853

UKPDS 34 (1998) Effect of intensive blood glucose control with metformin on complications in overweight patients with type 2 diabetes. Lancet 352:854–865

KAPITEL 7

Die Behandlung des Diabetikers mit Insulin

Prinzipiell liefert die subkutane Substitution nur einen unvollkommenen Ersatz für den physiologischen Wirkungsablauf des Insulins: Physiologischerweise wird das Insulin entsprechend der Nahrungsaufnahme in die Pfortader freigesetzt, es gelangt dann unmittelbar zu seinem Hauptwirkungsort – der Leber – und wird dort etwa zur Hälfte inaktiviert; die anderen 50% des sezernierten Insulins gelangen dann über den großen Kreislauf zur Wirkung in der Peripherie. Dies geschieht alles so schnell, das der Regelkreis es schafft, den Blutzuckerspiegel auch nach der Nahrungsaufnahme in einem engen Bereich zu halten. Die Aufrechterhaltung einer Normoglykämie gelingt beim Gesunden vor allem durch das sofortige Ansprechen der Insulinsekretion auch bei geringem Anstieg des Blutzuckerspiegels und durch die kurze Halbwertszeit des zirkulierenden Insulins (ca. 4 min.).

Ganz anders verläuft der Weg des unter die Haut gespritzten Insulins: es gelangt aus dem subkutanen Depot mit deutlicher Verzögerung in die Blutbahn und an den Hauptwirkungsort, die Leber. Der Insulinspiegel ist danach noch lange unphysiologisch erhöht: nach Injektion von Normalinsulin noch für 4 bis 5 Stunden, nach Injektion von Verzögerungsinsulin noch wesentlich länger.

Diese prinzipielle Unvollkommenheit der subkutanen Insulinsubstitution ist der Grund für die Notwendigkeit, daß insulinbehandelte Diabetiker die Dosierung des injizierten Insulins der Glykämie anpassen und ihre Lebensgewohnheiten dem Wirkungsablauf des applizierten Insulins anpassen müssen:

1. Der Patient muß tägliche Selbstkontrollen seiner Stoffwechsellage durchführen, um den nicht mehr funktionierenden Regelkreis zwischen Blutzuckerspiegel und Insulinwirkung zu schließen.
2. Entsprechend der jeweiligen Strategie der Insulintherapie sind die Defizite der Insulinsubstitution durch Adaptation der Kost auszugleichen.

3. Hinzu kommt, daß sich der Bedarf an Insulin kurzfristig (wie z.b. bei Bewegung) oder längerfristig ändern kann. So weit wie irgend möglich sollte der Patient deshalb lernen, seine Insulindosis basierend auf den Ergebnissen der Stoffwechselselbstkontrolle an die jeweiligen Erfordernisse selbst anzupassen.

Je weniger die Insulinsubstitution den physiologischen Verhältnissen entspricht, um so mehr müssen diese Defizite durch Änderungen bzw. Reglementierungen der Lebensführung ausgeglichen werden. Wird vor dem Essen entsprechend der gewünschten Kost Normalinsulin injiziert, können die Zeitpunkte der Mahlzeiten frei gewählt werden, auch die früher allgemein üblichen „Diätpläne" und Verbote zuckerhaltiger Nahrungsmittel sind dann nicht notwendig.

Die lebenslange Behandlung des Diabetikers mit Insulin kann nur dann erfolgreich durchgeführt werden, wenn der Patient selbst den größten Teil der Behandlung in eigener Verantwortung durchführt. Dies setzt eine umfassende Information des Diabetikers über seine Erkrankung und deren Behandlung voraus. Eine medizinisch und pädagogisch strukturierte Schulung muß speziell auf die gewählte Form der Insulinsubstitution ausgerichtet sein. Das wesentliche Ziel ist immer, daß der Patient die Prinzipien seiner Insulintherapie versteht und weitestgehend selbständig basierend auf selbst gemessenen Stoffwechselwerten die Insulindosen seiner gewünschten Lebensführung und der Stoffwechsellage anpaßt.

Seit Insulin gentechnisch in unbegrenzter Menge hergestellt werden kann, stellt die weltweite Versorgung mit Insulin prinzipiell kein Problem mehr dar. Leider sterben dennoch in Entwicklungsländern viele Diabetiker, weil das lebensrettende Insulin für sie unerschwinglich teuer ist (Kronsbein et al. 1997). Auf diese Problematik wies auch Yudkin (1999) hin und schlug eine weltweite Aktion der Hilfsorganisationen und der pharmazeutischen Industrie vor – leider bisher ohne nennenswertes Echo. Die Entdecker des Insulins in Toronto verzichteten auf Einkünfte durch ihre Entdeckung, um vielen Patienten möglichst preiswert diese Behandlung zukommen zu lassen – dieser Einstellung sollten sich auch heute noch Diabetologen und Pharmaindustrie mit Dank verpflichtet fühlen.

Unsere Arbeitsgruppe unterstützt seit vielen Jahren über einen Förderverein Projekte zur Verbesserung der Diabetikerbetreuung in Entwicklungsländern – Spenden sind steuerlich absetzbar und sehr herzlich willkommen.

Hilfe für Diabetiker weltweit
Stadtsparkasse Düsseldorf
Konto-Nr. 29004678
BLZ 30050110
Vorsitzender: Prof. P. Kronsbein, Höherhofstr. 39, D-40627 Düsseldorf

Literatur

Kronsbein P, Jörgens V, Berger M (1997) The price of insulin. IDF Bulletin 42:8
Yudkin JS (1999) Insulin in the world's poorest countries. Lancet 355:919–921

7.1
Strategien der Insulintherapie

7.1.1
Substitution der physiologischen Insulinsekretion

Physiologischerweise findet immer – auch im Nüchternzustand und über Nacht – eine basale Sekretion des Insulins statt, pro Stunde beträgt sie ca. 1 Einheit Insulin. Unter körperlicher Bewegung wird die Insulinsekretion physiologischerweise deutlich vermindert. Zu den Mahlzeiten ist zusätzlich eine erhebliche Insulinsekretion (ca. 1–2 E Insulin pro 10 g Kohlenhydrate) notwendig, um den Blutglukosespiegel im Bereich der Norm zu halten. Bei vergleichbarer Kohlenhydrataufnahme ist am Morgen mehr Insulin zur Mahlzeit notwendig als am Mittag und am Abend (Abb. 23).

Diese komplexe Sekretionskinetik des Insulins, bei der die relativ ausgeglichene Basalsekretion von der variablen prandialen Insulinsekretion unterschieden wird, läßt sich dadurch nachahmen, daß der Patient vor den Mahlzeiten variable Dosen von Normalinsulin injiziert und die relativ konstante basale Insulinämie durch die Injektion von Verzögerungsinsulin zweimal pro 24 h ersetzt. So nahe diese Therapie den physiologischen Verhältnissen auch kommt, darf man nicht vergessen, daß der Wirkungsablauf des subkutan injizierten Normalinsulins nicht genau der physiologischen Kinetik des prandialen Insulins entspricht. Auch setzt diese Art der Behandlung voraus, daß der Patient selbst regelmäßig mehrfach am Tag seinen Blutglukosespiegel mißt und die Werte bei Festlegung seiner Insulindosierung berücksichtigt.

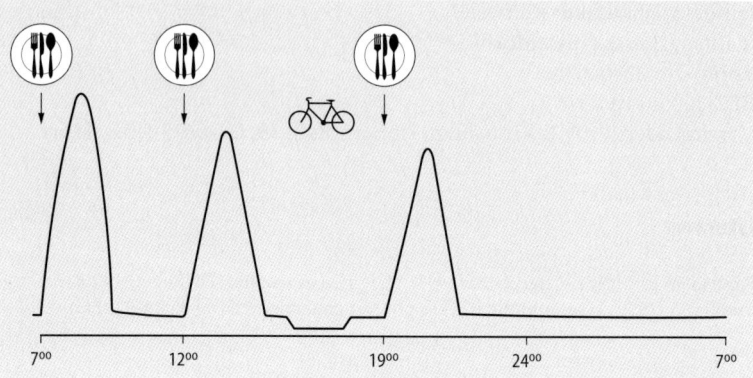

Abb. 23. Insulinspiegel im Blut beim Stoffwechselgesunden. Bei körperlicher Arbeit wird die Insulinsekretion reduziert; dadurch kann der Blutzuckerspiegel im Normalbereich gehalten werden.

Besteht noch eine ausreichende basale Insulinsekretion, kann eine zu geringe prandiale Insulinsekretion durch Injektionen von Normalinsulin vor den Mahlzeiten substituiert werden. Dies bietet sich in der Remissionsphase des Typ-1-Diabetes und bei Typ-2-Diabetes in einem frühen Stadium der Erkrankung an. Die Behandlung mit ein bis zwei Injektionen von Mischungen aus Normal- und Verzögerungsinsulin kommt bei Typ-2-Diabetes alternativ ebenfalls in Frage.

7.1.2
Substitution des basalen Insulinbedarfs

Die Substitution des basalen Insulinbedarfs kann mit Verzögerungsinsulinen oder mittels Insulinpumpe erfolgen. Die Insulinpumpe gibt kontinuierlich Normalinsulin ins subkutane Fettgewebe ab. Als Verzögerungsinsulin wird heute fast ausschließlich NPH-Insulin benutzt. Es wird zweimal (in seltenen Fällen auch 3mal) pro 24 Stunden injiziert. Damit hat der Patient die Möglichkeit, die basale Insulindosis für den Tag und die Nacht anzupassen. Den basalen Insulinbedarf durch eine einmalige Injektion von langwirkendem Zink-Verzögerungsinsulin zu substituieren (Ultratard) hat sich nicht durchgesetzt. Für die neuen, gentechnisch erzeugten Verzögerungsinsuline, für die eine einzige Injektion pro 24 Stunden propagiert wird, fehlen bisher kontrollierte Studien, die relevante Vorteile gegenüber NPH-Insulin belegen (s. Kap. Insulinpräparate).

7.1.3
Substitution des prandialen Insulinbedarfs

Der prandiale Insulinbedarf wird durch präprandial injiziertes (oder durch die Insulinpumpen abgegebenes Normalinsulin) substituiert. Rascher als humanes Normalinsulin wirkende Analoga (Humalog®, Novorapid®) kommen bezüglich des Wirkungseintritts der physiologischen Insulinsekretion näher, dies gilt besonders falls Patienten Mahlzeiten essen möchten, die reich an rasch resorbierbaren Kohlenhydraten sind. Bei über längere Zeit eingenommenen Mahlzeiten mit eventuell mehreren Gängen können sie zu kurz wirken und eine mehrfache Injektion kann notwendig werden – für die Patienten ist dies bezüglich der Anpassung der Insulindosis schwer zu beurteilen. Bei ballaststoffreicher Kost kann die blutzuckersenkende Wirkung rasch wirkender Analoga zu schnell einsetzen und zu kurz andauern. Daher verwundert es nicht, daß die vielen Studien, in denen rasch wirkende Analoga mit humanem Normalinsulin verglichen wurden, unterschiedliche Ergebnisse lieferten. Für die alleinige, präprandiale Gabe von Normalinsulin bei Typ-2-Diabetes liegen bisher keine verblindeten kontrollierten Studien im Vergleich zu Analoga vor. Da bei diesen Patienten das endogene Insulin marginale Unterschiede ausgleichen kann, erwarten wir hier von Studien mit rasch wirkenden Analoga keine Vorteile. Ob der prandiale Insulinbedarf auch mit inhaliertem Insulin gedeckt werden kann und ob diese Behandlung der Injektion von Normalinsulin gleichwertig ist, werden die vielen jetzt beginnenden Studien zu dieser Frage zeigen; in der nächsten Auflage dieses Buches wird die kritische Darstellung inhalativer Insulinpräparate sicher mehrere Seiten einnehmen.

7.1.4
Kombination oraler Antidiabetika mit Insulin

Bei Typ-1-Diabetes ist die Anwendung oraler Antidiabetika kontraindiziert. Bei Typ-2-Diabetes werden fast alle erdenklichen Kombinationen propagiert. Früher wurde mit „Kombinationstherapie" die Beibehaltung der Sulfonylharnstofftherapie bei Beginn der Insulintherapie bezeichnet. Vorteile dieser Therapie gegenüber alleiniger Gabe von Insulin sind nicht belegt. Die Verfügbarkeit rasch wirkender Sekretagoga eröffnet jetzt auch die Möglichkeit, Basalinsulin mit präprandialer Gabe dieser Medikamente zu kombinieren. Allerdings existiert für diese Medikamente keine Langzeitstudie. Außerdem sprechen gegen diese Therapie die hohen Kosten und die geringere Möglichkeiten, präprandial die Dosierung entsprechend der gewünschten Kost anzupassen – dies ist aber der wesentlichste Grund dafür, daß viele Patienten mit Typ-2-Diabetes die präprandiale Behandlung mit Normalinsulin wünschen.

7.1.5
Injektion von Normalinsulin vor den Hauptmahlzeiten
– Verzögerungsinsulin als Ersatz des basalen Insulinspiegels
(= intensivierte Insulintherapie)

Mittlerweile sind fast alle der Typ-1-Diabetiker nach entsprechenden Schulungsprogrammen bereit, diese intensivierte Form der Insulinbehandlung durchzuführen. Sie injizieren im Regelfall 3mal, in manchen Fällen auch häufiger am Tag Normalinsulin vor den Mahlzeiten. Der basale Insulinbedarf wird durch zwei Injektionen NPH-Verzögerungsinsulin gedeckt. Die Substitution des Verzögerungsinsulins ist abhängig vom Tagesablauf der Patienten: Frühaufsteher injizieren das abendliche Verzögerungsinsulin mit dem Normalinsulin vor dem Abendessen. Meist jedoch wird das abendliche Verzögerungsinsulin vor dem Schlafengehen injiziert (weil immer weniger Menschen um 5 Uhr morgens aufstehen) (Abb. 24). Deshalb sehen die von unseren Patienten benutzten Diabetestagebücher für die abendliche Dosis des Verzögerungsinsulins eine separate Spalte für eine späte Injektion vor.

Eine intensivierte Insulintherapie erscheint nur vordergründig für die Patienten belastend; letztlich gewinnen die Patienten dadurch an Lebensqualität, weil sie Zeitpunkt und Zusammensetzung der Mahlzeiten variabler gestalten können. Bei Injektion von Normalinsulin vor der Mahlzeit können die Patienten lernen, entsprechend der geplanten Nahrungsaufnahme und des aktuellen Blutzuckerwertes die Dosierung des Normalinsulins präventiv anzupassen.

In diesem Zusammenhang sei bemerkt, daß die intensivierte Insulintherapie keineswegs neu ist, sie bedeutet lediglich eine Rückbesinnung auf die Ideen der Pioniere der Insulintherapie; vor der Einführung der Verzögerungsinsuline injizierten die Patienten bereits 3- bis 4mal pro Tag.

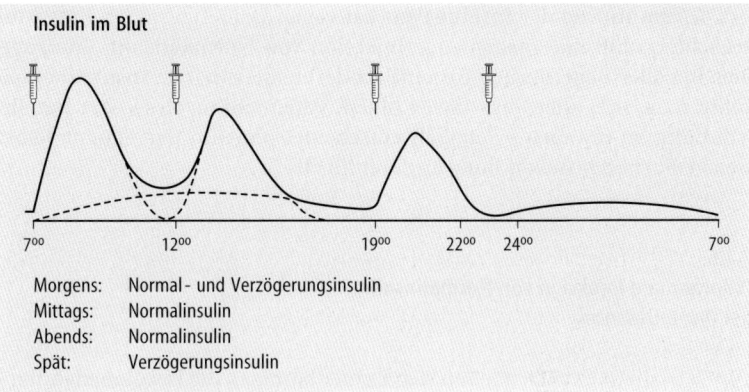

Insulin im Blut

7⁰⁰	12⁰⁰	19⁰⁰	22⁰⁰ 24⁰⁰	7⁰⁰

Morgens: Normal - und Verzögerungsinsulin
Mittags: Normalinsulin
Abends: Normalinsulin
Spät: Verzögerungsinsulin

Abb. 24. Strategien der Insulintherapie

Ein besonderer Vorteil dieser Behandlungsstrategie liegt darin, daß der Patient mit relativ wenig Verzögerungsinsulin behandelt werden kann – schleichend eintretende, protrahierte Hypoglykämien durch Verzögerungsinsulin können so eher vermieden werden.

Als Verzögerungsinsulin zur Substitution der basalen Insulinsekretion benutzen wir NPH-Insulin, das morgens (vor dem Frühstück) und vor dem Schlafengehen als „Bedtime-Insulin" injiziert wird. Wir versuchen, dabei mit möglichst geringen Dosierungen des Verzögerungsinsulins auszukommen. Als Faustregel sollte der Anteil des Verzögerungsinsulins an der gesamten Insulindosis 50% nicht überschreiten. Meist ist es möglich, mit einer Gesamtdosis pro Tag von 20–30 E NPH-Insulin als basale Insulingabe auszukommen. Spritzen die Patienten 3mal am Tag präprandial Normalinsulin, so sollte die NPH-Dosis am Morgen nicht größer sein als die Abenddosis.

Bei der Dosierung des Verzögerungsinsulins sollte man nicht vergessen, daß der Wirkungsablauf des Insulins auch von der Insulindosis abhängt: weniger Insulin wirkt nicht so lang wie eine höhere Dosis. Das kann dazu führen, daß bei sehr geringen Dosierungen des morgendlichen Verzögerungsinsulins nicht bis zum Abendessen eine ausreichende basale Insulinämie besteht und der Blutglukosespiegel bis zum Abend entsprechend ansteigt. In diesem Fall muß entweder nachmittags zusätzlich Normalinsulin injiziert werden, oder die Patienten spritzen für den Nachmittag bereits mittags eine weitere, geringe Dosis NPH-Verzögerungsinsulin.

Die Einführung der Insulin-Pens hat vielen Diabetikern den Entschluß erleichtert, auf eine mehrmalige Injektion von Normalinsulin überzugehen. Bei aller Begeisterung für eine moderne intensivierte Insulintherapie sollte man sich allerdings davor hüten, Patienten zu dieser Art der Behandlung zu drängen – letztlich entscheidet ohnehin der Patient selbst, welche Form der Behandlung er durchführt!

7.1.6
Präprandiale Injektion von Normalinsulin
bei Typ-2-Diabetes

Typ-2-Diabetiker entschließen sich immer häufiger, die Insulinbehandlung mit präprandial injiziertem Normalinsulin zu beginnen. Bei ausreichender Restsekretion ist dies ohne Gabe von Verzögerungsinsulin möglich (Abb. 25). Der Vorteil dieser Behandlung besteht darin, daß die Zeitpunkte der Mahlzeiten frei gewählt werden können, auch das Weglassen von Mahlzeiten ist so im Gegensatz zu einer konventionellen Insulintherapie möglich. Auch die Zusammensetzung der Mahlzeiten braucht sich von der bisherigen Kost nicht zu unterscheiden – auf Nahrungsmittel, die Haushaltszucker enthalten muß im Rahmen einer vorher entsprechend mit Normalinsulin „behandelten" Mahlzeit nicht verzichtet werden. Ein fester Kostplan erübrigt sich und Zwischenmahlzeiten sind nicht notwendig. Die Patienten messen vor den Mahlzeiten den Blutglukosespiegel, schätzen die gewünschte Menge an KE der Mahlzeit und injizieren entsprechend Normalinsulin. Ein bis zwei Einheiten Normalinsulin pro 10 g KH reichen meist aus. Hypoglykämien sind nur bei erheblichen Fehlern der Insulindosierung zu erwarten, schwere Hypoglykämien wurden in den bisher durchgeführten Studien zu dieser Behandlungsform nicht beobachtet. Steigen im Verlauf der Behandlung die Nüchternblutzuckerwerte an, so beginnt man mit einer abendlichen Dosis NPH-Verzögerungsinsulin. Erstaunlicherweise gibt es zu dieser Form der Insulintherapie bisher erst wenige prospektive Studien – obwohl sie die älteste Form der Insulintherapie bei Typ-2-Diabetes darstellt. Eventuell könnte eine präprandiale Gabe von Normalinsulin auch für alte Patienten von Vorteil sein: die Anweisung ans Pflegepersonal, stets vor dem Essen das Insulin zu spritzen, ist einfach zu verstehen und die Nahrungsaufnahme pflegebedürftiger Patienten ist schwer für den ganzen Tag vorhersehbar. Leider fehlen Studien zur Insulintherapie mit präprandialen Gaben von Normalinsulin bei pflegebedürftigen alten Menschen bisher völlig.

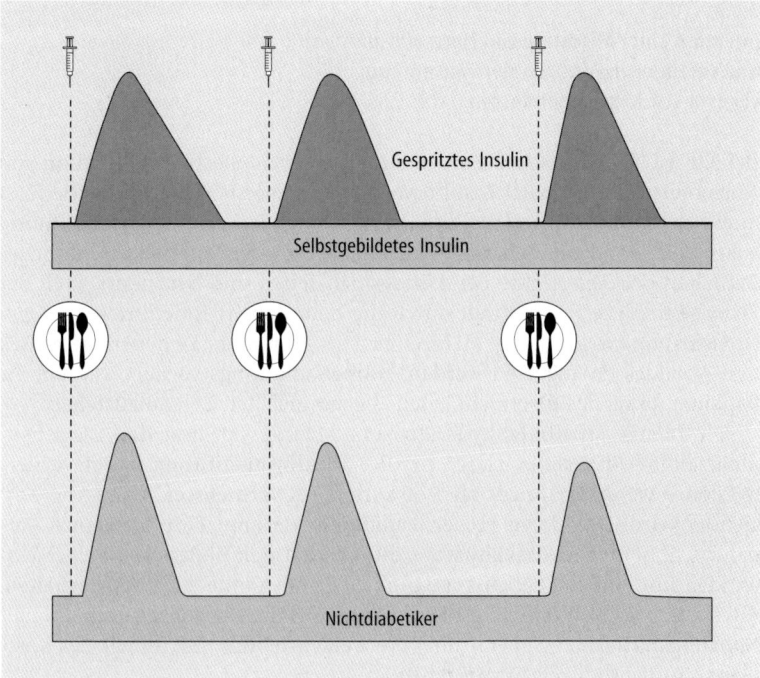

Abb. 25. Supplementäre Insulintherapie bei Typ 2 Diabetes (aus: Vor dem Essen Insulin, Verlag Kirchheim, Mainz)

Häufig wird die Frage gestellt, ob die Einschränkungen, die unter Insulintherapie bezüglich der Fahrerlaubnis zur Personenbeförderung gelten, auch bei dieser Form der Insulintherapie Anwendung finden müssen. Unter Insulintherapie ist im Regelfall eine berufliche Personenbeförderung oder die Tätigkeit als Berufskraftfahrer (Taxi, Bus, Straßenbahn, LKW) nicht gestattet. Dies führt immer wieder dazu, daß Patienten eine notwendige Insulintherapie lange Zeit nicht durchführen und lieber eine sehr schlechte Einstellung des Diabetes in Kauf nehmen. Es ist nicht einzusehen, daß aus sozialen Gründen dadurch ein Berufskraftfahrer jahrelang zu einer medikamentösen Behandlung gezwungen sind. Es ist zu hoffen, daß diese Fragen bald differenzierter beurteilt werden.

7.1.7
Injektion einer Mischung von Normalinsulin und Verzögerungsinsulin zweimal am Tag, vor Frühstück und Abendessen (Abb. 26)

Bei älteren Typ-2-Diabetikern kann man auch eine feste Kombination von Normalinsulin und NPH-Insulin verwenden (meist 30% : 70%). Die Kost muß versuchen, die Defizite dieser unphysiologischen Insulinsubstitution auszugleichen. Diese Behandlungsstrategie erfordert ein recht pünktliches Einhalten der Zeitpunkte der Mittagsmahlzeiten und besonders auch der Zwischenmahlzeiten, bedingt durch die hohe Insulinämie durch Verzögerungsinsulin zwischen den Mahlzeiten. Die Zeitpunkte, zu denen Frühstück und Abendessen gegessen werden, können allerdings variiert werden, die Patienten brauchen also nicht jeden Tag zur gleichen Zeit aufzustehen.

Die Menge an Kohlenhydraten zum Mittagessen und den Zwischenmahlzeiten können bei dieser Art der Insulinsubstitution kaum variiert werden – wenn dies nicht als Prävention bei vermehrter Bewegung notwendig wird. Die starre Hyperinsulinämie verlangt eine konstante Aufnahme derjenigen Kohlenhydrate, die sich auf den Blutzuckerspiegel auswirken, um einen möglichst ausgeglichene Glykämie aufrechtzuerhalten. Auch ist es nicht möglich, größere Mengen Haushaltszucker enthaltender Nahrungsmittel zu essen, die über die „verschriebene" KE Menge des Kostplans für die Mahlzeit hinausgehen.

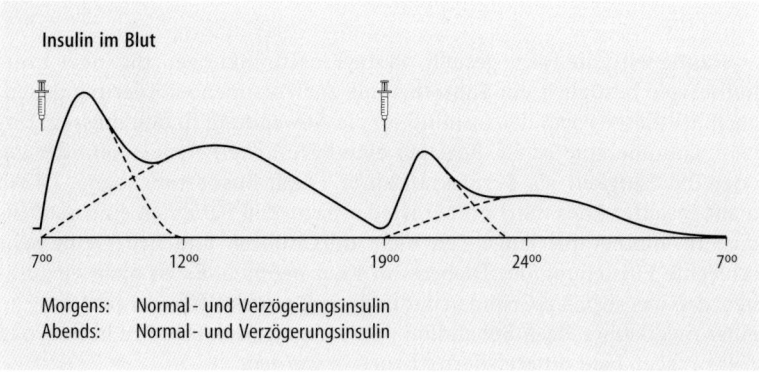

Abb. 26. Strategien der Insulintherapie, konventionelle Insulintherapie mit Mischinsulinen

Diese Art der Insulintherapie bietet sich besonders für Patienten an, die mittags nur eine kleine (kohlenhydratarme) Mahlzeit zu sich nehmen; die morgendliche Dosis des Verzögerungsinsulins kann bei diesen Patienten relativ niedrig gehalten werden. Auch gibt es Patienten, die ohnehin zeitlich und mengenmäßig einen sehr geregelten Kostplan einhalten und denen der Vorteil seltener Injektionen wichtiger ist als eine liberale Kost.

Nicht selten können auch bei dieser Insulintherapie morgendliche Hyperglykämien dadurch erfolgreich behandelt werden, daß man das abendliche, langwirkende Insulin erst gegen 22 Uhr injiziert. In diesem Fall muß abends zweimal Insulin injiziert werden: das kurzwirkende Insulin vor dem Abendessen und das NPH-Verzögerungsinsulin ca. 2 bis 3 Stunden später vor dem Schlafengehen.

Literatur

Berger M (2000) Diabetes mellitus. Urban & Fischer, München, Jena

KAPITEL 8

Insulintherapie des Typ-1- und des Typ-2-Diabetes

8.1
Beginn der Insulinbehandlung bei Typ-1-Diabetes

Der manifeste Typ-1-Diabetes ist primär insulinabhängig. Orale Antidiabetika sind kontraindiziert. Die Insulinbehandlung sollte daher unmittelbar nach der Diagnosestellung beginnen. Unsinnig ist der Versuch einer Sulfonylharnstoffbehandlung anstatt der sofortigen Insulinbehandlung bei Diabetes mellitus Typ 1; dies könnte allenfalls von vorübergehender Wirkung sein, und ein baldiges Versagen der Behandlung wäre vorprogrammiert. Die Durchführung von Versuchen, die Restsekretion mit einer i.v.-Sulfonylharnstoffgabe und anschließender Messung des Insulinspiegels festzustellen und davon ggf. eine Möglichkeit zur Sulfonylharnstoffbehandlung abzuleiten, ist völlig unnütz. Die Hinweise dafür, daß eine sofortige konsequente Stoffwechselführung Ausmaß und Dauer einer eventuellen Remissionsphase günstig beeinflußt, sollten ein Anlaß mehr sein, mit der Einleitung der Insulinbehandlung nie zu zögern.

> Behandlungsziel bei Typ-1-Diabetikern:
> Möglichst normnahe Stoffwechseleinstellung auf Dauer zur Prävention der Folgeschäden

Eine gute Einstellung kann vom Patienten um so leichter erreicht werden, je näher die Art der Insulinsubstitution den physiologischen Verhältnissen kommt. Das heißt: jungen Diabetikern sollte unbedingt nahegelegt werden, vor den Hauptmahlzeiten Normalinsulin zu injizieren; bei komplettem Insulinmangel brauchen sie zusätzlich zweimal pro 24 Stunden Verzögerungsinsulin (d.h. die Patienten spritzen 3- bis 4mal am Tag).

Diese Art der Behandlung (intensivierte Insulintherapie) sollte der *Regelfall,* eine Behandlung überwiegend mit Verzögerungsinsulin der *Ausnahmefall* sein. Profitieren kann der Patient von einer so differenzierten Insulinbehandlung allerdings nur, wenn er regelmäßig tägliche Selbstkontrollmessungen durchführt und seine Insulinbehandlung weitestgehend selbst den Erfordernissen anpaßt.

Die Remission („honeymoon")
des Diabetes mellitus

Nach Manifestation des Typ-1-Diabetes kann es zu einer – mehr oder weniger lang andauernden – „Erholung" der Insulinsekretion kommen. Im Verlauf dieser *Remissionsphase* des Diabetes kommt es zu einer erheblichen Verminderung des Insulinbedarfs; kleinere Fehler bei der Kost lassen seinen Stoffwechsel kaum entgleisen, weil noch endogenes Insulin bedarfsgerecht sezerniert werden kann. In dieser Phase des Diabetes mellitus kann die alleinige Injektion von Normalinsulin vor den Mahlzeiten ausreichen, um eine sehr gute Stoffwechseleinstellung zu erreichen. Dabei wird lediglich der Insulinspitzenbedarf zu den Hauptmahlzeiten durch prandiale Einzeldosen von Normalinsulin substituiert. Das Normalinsulin wird entsprechend der Kohlenhydratmenge der Mahlzeiten dosiert, wobei man pro 10 g Kohlenhydrate ca. 1–2 E Normalinsulin rechnet. Unter dieser Behandlung sind die Patienten hinsichtlich ihrer Essensgewohnheiten und ihres Lebensrhythmus sehr flexibel, und zu schweren Hypoglykämien kann es bei dieser Therapie praktisch nicht kommen. Erst bei einem Anstieg des Blutzuckers nüchtern wird die Injektion einer geringen abendlichen NPH-Insulindosis notwendig.

Gelegentlich kann es sogar sein, daß für einige Wochen oder Monate eine Behandlung nur mit präprandialen Injektionen vor dem Frühstück und Abendessen, nur vor dem Frühstück oder sogar ganz ohne Insulininjektionen mit normalen Blutzuckerwerten möglich ist. Auch wenn ganz ohne Insulininjektionen der Blutzucker normal bleiben sollte, empfehlen wir aus pathophysiologischen Gründen, sozusagen zum Schutz der Betazellen, die Fortsetzung der Insulintherapie mit präprandialem Normalinsulin z. B. 4–6 E vor dem Frühstück. Patient und Arzt sollten allerdings nie zögern, bei einer Verschlechterung der Stoffwechsellage alsbald wieder auf häufigere Insulininjektionen überzugehen. Auch während der Remission sollten unbedingt die Selbstkontrollmessungen fortgeführt werden, dazu eignen sich dann auch Urinzuckerselbstmessungen 1- bis 2mal pro Woche.

Wenn nach einer Remissionsphase der Insulinbedarf ansteigt, wird leider häufig zu lange gezögert, abends und auch später auch morgens Verzögerungsinsulin zu geben. Die Patienten spritzen immer höhere Dosen Normalinsulin präprandial, statt auch mit einer basalen Insulinsubstitution zu beginnen.

Eine Remission erkennt man an dem bei guter Einstellung niedrigen Insulinbedarf. Die Messung des C-Peptids im Serum als ein Maß für die noch bestehende Restsekretion von Insulin hat in der klinischen Routine der Betreuung von Diabetikern keine Bedeutung. Diese Untersuchung sollte wissenschaftlichen Fragestellungen vorbehalten bleiben.

Sehr wichtig ist es, den Patienten im Rahmen der Patientenschulung bei Manifestation besonders auf die zu erwartende – eventuell erhebliche – Verminderung seines Insulinbedarfs hinzuweisen. Blutzuckerselbstmessungen mit dem Ziel einer rechtzeitigen Dosisverminderung durch den Patienten sind in einer Remissionsphase des Diabetes von besonderer Wichtigkeit.

8.2
Diabetes mellitus Typ 2

Das effektivste Mittel, die Insulinresistenz bei adipösen Typ-2-Diabetikern zu vermindern, ist eine konsequente Gewichtsabnahme! Adipöse Typ-2-Diabetiker sind also zunächst mit einer Reduktionskost zu behandeln und ggf. zu mehr Bewegung zu motivieren.

Eine Insulinbehandlung ist erst zu erwägen, wenn eine Gewichtsreduktion nicht zu einer nachhaltigen Verbesserung der Stoffwechseleinstellung im Sinne des individuellen Therapieziels für den Patienten führt. Durchaus ist es berechtigt, adipöse Patienten auch über mehrere Wochen ambulant unter Reduktionskost zu beobachten, ohne eine Insulinbehandlung einzuleiten, auch wenn zunächst die Stoffwechselkontrollen noch unbefriedigende Ergebnisse zeigen.

Wenn Insulinbehandlung bei Übergewicht:
Rechtzeitige Verminderung der Dosis während und nach der Gewichtsreduktion!

Wenn ohne Insulintherapie das individuelle Therapieziel des Patienten nicht erreicht wird, sollte man nicht zögern, eine Insulinbehandlung einzuleiten.

Typ-2-Diabetiker können mit ein bis zwei Insulininjektionen am Tag behandelt werden. Dabei verwendet man Kombinationsinsulinpräparate (70% NPH-Insulin plus 30% Normalinsulin oder auch 75% NPH-Insulin plus 25% Normalinsulin). Bedenken sollte man dabei, daß der Insulinbedarf am Morgen am höchsten ist und daß zum Frühstück auch relativ am meisten Insulin pro gegessene Kohlenhydrate notwendig wird.

Man kann den Patienten aber auch eine Therapie mit präprandialen kleinen Dosen von Normalinsulin vor den Hauptmahlzeiten anbieten. Der basale Insulinbedarf würde dann durch die körpereigene Insulinrestsekretion abgedeckt, und nur der prandiale Insulinbedarf würde bei schlanken Patienten mittels ca. ein bis zwei Normalinsulin pro 10 g Kohlenhydrate (etwas höhere Insulindosierung als in der Teilremission des Typ-1-Diabetes, wegen der geringeren Insulinempfindlichkeit bei Typ-2-Diabetes) substituiert. Vorteile dieses Vorgehens sind wiederum die Freizügigkeit im Tagesablauf und für die Mahlzeiten sowie die Vermeidung des Hypoglykämierisikos.

Insulinsubstitution beim „alten" Diabetiker

Ohne über die Definition des „alten" Patienten philosophieren zu wollen: Die Welt wird überwiegend von Menschen regiert, die vom Alter her in den Fachbereich der Gerontologie fallen. Viele dieser älteren Menschen zeigen bei entsprechender Patientenschulung erstaunliche Lernfähigkeit und gute Compliance. Allerdings muß beim älteren Patienten bedacht werden, daß das Behandlungsziel ein anderes ist als bei der Behandlung junger Diabetiker. Statt der Prävention der diabetischen Mikroangiopathie gilt es bei diesen Patienten, ihr Befinden zu bessern. Sie sollen nicht an den Symptomen eines schlecht eingestellten Diabetes zu leiden haben, wie Polyurie, verminderte Leistungsfähigkeit und Infektionsneigung durch eine katabole Stoffwechsellage, und Stoffwechselkatastrophen, wie schwere Hypoglykämie und diabetisches Koma, sind bei diesen Patienten unbedingt zu vermeiden.

Therapieziel bei älteren Diabetikern:
Bessere Befindlichkeit des Patienten –
Vermeiden von schweren Hypoglykämien!

Deshalb: bei Erreichen der therapeutisch angestrebten Stoffwechsellage versuchsweise die Insulindosis reduzieren!

Ältere Diabetiker, bei denen eine Prävention von Folgeschäden durch eine exakte Stoffwechselführung nicht mehr das Ziel der Behandlung sein kann, sollten dann mit Insulin behandelt werden, wenn mit einer Verbesserung der Stoffwechseleinstellung eine Verbesserung ihres Befindens und ihrer Leistungsfähigkeit zu erreichen ist. Eine durch Insulinmangel bedingte katabole Stoffwechsellage beeinträchtigt nicht nur den Kohlenhydratstoffwechsel, sondern u. a. auch den Eiweißstoffwechsel. Nicht geholfen ist diesen Patienten, wenn ihnen oder den sie betreuenden Angehörigen nicht die zur Insulinbehandlung notwendigerweise gehörende Patientenschulung angeboten wird. Der Erkennung, Behandlung und der Prävention von Hypoglykämien gilt es bei der Schulung dieser Patienten und ihrer Angehörigen besondere Aufmerksamkeit zu schenken.

Als Strategie der Insulinsubstitution wird bei diesen Patienten meist die Gabe einer festen Kombination aus Normalinsulin und Verzögerungsinsulin morgens und, wenn nötig, abends angewandt – die nächtliche Insulinämie sollte bei diesen Patienten so niedrig wie möglich sein, um Hypoglykämien im Laufe der Nacht vorzubeugen.

Auch älteren Patienten wird in jüngerer Zeit häufiger eine Insulintherapie mit präprandialen Injektionen von Normalinsulin angeboten (s. oben); systematische Untersuchungen über Effektivität und Akzeptanz dieses Vorgehens liegen allerdings noch nicht vor.

Besonders ältere Menschen haben Schwierigkeiten bei der Handhabung der Insulininjektion – Insulininjektionsgeräte können ihnen dabei helfen. Dies darf aber nicht bedeuten, daß man den Patienten einen Insulin-Pen in die Hand gibt, ohne sie selbst und ggf. die Angehörigen genau zu unterrichten, wie damit umzugehen ist.

Wenn ein Patient wegen einer Sehbehinderung das Aufziehen von Insulin nicht selbständig durchführen kann, zur selbständigen Injektion ist er meistens dennoch fähig. In diesem Fall muß ein Angehöriger das Aufziehen (und ggf. die Injektion) erlernen. In diesem Zusammenhang kann es besonders für alleinstehende Patienten von Vorteil sein, morgens auch schon die abendliche Injektionsspritze vorzubereiten. Ist dies sinnvoll, kann man vorbereitete Spritzen über diesen Zeitraum lagern? Insulin ist über diesen Zeitraum problemlos bei Zimmertemperatur zu lagern, problematisch ist nur die Sedimentation des Verzögerungsinsulins in der Spritze. Bei einer Lagerung mit der Injektionsnadel nach *unten* ist, vor allem bei den heute üblichen dünnen Kanülen, ein Verstopfen der Injektionsnadel möglich. Empfohlen wird allgemein, die Insulinspritze mit dem aufgezogenen Insulin mit der Kanüle nach *oben* zu lagern, z.b. in ein Glas gestellt. Unbedingt notwendig ist es allerdings, die Spritze längere Zeit zwischen den Händen zu rollen und dabei dann die Nadel nach *unten* zu halten, damit sich das Verzögerungsinsulin wieder in der Spritze verteilt. Wenn dies nicht geschähe, verbliebe bei der Injektion viel Verzögerungsinsulin im Totraum der Spritze.

KAPITEL 9

Beginn der Insulintherapie in Klinik und Praxis

9.1
Beginn der Insulinbehandlung im Krankenhaus

Erfolgreich kann eine Insulinbehandlung im Krankenhaus nur sein, wenn das gesamte Behandlungsteam, das den Patienten betreut, über die Behandlung gut informiert ist. Ein in der Insulintherapie noch so erfahrener Arzt arbeitet nutzlos, wenn die Insulininjektion nicht korrekt durchgeführt wird. Einen Arzt, der sich mit der Insulinbehandlung auskennt, erkennt man nicht an der Brillanz, mit der er Vorträge über die Regulation der Insulinrezeptoren an Monozyten halten kann, sondern daran, daß er z.B. auf einem Teller abschätzen kann, wieviel den Blutzuckerspiegel beeinflussende Kohlenhydrate die Mahlzeit enthält.

Das Behandlungsteam ist so gut wie der schlechteste Mitarbeiter: Alle Bemühungen um eine gute Behandlung im Laufe des Tages können zunichte gemacht werden, wenn die Nachtschwester das nächtliche Schwitzen eines Patienten nicht als mögliches Zeichen einer Hypoglykämie deutet und den Blutzuckerspiegel kontrolliert, sondern mit dem Patienten schimpft, weil er nach Traubenzucker verlangt.

Für den Patienten mit Typ-1-Diabetes ist es wichtig, daß es während eines stationären Aufenthaltes gelingt, ohne solche „Pannen" seinen Stoffwechsel zu normalisieren. Wie soll er sonst glauben, daß er das Behandlungsziel – eine gute Stoffwechseleinstellung – auf Dauer selbst erreichen kann, wenn schon das Behandlungsteam eines Krankenhauses daran versagt?

Es ist illusorisch, auf allen internistischen Stationen eines Krankenhauses einen sehr guten Standard des gesamten Teams in der Behandlung des Diabetes mellitus aufrechtzuerhalten. Die Einstellung von mit Insulin behandelten Patienten wird deshalb in kleinen Spezialeinheiten für Diabetiker durchgeführt, in denen gleichzeitig ein Schulungsprogramm für die Patienten stattfindet.

Wie und wann sollte der Stoffwechsel im Krankenhaus kontrolliert werden?

Blutzuckerkontrollen

Der Blutzucker wird gemessen, um die Wirkung der vorangegangenen Insulininjektion zu beurteilen und um eine Entscheidungshilfe für die Bemessung der nächsten Insulindosis zu bekommen.

Der Blutzucker wird vor *allen* Hauptmahlzeiten gemessen.

Wenn vor dem Abendessen Normalinsulin gespritzt wird, ist auch ein Blutzuckerwert vor dem Schlafengehen notwendig, um den Effekt dieser Abenddosis beurteilen zu können.

Ziel der Insulinbehandlung ist es, bei jüngeren Patienten die präprandialen Blutzuckerwerte bis in den Bereich der Norm zu senken. Ältere Patienten, die überwiegend Verzögerungsinsulin injizieren, müssen vor Hypoglykämien bewahrt werden: Der Blutzucker ist deshalb dann zu messen, wenn entsprechend dem Wirkungsablauf des Insulinpräparates mit Hypoglykämien zu rechnen ist. Die postprandialen Blutzuckerwerte unter der von uns durchgeführten Behandlung mit Humaninsulinen zu messen, ist nur in Ausnahmefällen sinnvoll. Abgesehen unter der Insulintherapie in der Schwangerschaft raten wir den Patienten grundsätzlich davon ab, postprandiale Blutzuckermessungen durchzuführen.

Blutzuckermessungen in der Nacht

Diese sind zu Beginn der Insulinbehandlung sinnvoll, um Überdosierungen der Abenddosis des Verzögerungsinsulins zu vermeiden. Dazu genügt ein Wert um ca. 2 Uhr.

Die Blutzuckermessung sollte **auf der Station selbst durchgeführt werden.** Blutzuckerwerte müssen **sofort** verfügbar sein!

Die Qualität der Blutglukosebestimmung auf der Station ist von besonderer Bedeutung: sie ist nicht nur Grundlage der sofortigen Entscheidungen für präprandiale Normalinsulingaben und bei der Diagnostik von Hypoglykämien, sondern auch Referenzmethode beim Training der Patienten zur Blutglukoseselbstmessung.

Urinzuckerkontrollen
Diabetiker sammeln während der ambulanten Betreuung keinen Urin; auch im Krankenhaus sollte auf das tägliche Sammeln des Urins verzichtet werden. Wenn der Patient auch in der Folge selbst Kontrollen der Glukosurie durchführen wird, so sollte er dies auch während der stationären Behandlung tun (präprandiale Proben vor den Hauptmahlzeiten).

Wie beginnt man im Krankenhaus mit der Insulinbehandlung?

Einverständnis des Patienten
Wenn Sie als Arzt die Indikation zur Insulinbehandlung gestellt haben, gilt es zunächst, das Einverständnis des Patienten zur Durchführung dieser Behandlung zu gewinnen. Bedenken Sie: Es ist der Beginn einer meist lebenslang vom Patienten selbst durchzuführenden Therapie, d.h. ohne das Einverständnis und die Mitarbeit des Patienten sind Ihre therapeutischen Vorstellungen zum Scheitern verurteilt. Sehr hilfreich ist es, wenn der Patient schon vor der Einleitung der Insulintherapie anhand einer Selbstmessung seine schlechte Stoffwechsellage festgestellt hat. Die Besserung im Laufe der Insulinbehandlung kann er dann beobachten. Wenn der Patient die erste Insulininjektion schon selbst vornimmt, entfällt später die Angst des Patienten vor der ersten eigenen Insulininjektion.

Besprochen werden sollten mit dem Patienten bei Beginn der Insulinmedikation:
1. das Therapieziel,
2. die Möglichkeit von Hypoglykämien,
3. die Technik der Injektion,
4. die Selbstkontrolle.

Diese Informationen stellen noch keine Patientenschulung dar, sie sollen lediglich ein Einverständnis des Patienten in die Behandlung ermöglichen und den Patienten vor der Hypoglykämie warnen.

An zwei Beispielen sei die praktische Durchführung des Beginns der Insulinbehandlung im Krankenhaus dargestellt:

Beispiel 1

Ein 20jähriger Diabetiker wird wegen eines frisch entdeckten Typ-1-Diabetes morgens eingewiesen. Bei Aufnahme beträgt die Blutglukose 380 mg%, Glukosurie 5%, Azetonurie ++.

Am Vormittag wird der Patient über die Notwendigkeit der Insulintherapie informiert, er mißt selbst Blutzucker und Azetonurie.

Der Patient wird gebeten, unter Anleitung vor allen Mahlzeiten den Blutzucker und zunächst auch Azeton im Urin zu messen (am besten gemeinsam mit einer Diabetesberaterin, um die Meßmethoden dabei kennenzulernen). Sofort, wenn er die Werte gemessen hat, sollte er mit dem Arzt die Konsequenzen für die Insulinbehandlung diskutieren.

Vor dem Mittagessen von 5 KE spritzt sich der Patient 16 E Normalinsulin (bei einem Kind würde man mit weniger beginnen).

Gegen 15 Uhr wird die Wirkung dieses Insulins kontrolliert. Sollte der Blutzucker weiter über 300 mg% liegen, dann werden erneut 8 E injiziert.

Vor dem Abendessen wird wieder die Dosis des Normalinsulins von dem aktuellen Blutzuckerwert abhängig gemacht: liegt der Blutzucker bei 200 mg%, so braucht der Patient in unserem Fall 8 E Insulin präprandial; ist der Patient abends präprandial normoglykämisch, genügen 4 E kurzwirkendes Insulin; ist er hypoglykämisch, bekommt er kein kurzwirkendes Insulin vor dem Abendessen.

Abends beginnt auch die Substitution mit Verzögerungsinsulin: Um ca. 22 Uhr spritzt unser Patient 10 E Verzögerungsinsulin. Für den nächsten Morgen muß abends auch schon eine vorläufige Anordnung getroffen werden: hier z. B. 12 E Normalinsulin und 10 E Verzögerungsinsulin. Die weiteren Änderungen der Insulindosis erfolgen entsprechend den folgenden Blutzuckerwerten. Ziel muß sein, die präprandialen Blutzuckerwerte bis in den Bereich der Norm zu senken!

Denken Sie daran, daß der Insulinbedarf dann, wenn die Blutzuckerwerte des Patienten den Bereich der Normoglykämie erreichen, deutlich abnimmt; also sollte rechtzeitig, schon in den ersten Tagen, eine Verminderung der Insulindosierung möglich sein.

Typ-1-Diabetiker sollten noch während des stationären Aufenthaltes einmal eine leichte Hypoglykämie bekommen, um die dabei auftretenden Symptome kennenzulernen; ggf. kann man durch präprandiale Bewegung eine Hypoglykämie provozieren.

Dieser Verlauf stellt sich im Dokumentationsheft des Patienten so dar:

Datum	Insulin: = Normalinsulin = Verzögerungsinsulin				Selbstkontrolle				Bemerkungen z.B. Unterzuckerung genauer Zeitpunkt (Uhrzeit)
	morgens	mittags	abends	spät	morgens	mittags	abends	spät	
Mo		16/8	8	10	384	350	200	180	Azeton+++
Di	12	10	10	8	10	170	140	130	150	
Mi	12	8	8	6	8	130	90	160	120	mittags Hypo!
Do	10	8	8	6	8	120	90	90	150	
Fr									
Sa									
So									

Die entsprechende Dokumentation der Station sieht folgendermaßen aus:

Datum	Uhrzeit	Blutzucker	Insulindosis	Bemerkungen
Mo	9.00	384		Azeton+++
	11.30	365	16 Normalinsulin	
	15.00	251	8 Normalinsulin	Azeton++
	18.00	213	8 Normalinsulin	
	22.00	179	10 NPH-Insulin	
	24.00	166		
Di	8.00	184	12 Normalinsulin+ 10 NPH-Insulin	Azeton+
	11.30	149	10 Normalinsulin	
	18.00	117	8 Normalinsulin	AzetonØ
	22.00	168	10 NPH-Insulin	
Mi	8.00	116	12 Normalinsulin+ 8 NPH-Insulin	AzetonØ Hypo 11.00
	11.30	82	8 Normalinsulin	
	18.00	179	6 Normalinsulin	
	22.00	102	8 NPH-Insulin	
Do	8.00	138	10 Normalinsulin+ 8 NPH-Insulin	
	11.30	79	8 Normalinsulin	
	18.00	105	6 Normalinsulin	
	22.00	141	8 NPH-Insulin	

Beispiel 2

Die Umstellung einer 70jährigen Patientin mit Diabetes mellitus Typ 2 auf Insulin, weil trotz Diätbehandlung und maximaler Dosierung von Sulfonylharnstoffen Symptome durch die schlechte Einstellung des Diabetes aufgetreten sind:

Mit zunehmender Verschlechterung der Stoffwechseleinstellung ist es bei der Patientin zu einer glukosuriebedingten Polyurie gekommen; sie fühlt sich weniger leistungsfähig als früher, und es ist eine Mykose im Genitalbereich aufgetreten.

Die Patientin hat bei Einweisung folgende Stoffwechselwerte: Blutzucker 260 mg%, Glukosurie 2%, Azetonurie negativ.

Mit der Patientin wird diskutiert, welche Vorteile eine Insulinbehandlung ihres Diabetes mellitus für sie hätte. Die Zustimmung der Patientin gilt es nicht zu erzwingen; auch kann man die Patientin durchaus einige Tage ihre Stoffwechsellage selbst überprüfen lassen und dann mit ihr die erhobenen Werte diskutieren.

Der Patientin sollte man ausführlich erklären, daß sie Insulin braucht, um von den genannten Beschwerden befreit zu werden; dann fällt ihr der Entschluß leichter, sich mit Insulin zu behandeln.

Begonnen wird die Insulinbehandlung morgens; man injiziert ein Kombinationsinsulin (z. B. eine feste Mischung zwischen Verzögerungsinsulin und Normalinsulin 70 : 30), in unserem Falle z.B. 20 E morgens. Blutzuckerwerte vor dem Mittagessen und dem Abendessen prüfen die Effizienz der Behandlung. Werden die präprandialen Blutzuckerwerte entweder vor dem Mittagessen oder vor dem Abendessen ausreichend gesenkt, bleibt man bei der erreichten Morgendosis. Wenn die Dosierung noch nicht ausreicht, erhöht man morgens die Insulindosierung um 4 bis 8 E.

Wenn am Verlauf der Blutzuckerwerte deutlich zu erkennen ist, daß eine alleinige Morgendosis nicht ausreicht, z.B., wenn zwar die Blutzuckerwerte tagsüber gesenkt werden können, die Werte in der Nacht und am Morgen aber weiterhin sehr schlecht bleiben, dann ist zusätzlich eine abendliche Insulininjektion nötig. Diese Abenddosis sollte bei älteren Patienten nicht zu hoch angesetzt werden. Man beginnt mit 8 E und erhöht dann je nach Wirkung um 4 bis 8.

Abzulehnen sind unflexible Faustregeln wie: immer die Morgendosis bis 48 E erhöhen und dann zweimal pro Tag spritzen!

Folgendermaßen sähe der Beginn der Insulinbehandlung im Selbstkontrollheft der Patientin aus:

	Selbstkontrolle (Blut- oder Urinzucker)				Insulin		Bemerkungen
Datum	morgens	mittags	abends	*22. 00*	morgens	abends	z.B. Unterzuckerungen (Uhrzeit), außergewöhnliche körperliche Anstrengung, Krankheit, Feier usw.
Mo	*2*	*1*	*0,5*	*1*	*20*		
Di	*1*	*0,5*	*0*	*0,5*	*20*	*8*	
Mi	*0,5*	*0*	*0*	*0,1*	*20*	*8*	
Do	*0,1*	*0,1*	*0*	*0,1*	*16*	*8*	
Fr							
Sa							
So							

Dokumentationskurve der Station für diese Patientin

Datum	Uhrzeit	Blutzucker	Insulindosis
Mo	8.00	263	20 E Mischinsulin 30/70 (Normalinsulin/NPH-Insulin)
	11.30	221	
	18.00	209	Azeton im Urin neg.
Di	8.00	242	20 E Mischinsulin 30/70 (Normalinsulin/NPH-Insulin)
	11.30	147	
	18.00	183	8 E Mischinsulin 30/70 (Normalinsulin/NPH-Insulin)
	20.00	198	
Mi	8.00	141	20 E Mischinsulin 30/70 (Normalinsulin/NPH-Insulin)
	11.30	125	
	18.00	88	8 E Mischinsulin 30/70 (Normalinsulin/NPH-Insulin)
	20.00	147	
Do	8.00	129	16 E Mischinsulin 30/70 (Normalinsulin/NPH-Insulin)
	11.30	144	
	18.00	106	8 E Mischinsulin 30/70 (Normalinsulin/NPH-Insulin)
	20.00	121	

* Entsprechende Insuline s. *Lexikon der Insulinpräparate* im Anhang.

9.2
Beginn der Insulinbehandlung in der Praxis?

Sie entdecken in der Praxis
die Manifestation eines Typ-1-Diabetes

Wird in der Praxis erstmals ein Typ-1-Diabetes festgestellt, sollte dies Anlaß für ein sehr ausführliches Beratungsgespräch sein. Bedenken Sie, daß es für den betroffenen Patienten schwer ist, diese Diagnose zu akzeptieren. Geben Sie dem Patienten Zeit, Fragen zu stellen. Die ersten Fragen sind meist: „Geht das wieder weg?" „Muß ich wirklich das ganze Leben lang spritzen?" „Werde ich blind?" Erklären Sie dem Patienten, daß unter einer guten Behandlung keine Folgeschäden zu befürchten sind und daß bei guter Behandlung die Lebenserwartung genauso sein kann wie bei Menschen, die keinen Diabetes haben. Manche Patienten haben erhebliche Schwierigkeiten, die Diagnose einer chronischen Krankheit zu akzeptieren, das erste Gespräch über die Erkrankung ist auf dem Weg zur Akzeptanz der Erkrankung ein wichtiger Schritt.

Sobald wie möglich sollte der Patient an einem strukturierten Therapie- und Schulungsprogramm teilnehmen. In Deutschland steht eine ausreichende Zahl von Behandlungs- und Schulungseinrichtungen für Typ-1-Diabetiker zur Verfügung, in denen qualitätsgesicherte Programme angeboten werden. Auskunft über von der Deutschen Diabetes Gesellschaft anerkannte Therapie- und Schulungseinrichtungen für Typ-1-Diabetiker können Sie dort bekommen. Im Rahmen eines 5tägigen stationären Aufenthaltes lernen die Patienten dort, was sie für die weitgehende Selbstbehandlung der Erkrankung brauchen. Auch Schwerpunktpraxen zur Diabetikerbetreuung bieten solche Schulungen an, allerdings liegt in Deutschland keine prospektive Evaluationsstudie zu einem strukturierten Programm für Typ-1-Diabetiker in der Praxis vor. Die (wenigen) von der Deutschen Diabetes Gesellschaft bisher als Therapie- und Schulungseinrichtungen anerkannten Schwerpunktpraxen haben wie die Kliniken entsprechende Nachuntersuchungen vorgelegt.

Weisen Sie nicht in irgendein Krankenhaus ein, sondern vermitteln Sie selbst den Aufenthalt in einem anerkannten Therapie- und Schulungszentrum!

Ist die Stoffwechselsituation bei einem neu entdeckten Typ-1-Diabetiker so schlecht, daß der Patient sofort Insulin braucht (deutliche Azetonurie, sehr hoher Blutzucker), so müssen Sie mit der Insulinbehandlung unverzüglich beginnen. Ein völliger Insulinmangel kann rasch zu einer schweren ketoazidotischen Stoffwechselentgleisung führen. 6 bis 10 Einheiten Normalinsulin sind bei deutlich erhöhtem Blutzucker sicher nötig, um eine Verschlimmerung der Stoffwechsellage aufzuhalten. Sehr wichtig ist es, den Patienten ausreichend trinken zu lassen. Bedenken Sie auch, daß nach Ablauf der Wirkung des Normalinsulins der Stoffwechsel schnell wieder entgleist, deshalb sollten Sie zur Nacht nicht auf die Gabe von NPH-Insulin verzichten (z.B. 6 bis 8 Einheiten). So bald wie möglich sollte dann eine Einstellung des Patienten in einem anerkannten Schulungszentrum erfolgen, das ein medizinisch und pädagogisch strukturiertes Behandlungs- und Schulungsprogramm anbietet.

Beginn der Insulintherapie bei Typ-2-Diabetes

In der Praxis sollte der Beginn der Insulintherapie bei Typ-2-Diabetes im Regelfall im Rahmen eines strukturierten Behandlungs- und Schulungsprogramms erfolgen. Fast immer ist Zeit genug, um mit dem Patienten ausführlich die Vorteile einer Insulinbehandlung zu diskutieren und einen Termin für ein Schulungsprogramm zu vereinbaren. Im Gespräch ist zu klären, ob der Patient die Vorteile einer präprandialen Injektion von Normalinsulin nutzen möchte oder eine Behandlung mit Kombinationsinsulin vorzieht. Entsprechend der Therapie sollte die Schulung des Patienten erfolgen, es hat sich bewährt, diese beiden Formen der Insulintherapie in verschiedenen Gruppen zu unterrichten, weil die Inhalte der Schulung sehr unterschiedlich sind (s. Kap. 11).

9.3
Patientenschulung als Grundlage der Insulintherapie

Schon die ärztliche Aufklärungspflicht macht eine Information des Patienten über die Hypoglykämiesymptomatik und ihre Behandlung bei Beginn der Insulinbehandlung obligat. Patientenschulung (oder *therapeutic patient education* wie man in englisch wesentlich treffender sagt) bedeutet allerdings mehr als Information über Nebenwirkungen der vom Arzt bestimmten Therapie. Die besondere Eigenart der Behandlung des Diabetes mellitus besteht darin, daß der Patient selbst lebenslang eine differenzierte Behandlung durchführen muß. Dies erfordert, daß er über möglichst alle Aspekte der Behandlung seiner Erkrankung informiert werden muß; auch soll er möglichst in die Lage versetzt werden, diese Behandlung selbständig den aktuellen Gegebenheiten anzupassen. Um dies zu erreichen, ist ein Schulungsprogramm für Patienten zu planen, das in pädagogisch ausgewogener Form den Patienten in verständlicher Sprache zu einer erfolgreichen Selbstbehandlung befähigt. Ein solcher Unterricht bedarf selbstredend der laufenden Kontrolle, ob der Patient die Lernziele der Unterrichtsstunden erreicht hat; Kontrollen sind notwendig, um die zu erwerbenden Fertigkeiten wie Insulininjektion, Selbstkontrolle des Stoffwechsels und Diätzubereitung zu prüfen und ggf. zu korrigieren. Dies hat in einer Form zu geschehen, die der Patient nicht als restriktiven Eingriff in seine Lebensgewohnheiten, sondern als einen Weg zu mehr Unabhängigkeit bei guter Behandlungsqualität empfindet.

Erfahrungen aus vielen Zentren haben gezeigt, daß eine befriedigende Schulung von Patienten mit Typ-1-Diabetes nur zu erreichen ist, wenn 15 bis 20 h systematischer Unterricht erteilt werden (Assal 1985). Die gesamten therapeutischen Bemühungen sind auf einen 5tägigen stationären Aufenthalt ausgerichtet. *Länger* sollte die stationäre Behandlung von Diabetikern ohne Komplikationen oder Begleiterkrankungen nicht dauern!

Die Tabelle 4 zeigt den Stundenplan der Patientenschulung für Diabetiker mit intensivierter Insulinbehandlung, die unsere Arbeitsgruppe seit vielen Jahren durchführt und in unserer und vielen anderen Kliniken evaluiert (Berger 1983, Jörgens 1993) Der Patientenunterricht wird von Diabetesberaterinnen erteilt. Es hat unsere Arbeitsgruppe sehr gefreut, daß in im Jahre 2000 endlich das Berufsbild der Diabetesberaterin offiziell anerkannt worden ist; die erfolgreiche Arbeit der vielen Diabetesberaterinnen hat sicher den wirksamsten Beitrag zur Verbesserung der Diabetikerbetreuung in Deutschland geleistet.

Die strukturierte Schulung bei Beginn der Insulintherapie des Typ-2-Diabetes wird im Regelfall ambulant durchgeführt. Die für den ambulanten Einsatz entwickelten und evaluierten Programme werden in Kapitel 11 ausführlich dargestellt.

Auf den folgenden Seiten haben wir dargestellt, *was* mit Insulin behandelte Diabetiker im Patientenunterricht lernen sollten, und diese Lernziele soweit notwendig näher begründet. Darauf, *wie* ein solcher Patientenunterricht erteilt werden kann, sind wir hier nicht eingegangen; die pädagogische Gestaltung des Unterrichts am Patienten, seine Einbindung in die

Tabelle 4. Stundenplan für Patienten mit Typ-1-Diabetes

Montag	Dienstag	Mittwoch	Donnerstag	Freitag
8.00 h Blutzuckermessung/Insulindosisbesprechung				
10.00–12.00 h Begrüßung „Was ist Diabetes?"	9.00–10.45 h Einführung in die Ernährung	9.00–10.30 h Dosisanpassung Verminderung/Erhöhung	9.00–10.00 h Ernährung	9.00–10.00 h Ernährung
	11.00–12.00 h Insuline Insulinwirkung	10.30–12.00 h Visite	10.15–12.00 h Dosisanpassung bei Krankheit	10.15–12.00 h Spätschäden Nerven/Füße
12.00 h Blutzuckermessung/Insulindosisbesprechung				
14.00–15.30 h Stoffwechsel-Selbstkontrolle	14.00–15.15 h Insulinbehandlung Insulininjektion	13.30–14.45 h Besuch im Supermarkt	14.00–15.00 h Diabetes und Sport Soziales	14.00–15.00 h Allgemeines Empfängnisverhütung Schwangerschaft
15.45–17.00 h Individuelle Therapieziele	15.30–17.00 h Hypoglykämie	15.00–17.00 h Dosisanpassung	15.15–16.00 h Spätschäden Augen/Nieren	16.00–17.00 h Wissenstest
17.00 h Blutzuckermessung/Insulindosisbesprechung				

medizinische Behandlung und den Stationsablauf und die psychologischen Aspekte der Unterrichtung der Patienten sind aber für einen dauerhaften Erfolg der Behandlung mit entscheidend. Diabetologen neigen dazu, sich allein auf inhaltliche Aspekte der Patientenschulung zu beschränken und sich wenig dafür zu interessieren, *wie* ihr Schulungspersonal Patientenunterricht erteilt. Mediziner werden jahrelang mit Frontalunterricht ausgebildet; darüber, ob die Zuhörer die Lernziele erreicht haben, erhält der Vortragende keine direkte Information. Die Lernziele werden erst am Ende des Studienabschnitts (in mehr oder weniger sinnvoller Weise) kontrolliert. Erreichen die Studenten die Lernziele nicht, kann man ihnen die Ausübung des Berufs unmöglich machen. Einem Diabetiker kann man nicht verbieten, Diabetes zu haben, weil er den Patientenunterricht nicht verstanden hat. Nur sehr begrenzte Zeit steht zur Verfügung, um ihn zu unterrichten. Deshalb ist es so wichtig, das pädagogische Vorgehen bei der Patientenschulung genau zu planen, zu beobachten und ggf. zu revidieren. Eine ausführliche Darstellung der pädagogischen Aspekte der Patientenschulung finden Sie im Buch von M. Berger, Diabetes mellitus (Bott 2000).

Literatur

Assal JPh, Mühlhauser I, Pernet A, Gfeller R, Jörgens V, Berger M (1985) Patient education as the basis for diabetes care in clinical practice and research. Diabetologia 28:602–613

Berger M, Jörgens V, Mühlhauser I, Zimmermann H (1983) Die Bedeutung der Diabetikerschulung in der Therapie des Typ 1 Diabetes mellitus. Dtsch Med Wochenschr 108:424–430

Jörgens V, Grüßer M, Bott U, Mühlhauser I, Berger M (1993) Effective and safe translation of intensified insulin therapy to general internal medicine departments. Diabetologia 36:99–105

Bott U (2000) Patientenschulung als Grundlage der Therapie. In: Berger M (Hrsg) Diabetes mellitus, 2. Aufl. Urban & Fischer, München Jena

KAPITEL 10

Schulungsinhalte zur Insulintherapie

10.1
Insulininjektion

J. J. R. MacLeod (dessen Assistenten 1921 das Insulin entdeckt hatten) schrieb dazu 1925 in seinem Buch *Insulin and its use in the treatment of diabetes*:

„The patient must also be trained in the measurement and administration of his own insulin, before he is a safe person to entrust with his own life."

Dies gilt auch heute noch, denn ein Ersatz der subkutanen Applikation des Insulins ist noch immer nicht verfügbar. Zum per Inhalation verabreichbaren Normalinsulin werden wir wahrscheinlich in der nächsten Auflage dieses Buches ausführlich Stellung nehmen müssen. Es wird nur als rasch wirkendes Insulin verabreichbar sein. Es wird 8- bis 10mal mehr Insulin benötigt als bei subkutaner Injektion. Die Langzeitwirkungen auf die Lunge sind noch zu untersuchen, ebenfalls die Möglichkeiten der Dosisadaptation. Der Wirkungseintritt bei inhalativer Verabreichung des Insulins ist deutlich rascher als bei injiziertem Normalinsulin.

Womit und wie spritzen?

Zu empfehlen ist der Gebrauch von Einwegspritzen aus Plastik (Abb. 27) mit aufgeschweißter Kanüle (dadurch kein Totraum). Glasspritzen sind nicht präzise genug; von sogenannten Spritzpistolen (Jet-Injektion) ist abzuraten. Plastikspritzen können übrigens durchaus mehrfach (ca. 3mal) verwendet werden, wenn sachgemäß und hygienisch mit ihnen umgegangen wird. Eine Desinfektion der Haut vor dem Insulinspritzen ist erwiesenermaßen unnötig (Koivisto 1978), die Verschreibung von Alkohol somit

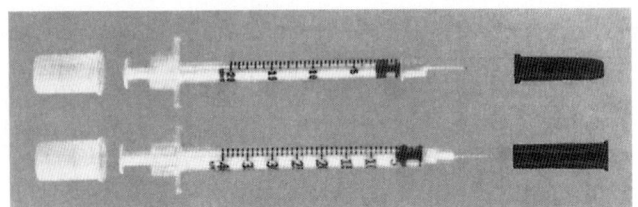

Abb. 27. Insulinspritzen für 40 E und 20 E

entbehrlich. Plastikspritzen mit aufgeschweißter Kanüle sind in Deutschland für Insuline der Konzentration 40 E/ml als 0,5-ml-Spritze (20 E), 1-ml-Spritze (40 E) und 2-ml-Spritze (80 E) erhältlich. Die derzeit im Handel befindlichen Einweginsulinspritzen aus Plastik enthalten Silikonöl als Gleitmittel (Chantelau 1986); dies ist nicht ganz unbedenklich, da es beim Spritzen mitinjiziert werden kann.

Da auch Spritzen auf dem Markt sind, deren Skala für U-100-Insulin gilt, muß bei der Verschreibung von Insulinspritzen präzise angegeben werden, ob Spritzen für U-40- oder U-100-Insulin gewünscht werden. Reisende Patienten sollten wissen, daß im Ausland fast nur noch Insulinpräparate und -spritzen für U-100-Insulin erhältlich sind.

In allen Patronen für Insulin-Pens befindet sich U-100-Insulin.

Insulin-Pens

Alle Insulinhersteller bieten Insulin-Pens an. Bei den meisten Pens werden Insulin enthaltende Kartuschen eingesetzt. NovoLet ist im Gegensatz dazu ein Injektionsgerät zum einmaligen Gebrauch; dies hat den Vorteil der einfachen Handhabung, weil keine Kartusche eingesetzt werden muß. Die leeren Geräte können zwecks Recycling zurückgegeben werden (was sogar in hohem Ausmaß geschieht).

In den früheren Auflagen dieses Buches haben wir uns bemüht, die einzelnen Pens der verschiedenen Firmen genauer zu beschreiben und auf besondere Probleme bei Verwendung der Geräte hinzuweisen. Leider waren immer wenige Monate nach dem Druck des Buches unsere Erklärung durch das Neuerscheinen von Geräten überholt. Auch werden mittlerweile im Prinzip von allen Firmen Geräte mit akzeptabler Qualität angeboten. Bitte informieren Sie sich bei den Herstellern über die jeweiligen Pens. Die Abb. 28 zeigt einige der zur Zeit gebräuchlichen Geräte.

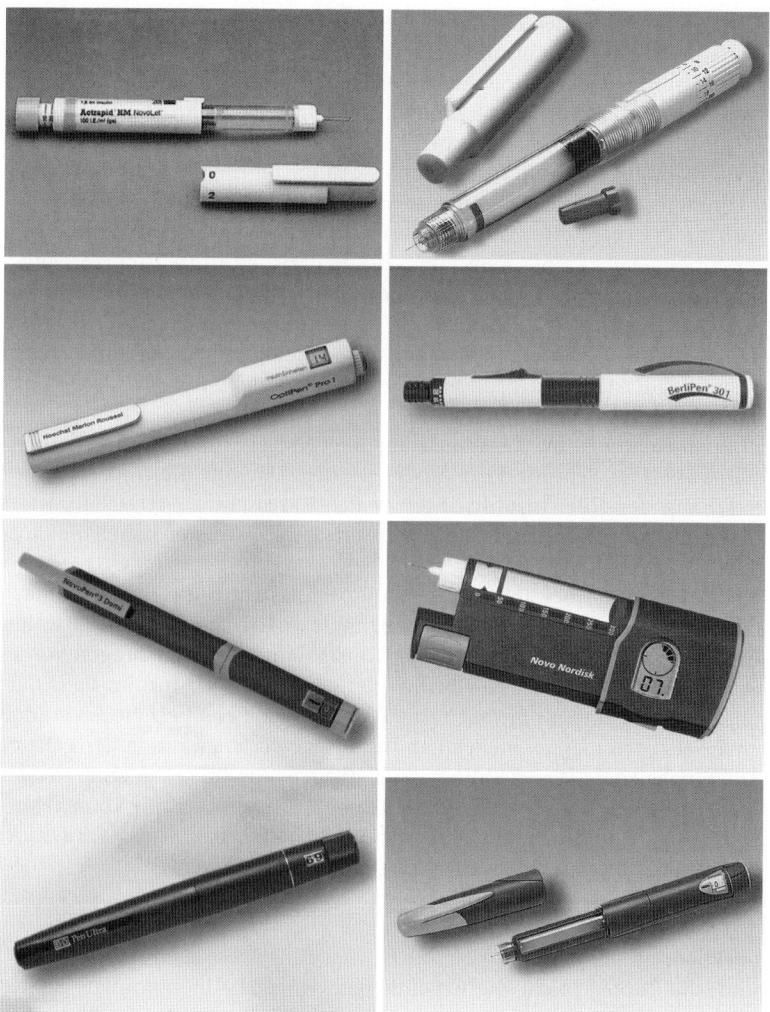

Abb. 28. Insulininjektionsgeräte

Die Einführung der Pens hat vielen Patienten die Entscheidung erleichtert, eine intensivierte Insulintherapie durchzuführen; die Schulung der Patienten ist mit den Pens aber nicht einfacher geworden. Leider kommt es immer wieder vor, daß Patienten ohne persönliche, ausführliche Instruktion ein Pen rezeptiert wird. Versuchen Sie einmal selbst, allein anhand der Gebrauchsanweisung mit einem solchen Gerät umzugehen!

Immer sollten die Patienten auch den Umgang mit üblichen Insulinspritzen erlernen, dies kann im Notfall für sie sehr wichtig sein (z. B. auf Reisen bei Defekt eines Pens, denn die zahlreichen in Deutschland angebotenen Pens sind nicht in allen Ländern verfügbar). Auch müssen die Patienten wissen, daß Insulin in Pens in der Konzentration U 100 vorliegt und das dieses Insulin nicht mit Spritzen für U 40 aufgezogen werden darf! Am besten ist der Hinweis, grundsätzlich nie Insulin aus Pen-Kartuschen mit Spritzen aufzuziehen.

Sehr wichtig ist bei Kombinations- oder Verzögerungsinsulin, diese Insuline auch im Pen gut durchmischt werden. Um eine gleichmäßige Aufmischung des NPH-Insulins in einer Pen-Kartusche zu erreichen, ist es notwendig, den Pen 20mal zu kippen, nur wenige Patienten haben dies korrekt erlernt (Jehle 1999).

Bei Pens mit vorwählbarer Insulindosis besteht die Gefahr, daß nach Überdrehen der aufgedruckten Maximaldosis sich trotzdem noch weiter Insulin vorwählen läßt, über dessen Dosis dann nur Schätzungen vorliegen. Die Patienten sind ausführlich bei den jeweiligen Insulin-Pens darüber zu informieren. Ein weiteres Problem der Pens besteht darin, daß viele Patienten die Restmengen an Insulin verwerfen, wenn in der Patrone nicht mehr ausreichend Einheiten für die geplante Injektion sind. Bei der morgendlichen Injektion unter intensivierter Insulintherapie können Verzögerungs- und Normalinsulin bei Verwendung von Insulin-Pens nicht mehr gemischt, müssen also jeweils separat injiziert werden.

Injektionstechnik

Einfache Tupfer (nicht die wesentlichen teureren Alkoholtupfer) sollten dem Patienten zur Verfügung stehen, um eventuell austretendes Blut abzuwischen. Wenn Patienten das selbständige Mischen von kurz- und langwirkendem Insulin erlernen sollen, müssen sie auch die entsprechende Aufziehtechnik beherrschen: erst ist das kurzwirkende, dann das Verzögerungsinsulin aufzuziehen. Der Wechsel der Einstichstelle ist zur Vermeidung von lokalen Lipohypertrophien oder -atrophien notwendig (Abb. 29).

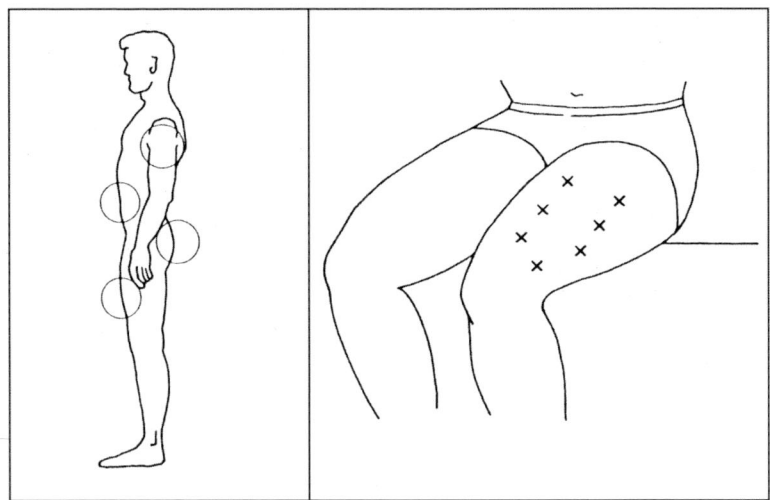

Abb. 29. Regionen, in die Insulin injiziert werden kann. Wechsel der Einstichstellen

Die Injektionsregion sollte allerdings nicht ungeplant gewechselt werden. Die Insulinabsorption erfolgt vom Abdomen schneller als vom Oberschenkel oder vom Arm.

Kaum bekannt ist das Abknicken des Stichkanals, um das Zurückfließen von Insulin aus dem Stichkanal zu vermeiden. Dies wird um so wichtiger, je größer die injizierte Insulinmenge ist.

Gespritzt wird Insulin in eine Hautfalte oder in die gestraffte Haut in einem Winkel von 45 bis 90 Grad. Mit dieser Technik gelangt das Insulin sicher in das Unterhautfettgewebe.

Einen speziellen Spritz-Eß-Abstand einzuhalten, empfehlen wir nicht. In Deutschland hat die Empfehlung von bis zu 45 Minuten langen Abständen zwischen Spritze und Essen Tradition, sie geht auf die Zeiten zurück, als fast alle Patienten mit Surfen-Insulinen, also ohne Normalinsulin behandelt wurden. Wir empfehlen, alsbald nach der Injektion von Normalinsulin zu essen – also zuerst den Tisch decken, dann spritzen und dann essen und *nicht* zuerst spritzen und dann Brötchen kaufen. Leider haben uns unter letzterer Vorgehensweise viele Patienten von schweren Hypoglykämien berichtet. Eine neuere systematische Untersuchung fand bei Typ-1-Diabetikern, die 30 Minuten oder 5 Minuten vor der Mahlzeit spritzten,

keinerlei Unterschied bezüglich postprandialem Glykämieverlauf, Blutglu-
kosetagesprofilen, HbA1c und Hypoglykämien (Scheen 1999).

Literatur

Borders LM, Bingham RP, Riddle MC (1984) Traditional insulin-use practices and the in-
    cidence of bacterial contamination and infection. Diabetes Care 7:121–127
Chantelau E, Berger M, Böhlken B (1986) Silicone oil released from disposable insulin sy-
    ringes. Diabetes Care 9:672–673
Fischer BM, Heatley C, Small M (1991) Reuse of disposable plastic insulin syringes. Br
    Med J 303:286–287
Koivisto VA, Felig P (1978) Is skin preparation necessary before insulin injection? Lancet
    i:1072–1073
Jehle PM et al (1999) Inadequate suspension of neutral protamin Hagedorn (NPH) insu-
    lin in pens. Lancet 354:1604–1607
Scheen AJ, Letiexe MR, Lefèbvre PJ (1999) Minimum influence of the time interval
    between injection of regular insulin and food intake on blood glucose control of type
    1 diabetic patients on a basal-bolus insulin scheme. Diabetes&Metabolism 25:157–162

10.2
Hypoglykämie

Die Unterzuckerung ist die häufigste und wichtigste Nebenwirkung der Behandlung mit Insulin. Insulinbehandelte Typ-1-Diabetiker erleiden durchschnittlich ein bis zwei symptomatische Hypoglykämien pro Woche. Das sind
nach 40 Jahren Diabetesdauer 2000 bis 4000 symptomatische Unterzuckerungen. Dazu kommen schätzungsweise noch einmal so viele Unterzuckerungen, die der Patient selbst nicht wahrnimmt. Obwohl die meisten Unterzuckerungen sog. leichte Unterzuckerungen sind, erleiden pro Jahr etwa 10%
der insulinbehandelten Patienten eine oder sogar mehrere schwere Hypoglykämien, die durch Angehörige oder einen Arzt mit Glukagon oder Glukose
i.v. behandelt werden müssen. Die Unterzuckerung wird typischerweise als
unangenehm erlebt. Sie verursacht körperliche Beschwerden und kann den
Patienten plötzlich zwingen, seine aktuelle Tätigkeit zu unterbrechen, und
zum vorübergehenden Verlust seiner körperlichen und geistigen Integrität
führen. Während einer Unterzuckerung kann der Patient sich und andere
Personen verletzen, z.B. durch einen Autounfall. Für manche Patienten sind
Unterzuckerungen das größte Problem bei der Behandlung ihres Diabetes,
und gelegentlich ist die Angst vor Unterzuckerungen stärker als die Angst vor

schwerwiegenden Folgeschäden wie Erblindung oder Nierenversagen. Etwa vier Prozent der Typ-1-Diabetiker sterben durch eine Hypoglykämie.

Über Symptome, Ursachen und Behandlung einer Hypoglykämie muß der insulinbehandelte Patient umfassend informiert werden. Dies gebietet allein schon die ärztliche Aufklärungspflicht. Das Risiko schwerer Unterzuckerungen hängt wesentlich davon ab, wie gut die Patientenschulung eines Diabeteszentrums ist.

Definition der Hypoglykämie

Für Nichtdiabetiker wird die Unterzuckerung definiert als ein Blutglukosespiegel unter 50 mg% verbunden mit dem gleichzeitigen Auftreten von Hypoglykämiesymptomen oder als Blutglukosespiegel tiefer als 40 mg%, auch wenn keine Symptome bestehen. Für Personen mit Diabetes ist diese Definition nicht anwendbar. So können bei hoher Blutzuckereinstellung Hypoglykämiesymptome bereits bei Blutglukosewerten von 100 mg% auftreten, Patienten mit niedriger Blutzuckereinstellung zeigen häufig selbst bei Blutglukosewerten von 30mg% keine Symptome.

Unter Insulinbehandlung sollten die Blutglukosewerte nicht tiefer als etwa 60 mg% liegen.

Symptome der Hypoglykämie sind einerseits Zeichen der hormonellen Gegenregulation, andererseits Auswirkungen der Minderversorgung des Gehirns mit Glukose. Personen mit Diabetes bemerken eine Unterzuckerung typischerweise an folgenden Symptomen:

Schwitzen, Zittrigkeit, Unruhe, Sehstörungen, Hungergefühl, Konzentrationsstörung, Schwächegefühl, Herzklopfen, taubes Gefühl an Mund, Beinen oder Händen.

Angehörige erkennen die Unterzuckerung häufig am Auftreten von:

Blässe, Schwitzen, Unruhe und Wesensveränderungen des Patienten. Manche Patienten beginnen zu weinen, zu lachen oder werden aggressiv. Andere werden ungewöhnlich ruhig und scheinen abwesend. Gangstörungen können das Bild eines alkoholisierten Menschen vortäuschen.

Nicht alle Symptome treten gleichzeitig auf, und die Symptome sind individuell sehr verschieden. Meist verspürt jeder Patient 2 bis 3 bestimmte Symptome. Art, Intensität und Folge der Symptome können sich jedoch ändern. Manche Patienten verlieren im Verlauf ihrer Krankheit die Fähigkeit, Symptome wahrzunehmen.

Die Wahrnehmung hypoglykämischer Symptome kann bei insulinbehandelten Patienten in Abhängigkeit verschiedener Faktoren in unterschiedlichem Ausmaß modifiziert sein.

> Abgeschwächte oder fehlende Wahrnehmung hypoglykämischer Symptome sind möglich bei: langer Diabetesdauer, sehr niedriger Blutzuckereinstellung, häufigen Unterzuckerungen, Alkohol.

Patienten mit eingeschränkter Hypoglykämiewahrnehmung haben ein erhöhtes Risiko, schwere Unterzuckerungen zu erleiden. Die durch niedrige Blutzuckereinstellung verminderte Hypoglykämiewahrnehmung kann schon bei kurzer Diabetesdauer beobachtet werden und ist dann innerhalb weniger Wochen reversibel, wenn der Blutzucker auf höhere Werte eingestellt wird. Die eingeschränkte Hypoglykämiewahrnehmung bei langer Diabetesdauer, sofern sie nicht auf eine sehr niedrige Blutzuckereinstellung zurückzuführen ist, scheint nach heutigen Erkenntnissen irreversibel zu sein.

Diagnose der Hypoglykämie

Beschwerden, die bei Unterzuckerungen auftreten können, sind nicht hypoglykämiespezifisch und können vom Patienten fehlgedeutet werden. Mit Sicherheit kann eine Hypoglykämie daher nur diagnostiziert werden, wenn der Blutzucker gemessen wird. Patienten, die sich erst kurze Zeit mit Insulin behandeln, sollten bei jeder Unterzuckerung den Blutzucker messen, und auch später sollte nach Möglichkeit der Blutzucker immer zur Sicherung der Diagnose „Hypoglykämie" gemessen werden. Blutzuckermessungen mit einem Teststreifen, z.B. Haemo-Glukotest 20–800®, sind ausreichend, vorausgesetzt, die Messung wird korrekt durchgeführt. Bei bewußtlosen Patienten sind Blutglukosewerte unter 50 mg% beweisend für eine Hypoglykämie. Höhere Blutglukosewerte schließen eine Hypoglykämie als Ursache der Bewußtlosigkeit allerdings nicht aus. Die Unterzuckerung könnte vor Stunden aufgetreten sein und zu einer Hirnschädigung geführt haben, der Blutzucker aber in der Zwischenzeit wegen der nachlassenden Wirkung des gespritzten Insulins wieder angestiegen sein. Bei Bewußtlosigkeit des Patienten oder bei Vorliegen eines Krampfanfalls muß zur Sicherung der Diagnose „Hypoglykämie" und zur Differentialdiagnose immer der Blutzucker gemessen werden. Die früher vielfach empfohlene probatorische Gabe von Glukose i.v. ohne vorherige Blutzuckermessung ist obsolet.

Therapie der leichten Hypoglykämie

Leichte Unterzuckerungen können vom Patienten selbst innerhalb weniger Minuten durch Essen rasch resorbierbarer Kohlenhydrate behoben werden. Besonders geeignet sind flüssige Kohlenhydrate, die zu einem rascheren Blutglukoseanstieg führen als feste Nahrungsmittel. Handelsübliche, mit Glukose gesüßte Fruchtsaftgetränke oder Limonaden sind zu empfehlen, es handelt sich dabei meist um ca. 10%ige Kohlenhydratlösungen. Man kann auch die für den oralen Glukosetoleranztest angebotenen Lösungen verwenden (ca. 25%ige Kohlenhydratlösungen). Traubenzucker in festerer Form, z. B. Dextroenergen oder Glukosekonzentrat, kann in jeder Tasche mitgeführt werden und ist so stets rasch verfügbar. Zur Behandlung einer leichten Unterzuckerung reichen 4 KE aus. Diese Kohlenhydratmenge entspricht etwa 0,2 l Fruchtsaftgetränk; 4 Täfelchen Dextroenergen enthalten 20 g Glukose. Dextroenergen-Täfelchen müssen gekaut und geschluckt und am besten mit Flüssigkeit „nachgespült" werden. Das Einlegen von Dextrosetäfelchen in die Backentasche ist nicht sehr effektiv, da Dextrose durch die Wangenschleimhaut nicht ausreichend resorbiert wird.

Manchmal berichten Patienten, daß sie eine Hypoglykämie „schwer in den Griff bekommen hätten", die übliche Menge Traubenzucker habe gar nicht richtig gewirkt. Arzt und Patient sollten wissen, daß der Blutglukoseanstieg nach einer Hypoglykämie vor allem von der Höhe des Insulinspiegels im Blut abhängt – je höher die Insulinämie, desto geringer der Blutglukoseanstieg nach Kohlenhydrataufnahme. Auch ist zu bedenken, daß zur Behandlung einer Hypoglykämie im Fastenzustand, d.h. bei völlig entleerten Glykogenspeichern, z.B. nach langdauernder erschöpfender körperlicher Belastung, der Glukosebedarf zur Anhebung des Blutglukosespiegels deutlich höher sein kann als bei einer postprandial aufgetretenen Hypoglykämie, d.h. bei gefüllten Glykogenspeichern. Bei Hyperinsulinämie im Fastenzustand werden zunächst die Glykogenspeicher mit ca. 20 g Glukose aufgefüllt, ehe der Blutglukosespiegel nennenswert ansteigt. Auch dies erklärt, warum manchmal mehr als 20 g Glukose zur Behandlung einer Hypoglykämie notwendig sind. Da Entscheidungs- und Handlungsfähigkeit der Patienten bei Hypoglykämien beeinträchtigt sein können, sollten auch Angehörige des Patienten und Arbeitskollegen über Diagnose und Therapie der Hypoglykämien informiert sein.

Behandlung der schweren Hypoglykämie

In jedem Fall hängen die Gefahren der Hypoglykämie wesentlich von der Schnelligkeit ab, mit der eine wirksame Behandlung erfolgt. Den Angehörigen insulinbehandelter Diabetiker muß man deshalb unbedingt die Behandlung einer schweren Unterzuckerung mit Bewußtlosigkeit erklären. Der Patient muß in die stabile Seitenlage gebracht werden, Atemwege müssen freigemacht bzw. freigehalten werden. Eine Ampulle Glukagon (1 mg) wird entweder subkutan – so wie Insulin – oder intramuskulär injiziert. Glukagon wird von Novo Nordisk gentechnisch produziert als GlukaGen angeboten. In mehr als 95% der Fälle wachen die Patienten nach 10–15 min auf. Allerdings steigt der Blutglukosespiegel durch die Glukagoninjektion nur um 20–30 mg% an. Dies reicht, um das Bewußtsein wiederzuerlangen, der Patient muß jedoch möglichst bald zusätzlich Kohlenhydrate essen, um ein neuerliches Abfallen des Blutglukosespiegels zu verhindern.

Als Nebenwirkung kann nach Glukagoninjektion Übelkeit oder Erbrechen auftreten. Die Injektion von Glukagon wirkt nicht immer. So kann Glukagon den Blutglukosespiegel nicht ausreichend erhöhen, wenn nicht genügend Leberglykogen vorhanden ist. Dies kann nach Alkoholexzeß, erschöpfender körperlicher Belastung, bei Lebererkrankungen oder nach längerem Fasten der Fall sein.

Bei entsprechender Schulung der Patienten und deren Angehörigen ist die Verschreibung von Glukagon zur Behandlung einer schweren Hypoglykämie sowohl notwendig als auch seitens der Kosten-Nutzen-Abwägung sinnvoll. Auf richtige Lagerung und Ablaufdatum der Glukagonpackung (Abb. 30) ist hinzuweisen. Eine den Angehörigen mitgegebene Leerpackung dient dazu, von Zeit zu Zeit die Handhabung der Glukagonspritze wiederholen zu können. In bis zu 50% der Fälle schwerer Hypoglykämien wird nach Schulung der Patienten und deren Angehörigen Glukagon angewendet. Gründe, warum Glukagon nicht eingesetzt wird, sind meist Unsicherheit und Ängstlichkeit der Angehörigen, oder der Patient war zum Zeitpunkt der Hypoglykämie alleine.

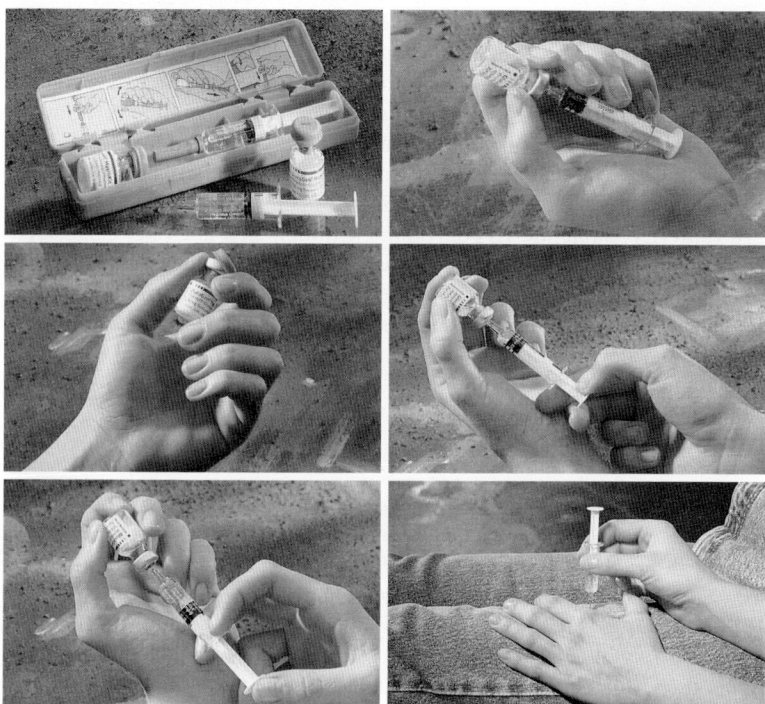

Abb. 30. Glukagon spritzen (aus: Mein Buch über Diabetes mellitus, Verlag Kirchheim, 15. Aufl., 2001)

Wird die Unterzuckerung mit Bewußtlosigkeit durch einen Arzt behandelt, so kann auch Glukose i.v. verabreicht werden, z.B. 30 ml 20%ige Glukose über einige Minuten i.v. Erlangt der Patient das Bewußtsein nicht innerhalb von etwa 10 Minuten, so liegt entweder eine ausgeprägte zerebrale Schädigung durch eine protrahierte, meist mehrstündige Unterzuckerung vor oder aber eine zusätzliche Ursache für die zerebrale Störung, z.B. ein apoplektischer Insult oder eine Intoxikation.

Die Einweisung in eine Klinik sollte immer dann erfolgen, wenn es sich nicht um einen jungen insulinspritzenden Diabetiker handelt, der das Bewußtsein rasch wieder erlangt hat und der regelmäßig Stoffwechselselbstkontrollen durchführt. Der Notarzt sollte sich Material und eventuell Aufzeichnungen des Patienten zeigen lassen. Zusätzliche Maßnahmen bzw.

Anordnungen richten sich danach, ob die Bewußtlosigkeit persistiert, wie ausgeprägt die zerebrale Schädigung ist oder ob zusätzliche Ursachen für die Bewußtlosigkeit bestehen. Insulinspritzende Diabetiker sind darauf hinzuweisen, daß sie ihre Insulindosis um mindestens 10% vermindern müssen und sich bei ihrem Diabetesarzt vorstellen sollen.

Bis zu Tagen protrahiert verlaufende Hypoglykämien können bei Einnahme von Glibenclamid (wegen seiner langen Halbwertszeit) auftreten. Protrahiert verlaufende Hypoglykämien finden sich auch bei exzessivem Alkoholkonsum. Diese Patienten müssen daher auch nach vorerst erfolgreicher Hypoglykämiebehandlung noch weiter stationär beobachtet werden. In jedem Fall ist auch an eine suizidale oder homizide Verabreichung von blutzuckersenkenden Substanzen zu denken.

Differentialdiagnose der Hypoglykämie

Die klinische Symptomatik der Hypoglykämie ist sehr variabel, die Symptome sind nicht spezifisch, jedes zentralnervös bedingte Krankheitsbild kann imitiert werden. Die Blutzuckermessung ist daher bei jeder unklaren Bewußtlosigkeit obligatorisch. So ist z.b. die Differentialdiagnose zwischen „Epilepsie" und „Krampfanfall bei Hypoglykämie" nur durch Blutzuckermessen im Anfall möglich. Differentialdiagnostisch ist bei Bewußtlosigkeit dann auch an intrazerebrale Blutungen durch schwere Verletzungen, z.B. Sturz, während der Hypoglykämie zu denken.

Durch die Hyperinsulinämie fällt der Serumkaliumspiegel ab, und im EKG kann eine Verlängerung der QT-Strecke beobachtet werden. Inwieweit diese Veränderungen bei Personen mit Vorschädigung des Herzens einen Herzinfarkt oder Herzrhythmusstörungen auslösen können, ist nicht gesichert, wird aber immer wieder diskutiert. Besonders bei älteren Menschen kann die Unterzuckerung mit reversiblen Symptomen der zerebralen Durchblutungsstörung, z.B. Hemiparese, einhergehen. Oft sind die Karotiden unauffällig. Gelegentlich soll durch eine Unterzuckerung jedoch auch ein zerebraler Insult ausgelöst werden können.

Hohe Blutzuckerwerte nach einer Unterzuckerung

Häufig beobachtet man, daß die Blutzuckerwerte nach einer Unterzuckerung unverhältnismäßig hoch sind. Dafür können mehrere Faktoren verantwortlich sein. Durch die Stimulation der gegenregulatorischen Hormone während einer Hypoglykämie kommt es zu einer gewissen Insulinresistenz nach einer Unterzuckerung. Vorausgesetzt, die Insulinspiegel bleiben konstant, ist der Blutglukoseanstieg, der durch die Gegenregulation verursacht wird (sog. Somogyi-Effekt), jedoch gering. Die klinische Relevanz des Somogyi-Effekts ist während der letzten Jahre erheblich überschätzt worden. In der Praxis bedeutend wichtiger für einen starken Blutglukoseanstieg nach einer Unterzuckerung als der Somogyi-Effekt sind eine mögliche Überbehandlung der Unterzuckerung und eine nachlassende Wirkung des zuletzt injizierten Insulins.

Unmittelbar nach einer Unterzuckerung sollte der Blutzuckerspiegel nur dann gemessen werden, wenn Unsicherheit darüber besteht, ob der Blutzucker ausreichend angehoben wurde. Keinesfalls sollte unmittelbar nach einer Unterzuckerung Insulin „nachgespritzt" werden, denn der Insulinspiegel könnte immer noch hoch sein. Eine neuerliche Unterzuckerung wäre die Folge. Es kommt zu „schwankenden Blutzuckerwerten". In Einzelfällen führt dies dazu, daß die Insulindosis immer weiter erhöht wird; wegen der häufigen Unterzuckerungen muß auch häufig zusätzlich gegessen werden, was zur Gewichtszunahme führt. Dieser Circulus vitiosus kann nur durch- brochen werden, wenn die Insulindosis reduziert wird, bis keine Unterzuckerungen mehr auftreten. Auch die „schwankenden Blutzuckerwerte" verschwinden dadurch wieder.

β-Blocker und Hypoglykämie

Nichtkardioselektive β-Blocker, z.B. Propranolol, verlängern die Dauer einer Unterzuckerung durch Verzögerung des spontanen Wiederanstiegs des Blutzuckers nach der Hypoglykämie. Bei β_1-selektiven Blockern, z.B. Metoprolol, wurde in den meisten Studien ein normaler Wiederanstieg des Blutzuckers beobachtet. Propranolol kann bei bestimmten katabolen Zuständen, auch bei nichtdiabetischen Personen, das Auftreten von Spontanhypoglykämien begünstigen, z.B. bei Malnutrition, Hungerzuständen, Alkoholismus, schweren Lebererkrankungen und bei Niereninsuffizienz. Außerdem wurde immer wieder vermutet, daß β-Blocker die Hypoglykämiewahrnehmung beeinträchtigen und das Risiko für schwere Unterzuckerungen erhöhen. Neue Untersuchungen über den Einfluß von Propranolol und Metoprolol auf die pathophysiologischen Veränderungen bei insulininduzierter Hypoglykämie bei Patienten mit Typ-1-Diabetes erlauben heute eine differenziertere Betrachtungsweise. Demnach blockieren sowohl Propranolol als auch Metoprolol den hypoglykämieinduzierten Anstieg von Puls und Blutdruck. Durch Verminderung der Clearance des gegenregulatorischen Hormons Adrenalin liegen die Adrenalinspiegel unter β-Blockade jedoch deutlich höher. Insgesamt kommt es zu keiner Verminderung der Symptomwahrnehmung; im Gegenteil wird die Hypoglykämiesymptomatik hauptsächlich durch die Zunahme des Symptoms Schwitzen verstärkt. Allerdings liegt der Blutzuckerwert, bei dem Symptome erstmals auftreten, unter Propranololgabe bei durchschnittlich kontrollierten Typ-1-Diabetikern niedriger als ohne Propranololgabe, jedoch immer noch höher als bei gesunden Probanden. Vergleichbar differenzierte Untersuchungen für Patienten mit sehr niedriger Blutzuckereinstellung, für Patienten mit fehlender Hypoglykämiewahrnehmung oder für Patienten mit eingeschränkter Nierenfunktion liegen nicht vor. Für ein häufigeres Auftreten schwerer Unterzuckerungen bei Typ-1-Diabetikern infolge einer Behandlung mit β-Blockern gibt es in der Literatur keine Hinweise. Allerdings haben nur wenige Studien den Einfluß von Propranolol auf das Risiko schwerer Unterzuckerungen untersucht. In verschiedenen Studien aus unserer eigenen Klinik, in der seit mehr als zwanzig Jahre zur antihypertensiven Therapie primär kardioselektive β-Blocker eingesetzt werden, zeigten sich ebenfalls keine Hinweise für ein häufigeres Auftreten schwerer Hypoglykämien als Folge einer β-Blocker-Therapie. Allerdings werden die Patienten auf eine mögliche Änderung der Hypoglykämiewahrnehmung hingewiesen, und die Therapien werden niedrigdosiert durchgeführt. Auf Propranolol und andere nichtkardioselektive β-Blocker sollte wegen des verzögerten Wiederanstiegs des Blutzuckers nach Hypoglykämie bei Verfügbarkeit kardioselektiver β-Blocker auch weiterhin verzichtet werden. In jedem Fall sollten auch kardioselektive β-Blocker nicht zu hoch dosiert werden, da sie dadurch ihre relative Selektivität verlieren können.

Alkohol und Hypoglykämie

Bei ausreichenden hepatischen Glykogenspeichern führt mäßiger Alkoholgenuß allein nicht zur Hypoglykämie (Moriarty 1993). Hingegen wird bei stärkerem Alkoholeinfluß über Hemmung der Glukoneogenese in der Leber das Auftreten von Hypoglykämien begünstigt. Je größer die Alkoholmenge, um so länger ist die Hemmung der Glukoneogenese. Daher können Hypoglykämien auch noch Stunden nach dem Alkoholkonsum auftreten. Alkohol vermindert die Wahrnehmung von Hypoglykämiesymptomen, obwohl Schwitzen und Herzfrequenzanstieg bei gleichzeitig verstärkter Adrenalinantwort vermehrt sind. Die kognitiven Hirnfunktionen sind unter Alkohol noch stärker beeinträchtigt als bei einer Hypoglykämie ohne Alkoholeinfluß.

Die Problematik des Alkoholkonsums muß mit den Patienten besprochen werden. Die Einnahme eines kohlenhydrathaltigen Snacks während und einige Stunden nach Alkoholgenuß ist zu empfehlen. Scheint ein Rausch, z.B. im Kölner Karneval, sozial unvermeidlich, so sollte die Insulindosis reduziert werden und eine relativ nüchterne Begleitperson über Blutzuckermessung und Hypoglykämiebehandlung informiert sein. Häufig fragen Patienten, ob sie übliches Bier trinken dürfen. Der Genuß kleinerer Mengen kohlenhydrathaltiger Alkoholika, wie übliches Bier, verursacht möglicherweise weniger Hypoglykämien als kohlenhydratfreie Alkoholika. Daher sollte übliches Bier dem kohlenhydratarmen, aber alkoholreichen „Diabetiker-Diätbier" vorgezogen werden. Ein halber Liter deutsches Bier enthält nur ca. 20 g Kohlenhydrate und erhöht den Blutzucker, bei ausreichend insulinierten Patienten, um ca. 50 mg% (Spraul 1988). Daher sollte der Kohlenhydratgehalt des Biers eher toleriert und nicht mit Insulin abgedeckt werden, um Hypoglykämien zu vermeiden. Der Genuß von alkoholfreien Bieren bietet hierzu eine moderne Alternative, wobei dann der Kohlenhydratgehalt mit Insulin abgedeckt werden kann.

Wie gefährlich sind Hypoglykämien?

Obwohl etwa 4% der Typ-1-Diabetiker im Zusammenhang mit einer Hypoglykämie sterben, ist die Todesursache selten die Hypoglykämie selbst, sondern assoziierte Komplikationen wie schwere Verletzungen, aber möglicherweise auch ein plötzlicher Herztod. Nur ausnahmsweise führt eine Hypoglykämie zu schweren zerebralen Schäden oder zum Tod. Andererseits wird immer wieder diskutiert, ob sich wiederholte schwere Unterzuckerungen nicht doch schädigend auf das Gehirn auswirken können. So wurden bei Kindern, die während der ersten 5 Lebensjahre häufig schwere Unterzuckerungen hatten, im Schulalter geringe Verzögerungen in den Schulleistungen und der Intelligenzentwicklung gefunden. Allerdings bleibt die Frage nach Ursache und Wirkung ungeklärt. Im DCCT, der größten bisher durchgeführten Studie bezüglich des Typ-1-Diabetes, wurden bei Adoleszenten und Erwachsenen keine negativen Auswirkungen von schweren Hypoglykämien auf neuropsychologische und intellektuelle Leistungen beobachtet.

Definition der schweren Hypoglykämie

Jede Unterzuckerung, bei der sich der Patient nicht mehr selbst helfen kann, ist als schwerwiegendes Ereignis zu werten. Dabei unterscheidet man Unterzuckerungen, bei denen eine Behandlung mit oral zugeführten Kohlenhydraten noch möglich ist, und Unterzuckerungen, bei denen die Bewußtseinslage des Patienten so beeinträchtigt ist, daß die Behandlung mit Glukose i.v. oder durch Glukagoninjektion erfolgen muß. Diese Klassifizierung der Hypoglykämie wird dem subjektiv durch den Patienten empfundenen Schweregrad der Unterzuckerung nicht in jedem Fall gerecht. So kann auch eine sog. leichte Unterzuckerung vom Patienten als schwerwiegend empfunden werden, z.B. beim Autofahren oder während einer Prüfung. Andererseits kommt es immer wieder vor, daß Patienten, selbst wenn sie wiederholte Male bei der Behandlung von Unterzuckerungen auf fremde Hilfe angewiesen waren, diese Ereignisse nicht als schwerwiegend bewerten. Auch die objektive Zuordnung der Hypoglykämien ist nicht immer möglich. Der Schweregrad der Unterzuckerung wird vom Patienten oft anders erlebt als von Angehörigen, Freunden oder Berufskollegen. Manchmal werden Unterzuckerungen von Angehörigen mit Glukagon behandelt, obwohl eine orale Verabreichung von Kohlenhydraten noch möglich wäre. Andererseits können Unterzuckerungen mit stundenlanger Bewußtlosigkeit unerkannt bleiben, wenn diese in der Nacht auftreten und der Patient am Morgen wegen der nachlassenden Insulinwirkung von alleine wieder aufwacht, eine Erinnerung an das Ereignis jedoch nicht besteht. Retrograde Amnesien nach Unterzuckerungen sind häufig und erschweren zusätzlich deren Verifizierung. Der Schweregrad einer Bewußtseinsstörung wird von Laien und sogar von medizinischem Personal nicht verläßlich beurteilt.

Trotzdem ist es notwendig, eine einheitliche Definition der schweren Hypoglykämie zu verwenden, sollen Behandlungsqualität eines Therapiezentrums dokumentiert werden und verschiedene Therapiestrategien in bezug auf ihre Sicherheit vergleichbar sein. Für vergleichende Auswertungen empfiehlt sich daher folgende Definition der schweren Unterzuckerung:

Hypoglykämie mit Bewußtseinsstörung oder Bewußtseinsverlust, mit Glukose i.v. oder Glukagoninjektion behandelt.

Diese Definition der schweren Unterzuckerung wird in den meisten wissenschaftlichen Arbeiten und im San-Vincente-Datenerhebungsbogen verwendet. Der wesentliche Vorteil dieser Definition besteht in der relativ großen Sicherheit, mit der solche Hypoglykämien erfaßt werden können. Selbst bei retrograden Amnesien ist auch im nachhinein feststellbar, ob Glukagon oder Glukose durch Angehörige oder einen Arzt injiziert wurden.

Häufigkeit schwerer Hypoglykämien

Die Häufigkeit der schweren Unterzuckerung wird angegeben als:

1. Prozent der Patienten, die pro Jahr eine oder mehrere schwere Unterzuckerungen haben
2. Inzidenz = Anzahl der schweren Hypoglykämien pro Patient pro Jahr

Mit dem zunehmenden Bestreben um eine nahezu normoglykämische Blutzuckereinstellung ist die Vermeidung schwerer Unterzuckerungen zu einem vorrangigen Therapieziel geworden. Im DCCT war die Intensivierung der Insulintherapie mit einem 3fach höheren Risiko schwerer Unterzuckerungen verbunden. In der Pilotstudie hatten während eines Jahres 10% der konventionell behandelten und 26% der intensiviert behandelten Typ-1-Diabetiker eine oder mehrere schwere Unterzuckerungen (definiert als Koma, Krampfanfall, Behandlung mit Glukagon oder Glukose i.v.). Die Inzidenz der schweren Unterzuckerung betrug 0,17 im Vergleich zu 0,54 Fällen pro Patient pro Jahr. In der Hauptstudie nahm die Häufigkeit der schweren Unterzuckerung, unter Verwendung genannter Definition, in beiden Gruppen ab, das 3fach höhere Risiko unter intensivierter Behandlung blieb jedoch bestehen. Die Abnahme der Unterzuckerungen war auch auf eine Änderung der Einschlußkriterien der Patienten zurückzuführen. So wurden Patienten mit besonders hohem Hypoglykämierisiko, nämlich jene, die in der Anamnese wiederholte oder ungeklärte schwere Unterzuckerungen hatten, nicht mehr in die Studie aufgenommen. Im Gegensatz zu den Ergebnissen des DCCT wurde in vielen anderen, ebenfalls kontrollierten Studien kein erhöhtes Risiko im Zusammenhang mit der Intensivierung der Insulintherapie gefunden.

Für Personen mit Manifestation des Typ-2-Diabetes liegen Daten der UKPDS vor (UKPDS 1988). Demnach hatten währen der ersten 10 Jahre nach Diabetesdiagnose 1,4% der Patienten in der Glibenclamid-Gruppe und 1,8% der mit Patienten in der Insulingruppe mindestens eine Hypoglykämie mit Fremdhilfe pro Jahr (bei einem mittleren HbA1c von 7,0%). Patienten, die der Kontrollgruppe mit absichtlich schlechterer Einstellung zugewiesen waren (mittleres HbA1c 7,9%) hatten in 0,7% mindestens eine Hypoglykämie pro Jahr, bei der Fremdhilfe erforderlich war.

Bei Durchsicht der Literatur fällt auf, daß die Angaben zur Häufigkeit der schweren Hypoglykämien außergewöhnlich schwanken, unabhängig davon, ob Patienten konventionell oder intensiviert behandelt werden. So liegen sowohl für konventionell als auch für intensiviert behandelte Typ-1-Diabetiker die Anteile der Patienten, die mindestens eine schwere Hypoglykämie pro Jahr erleiden, zwischen etwa 5% und mehr als 30% und die Inzidenzraten schwerer Unterzuckerungen zwischen 0,05 und mehr als 0,50 Fällen pro Patient pro Jahr. Diese extremen Unterschiede zwischen den Diabeteszentren können nicht allein durch Unterschiede in bezug auf Patientencharakteristika, Definition der schweren Unterzuckerung, Methoden der Datenerhebung oder Grad der Blutzuckereinstellung erklärt werden. Die wichtigsten Gründe für hohe Inzidenzraten schwerer Unterzuckerungen sind vielmehr inadäquate Insulinsubstitutionsstrategien und, noch wichtiger, unzureichende Schulung der Patienten in der sicheren Durchführung der Insulintherapie.

Nach strukturierten Schulungsprogrammen liegt die Inzidenz schwerer Hypoglykämien bei etwa 0,15 Fällen pro Patient pro Jahr (bei einem HbA1c Wert von 7,5%). Bei mit Insulin behandelten Patienten mit Typ-2-Diabetes liegen sehr unterschiedliche Daten zur Häufigkeit schwerer Hypoglykämien vor. Dies ist leicht dadurch zu erklären, daß die untersuchten Patientengruppen sehr heterogen sind. Führt man Nachuntersuchungen an Patienten durch, die bereits sehr lange Typ-2-Diabetes haben, werden Inzidenzen schwerer Hypoglykämien beobachtet, die bis 0,1 pro Patient betragen (5% der Patienten erleiden einmal im Jahr eine schwere Hypoglykämie). Führt man Nachuntersuchungen mit Patienten durch, die nur präprandiales Normalinsulin injizieren, so sind schwere Hypoglykämien kaum zu erwarten (Kalfhaus 2000).

Jedes Diabeteszentrum bzw. jeder niedergelassene als Diabetologe tätige Arzt ist verpflichtet, die Sicherheit seiner Therapiemaßnahmen zu dokumentieren, das bedeutet: die Häufigkeit schwerer Hypoglykämien ist unbedingt zu dokumentieren, nur so können Mängel in der Diabetesbehandlung aufgedeckt und verbessert werden. Nachuntersuchungen unter Angabe der Häufigkeit schwerer Hypoglykämien sind Bestandteil der von der Deutschen Diabetes Gesellschaft geforderten Daten zur Anerkennung von Schulungszentren.

Risikofaktoren für schwere Hypoglykämien

Fehlen einer systematischen und strukturierten Patientenschulung und inadäquate Insulintherapien sind die wesentlichen Ursachen für hohe Hypoglykämie-Inzidenzraten, unabhängig vom Grad der Blutzuckereinstellung der Patienten. Schulung bedeutet Training des Patienten in der täglichen Stoffwechselselbstkontrolle und Selbstanpassung der Insulintherapie. Ein weiteres Risiko kann das Umstellen des Patienten von einer Insulinsorte auf eine andere sein. Hingegen ist Humaninsulin kein Risikofaktor für schwere Unterzuckerungen (Airey 2000).

Es gibt Patienten, die besonders gefährdet sind, schwere Unterzuckerungen zu erleiden. Der wichtigste Prädiktor ist die Anamnese einer schweren Hypoglykämie. Patienten, die schon einmal eine schwere Unterzuckerung hatten, haben ein 3- bis 4fach höheres Risiko, auch weiterhin schwere Unterzuckerungen zu erleiden, unabhängig von der Art der Insulintherapie. Auch Patienten, die Unterzuckerungen nicht mehr oder nur mehr sehr schlecht wahrnehmen, sind besonders gefährdet, schwere Hypoglykämien zu erleiden.

> **Prädiktoren für schwere Hypoglykämien:**
> Schwere Hypoglykämie(n) in der Anamnese
> Verlust der Hypoglykämiewahrnehmung

Weitere, weniger konsistente Prädiktoren sind: lange Diabetesdauer, fehlende Restsekretion von Insulin, hohe Insulindosen, niedrige HbA_{1c}-Werte. Ein hoher Insulinantikörperspiegel ist kein Risikofaktor für schwere Hypoglykämien, obwohl dies aufgrund experimenteller Untersuchungen immer wieder diskutiert worden war.

Verschiedene klinische Zustandsbilder können das Auftreten schwerer Hypoglykämien begünstigen: Frühschwangerschaft, Niereninsuffizienz, schwere Lebererkrankungen, Katabolismus.

Das Risiko schwerer Unterzuckerungen ist während des ersten Trimenons der Schwangerschaft deutlich erhöht. Primäre Ursache dafür dürfte die erhöhte Insulinempfindlichkeit während dieser Zeit sein. Dazu kommen die Bestrebungen der Diabetikerinnen, ihren Blutzucker zu normalisieren. In der späteren Schwangerschaft nimmt das Risiko der schweren Unterzuckerung wieder deutlich ab, obwohl die Blutzuckereinstellung zumeist noch besser ist.

Auch Patienten mit Niereninsuffizienz haben ein etwa 5fach erhöhtes Hypoglykämierisiko. Da Insulin zu einem beträchtlichen Teil über die Niere abgebaut wird, sinkt der Insulinbedarf bei eingeschränkter Nierenfunktion. Die Insulindosen, vor allem Verzögerungsinsulin, müssen deutlich vermindert werden. Malnutrition, Alkoholismus und Lebererkrankungen können ebenfalls das Risiko schwerer Unterzuckerungen erhöhen.

Verhaltensfehler

Ein häufiges Problem ist der zögerliche Einsatz von rasch resorbierbaren Kohlenhydraten zur Behandlung der Hypoglykämie. Es wird zu lange gewartet, manchmal wird sogar abgewartet, ob die Unterzuckerung nicht von alleine wieder verschwindet, oder weil die nächste Mahlzeit ohnehin bald ansteht. Die Haltung des Patienten zur rechtzeitigen Behandlung der Unterzuckerung muß in jedem Fall evaluiert und gegebenenfalls korrigiert werden. Die Patienten sollten von Anfang an im Traubenzucker o.ä. einen unentbehrlichen Helfer und gleichwertigen Partner des Insulins in der Regulation des Blutzuckers sehen.

Die Patienten sollen wissen, daß eine sofortige Reaktion bei den ersten Hypoglykämieanzeichen ausgeprägte Blutzuckerschwankungen verhindert und die Blutzuckereinstellung erleichtert. Bei längerem Abwarten kann zudem die Entscheidungs- und Handlungsfähigkeit des Patienten infolge der Neuroglykopenie aufgehoben sein, so daß eine selbständige Behandlung der Hypoglykämie nicht mehr möglich ist. Patienten, die keine Hypoglykämiewarnsymptome wahrnehmen, sind leider oft nicht in der Lage, Unterzuckerungen selbständig und rechtzeitig zu behandeln. Möglicherweise kann durch ein spezielles Hypoglykämiewahrnehmungstraining diese Fähigkeit verbessert werden. Auf die Gefahren des Nachspritzens von Insulin bei hohen Blutzuckerwerten nach einer Hypoglykämie wurde bereits hingewiesen.

Bei der Suche nach den möglichen Ursachen von (schweren) Hypoglykämien müssen außerdem folgende Aspekte in Betracht gezogen werden:

- **Insulintherapie:**
  - Insgesamt zu hohe Insulindosen,
  - unzureichende Insulindosisreduktion bei niedrigen Blutzucker-
    werten,
  - Überkorrektur mit Insulin bei hohen Blutzuckerwerten,
  - Spritz-Eß-Abstand zu lang,
  - Insulininjektionstelle wird nicht gewechselt,
  - versehentliche i.m.-Injektion,
  - fehlerhafte Insulininjektionsgeräte,
  - Insulindosis wird falsch aufgezogen.
- **Kohlenhydrataufnahme:**
  - Mahlzeiten ausgelassen,
  - Kohlenhydratmenge falsch abgeschätzt.
- **Körperliche Belastung:**
  - Unzureichende vorbeugende Maßnahmen vor bzw. nach körper-
    licher Belastung.
- **Alkohol**
- **Gewichtsabnahme ohne Dosisreduktion**
- **Stoffwechselselbstkontrolle:**
  - Fehler bei der Blutzuckermessung,
  - defekte Blutzuckermeßgeräte.

Vorbeugung schwerer Hypoglykämien

Wichtigste grundlegende Maßnahme ist, bei jeder Kontrolluntersuchung
nach Unterzuckerungen zu fragen und diese zu dokumentieren. Dies
erscheint selbstverständlich, ist es aber leider nicht. Es ist entscheidend, in
welcher Form nach Unterzuckerungen gefragt wird. Wenn Sie z.B. den
Patienten fragen: „Haben Sie Unterzuckerungen?" und der Patient antwortet: „Nein", bedeutet dies nicht, daß die Blutglukosewerte nicht doch
häufig viel zu tief liegen. Patienten, die ihre Unterzuckerungen nicht spüren, fühlen sich oft noch bei 30 mg% wohl. Es wäre also sinnvoller zu fragen: „Wie häufig haben Sie während der letzten Woche einen Blutzuckerwert unter 60 mg% gemessen?" Voraussetzung dafür ist, daß der Patient
auch täglich seinen Blutzucker mißt. Nach schweren Unterzuckerungen
könnte man folgendermaßen fragen: „Wie viele Unterzuckerungen, bei
denen Sie sich nicht mehr selbst helfen konnten, hatten Sie seit dem letz-

ten Besuch (im letzten Jahr)? Wie sind diese Unterzuckerungen behandelt worden?"

Da fast 60% der schweren Hypoglykämien während der Nacht auftreten, ist es vorrangig, nächtliche Unterzuckerungen zu vermeiden.

Die Blutzuckermessung vor dem Schlafengehen ist bei niedriger Blutzuckereinstellung dazu unverzichtbar.

Liegen die Blutglukosewerte vor dem Schlafengehen unter 120 mg%, sollten 10–20 g Kohlenhydrate zusätzlich gegessen werden. Gezielte Blutzuckermessungen zwischen 2 und 3 Uhr morgens können über die tiefsten Blutzuckerwerte während der Nacht Aufschluß geben.

Tritt eine Unterzuckerung während der Nacht auf und werden keine korrigierbaren Ursachen identifiziert, muß der Patient am nächsten Abend die Insulindosis vermindern, um einer neuerlichen Hypoglykämie vorzubeugen. Die selbständige Insulindosisreduktion zur Vorbeugung von Unterzuckerungen ist ein unverzichtbarer Bestandteil jeder Patientenschulung. Die Verzögerungsinsulindosis vor dem Schlafengehen sollte nur erhöht werden, wenn man sicher ist, daß die Blutzuckerwerte zwischen 2 und 3 Uhr morgens nicht zu tief liegen.

Eine weitere häufige Ursache von schweren Unterzuckerungen sind unzureichende vorbeugende Maßnahmen vor und nach körperlicher Belastung. Während Unterzuckerungen bei leichter und kurzer körperlicher Belastung durch zusätzliches Essen blutglukosewirksamer Kohlenhydrate verhindert werden können, reicht dies nicht bei intensiver und länger dauernder körperlicher Belastung. In solchen Fällen muß die Insulindosis vermindert werden. Ein typisches Beispiel ist ein Tanzabend, an dem auch vermehrt Alkohol konsumiert wird. Ohne entsprechende vorbeugende Maßnahmen ist die Unterzuckerung in der folgenden Nacht oder am nächsten Vormittag schon programmiert.

Auch ältere Patienten, die Insulin spritzen oder blutzuckersenkende Tabletten einnehmen, müssen in der Lage sein, Unterzuckerungen zu erkennen, zu behandeln und durch selbständige Dosisreduktion vorzubeugen.

Patienten, die Auto fahren, müssen unbedingt darauf hingewiesen werden, daß sie dafür verantwortlich sind, Unterzuckerungen während des Autofahrens wirksam vorzubeugen. Dies schließt ein, daß der Patient vor Antritt der Autofahrt seinen Blutzuckerspiegel gemessen hat.

Psychologische Aspekte

Die Vermeidung von Hypoglykämien hängt wesentlich davon ab, daß der Patient die Unterzuckerungen rechtzeitig wahrnimmt, sie sofort und ausreichend behandelt und Maßnahmen zur Prävention ergreift. Bereits die Wahrnehmung, Interpretation und Bewertung von Hypoglykämiesymptomen kann durch psychische Faktoren entscheidend beeinflußt werden, z.B. können die Symptome verharmlost werden. Die Angst vor Folgeschäden kann mit einer raschen Behandlung der Unterzuckerungen interferieren. Andererseits kann eine besonders große Angst vor Hypoglykämien eine gute Blutglukoseeinstellung unmöglich werden lassen. Patienten, die trotz ausreichender Schulung schwere Unterzuckerungen haben, bedürfen einer intensiven langfristigen Betreuung.

Literatur

Airey CM, Williams DRR, Martin PG, Bennet CMT, Spoor PA (2000) Hypoglycemia induced by exogenous insulin – „human" and animal insulin compared. Diab Med 17:416–432

Bott S, Bott U, Berger M, Mühlhauser I (1997) Intensified insulin therapy and the risk of severe hypoglycemia. Diabetologia 40:926–932

Clausen-Sjöbom N, Lins P-E, Adamson U, Curstedt T, Hamberger B (1987) Effects of metoprolol on the counter-regulation and recognition of prolonged hypoglycaemia in insulin-dependent diabetes. Acta Med Scand 222:57–63

Cryer PE (1992) Iatrogenic hypoglycaemia as a cause of hypoglycaemia-associated autonomic failure in IDDM. Diabetes 41:255–260

Hirsch IB, Boyle PJ, Craft S, Cryer PE (1991) Higher glycemic thresholds for symptoms during beta-adrenergic blockade in IDDM. Diabetes 40:1177–1186

Kerr D, Macdonald IA, Tattersall RB (1991) Patients with type 1 diabetes adapt acutely to sustained mild hypoglycaemia. Diabetic Medicine 8:123–128

Kimmerle R, Heinemann L, Delecki A, Berger M (1992) Severe hypoglycaemia incidence and predisposing factors in 85 pregnancies of type 1 diabetic women. Diabetes Care 15:1034–1037

Lindström T, Jorfeldt L, Tegler L, Arnquist HJ (1992) Hypoglycaemia and cardiac arrythmias in patients with Type 2 diabetes mellitus. Diabetic Medicine 9:536–541

Moriarty KT, Maggs DG, Macdonald IA, Tattersall RB (1993) Does ethanol cause hypoglycaemia in overnight fasted patients with type 1 diabetes? Diabetic Medicine 10:61–65

Mühlhauser I, Koch J, Berger M (1985) Pharmacokinetics and bioavailability of injected glucagon: differences between intramuscular, subcutaneous, and intravenous administration. Diabetes Care 8:39–42

Mühlhauser I, Berger M, Sonnenberg G, Koch J, Jörgens V, Schernthaner G, Scholz V (1985) Incidence and management of severe hypoglycaemia in 434 adults with insulin-dependent diabetes mellitus. Diabetes Care 8:268–273

Mühlhauser I, Toth G, Sawicki PT, Berger M (1991) Severe hypoglycaemia in type 1 diabetic patients with impaired kidney function. Diabetes Care 14:344–346

Mühlhauser I, Overmann H, Bender R, Bott U, Berger M (1998) Risk factors of severe hypoglycemia in adult patients with type 1 diabetes – a prospective population based
study. Diabetologia 41:1274–1282

Müller UA, Femerling M, Reinauer KM et al (1999) Intensified treatment and education
of IDDM as clinical routine. A nation-wide quality-circle experience in Germany.
Diabetes Care 22 (Supp 2):1329–1344

Schiffrin A, Suissa S (1987) Predicting nocturnal hypoglycaemia in patients with type 1
diabetes treated with continuous subcutaneous insulin infusion. Am J Med 82:
1127–1130

Spraul M, Chantelau EA, Schönbach AM, Berger M (1988) Glycemic effects of beer in
IDDM patients. Diabetes Care 11:659–661

UK Prospective Diabetes Study Group (1989) Intensive blood glucose control with sul-
fonylurias or insulin compared with conventional treatment and risk of complications in patients with type 2 diabetes. Lancet 253:837–853

10.3
Diabetes und Bewegung

In Deutschland wurde leider jahrzehntelang insulinbehandelten Diabetikern körperliche Bewegung als Behandlung „verschrieben" und im Rahmen eines rigiden Therapieregimes sogar zeitlich festgelegt. Heute geben
wir den Patienten die Möglichkeit, auch bei guter Stoffwechseleinstellung
wie ein Stoffwechselgesunder Sport zu betreiben.

Schon 1926 erkannte R. D. Lawrence, der Gründer der British Diabetic
Association, daß bei außergewöhnlicher Bewegung insulinbehandelten
Diabetikern ohne vorbeugende Maßnahmen die Gefahr einer Hypoglykämie droht (Abb. 31). Die Ursache dafür ist einfach zu erklären: Physiologischerweise wird bei Bewegung die Insulinsekretion erheblich vermindert. Nur so ist es dem Stoffwechselgesunden möglich, den Blutzuckerspiegel auch unter körperlicher Belastung im Bereich der Norm zu halten.
Die Verminderung der Insulinämie unter Bewegung macht es möglich,
daß erhebliche Mengen an Glukose von der Leber freigesetzt werden, um
den Mehrbedarf der Muskulatur an Glukose unter Muskelarbeit zu decken.
Ganz anders sind die Verhältnisse bei insulinbehandelten Diabetikern:
Die Insulinämie ist durch die subkutane Injektion vorgegeben und kann
daher bei Belastung nicht vermindert werden. Spritzt der Patient die übliche Menge Insulin und treibt dann Sport, so sinkt der Blutzucker erheblich ab. Obwohl die Muskulatur viel mehr Glukose aufnimmt (dies kann

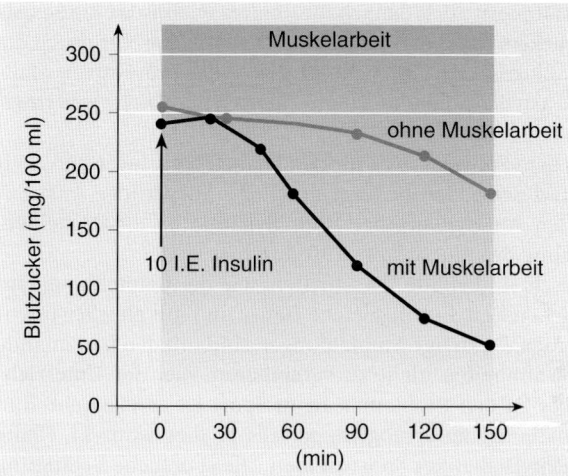

Abb. 31. Blutzuckerverlauf im Anschluß an eine subkutane Injektion von 10 Einheiten Normalinsulin bei einem Patienten mit Typ-1-Diabetes mit und ohne nachfolgende Muskelarbeit (Lawrence, 1926)

bei Vorhandensein einer geringen Menge Insulin unabhängig von der Insulinämie geschehen), verhindert das gespritzte Insulin eine ausreichende Freisetzung und Produktion von Glukose durch die Leber.

Für den Patienten hat dies folgende Konsequenzen:

Bei längerdauernder Bewegung, z.B. bei einer Tageswanderung oder bei einem Skilanglauf, muß er vorbeugend deutlich weniger Insulin injizieren als sonst. Dabei sollte die Dosisverminderung vor erheblicher Bewegung mindestens 50% betragen.

Bei langdauerndem, intensivem Sport sollte man daran denken, daß z.B. beim Skilanglauf vom Nichtdiabetiker ca. 30–40 g Kohlenhydrate pro Stunde benötigt werden. Auch bei deutlicher Verminderung der Insulindosis sollte ein Diabetiker also damit rechnen, bei derartigen sportlichen Anstrengungen ca. alle 20min. 1 KE zu benötigen.

Auch *nach* Bewegung ist die Verminderung der Insulindosierung meist notwendig; nach intensivem Sport am Wochenende kann der Insulinbedarf selbst zu Beginn der Woche noch vermindert sein.

Bei kürzer dauernder Bewegung (z.B. Schwimmen) empfiehlt sich die präventive Einnahme von Kohlenhydraten vor der geplanten Bewegung und je nach Intensität meist auch danach. Besonders wichtig ist die Selbstkontrolle des Blutzuckers bei sportlich aktiven Diabetikern: Nur durch die Selbstmessung des Blutzuckers läßt sich der Erfolg der präventiven Maßnahmen objektiv feststellen und eine Hypo- oder Hyperglykämie vermeiden!

Besonders nach dem Sport kann es für den Diabetiker schwer sein, zwischen Müdigkeit und Schwitzen bedingt durch die körperliche Anstrengung und den ersten Anzeichen einer Hypoglykämie zu unterscheiden: Nur die Selbstmessung des Blutzuckers hilft ihm hier weiter.

Völlig unrealistisch sind rigide Vorschriften, wie die Empfehlung, täglich immer zur gleichen Zeit, für die gleiche Dauer und mit gleicher Intensität Sport zu betreiben. Derartige Empfehlungen sind mit den hierzulande üblichen Lebensgewohnheiten nicht zu vereinbaren. Ziel der Unterrichtung des Diabetikers zu den Problemen beim Sport ist es vielmehr, ihm eine sportliche Betätigung zu ermöglichen, falls er dies wünscht. Heute möchten immer mehr Diabetiker Sport treiben. Die sportliche Betätigung in der Freizeit gehört zum Leben. Auch sportliche Höchstleistungen können von Diabetikern durchaus erbracht werden – immerhin haben Diabetiker bereits viele olympische Goldmedaillen gewonnen.

Selbstredend ist es unsinnig, diabetische Kinder generell vom Schulsport zu „befreien" bzw. auszuschließen! Der Sportlehrer sollte allerdings über die Möglichkeit einer Hypoglykämie informiert sein und Traubenzucker geben oder sogar Glukagon injizieren können.

Wichtig ist es zu wissen, daß bei schwer entgleisten Diabetikern in ketotischer Stoffwechsellage Bewegung nicht den Blutzucker erniedrigt, sondern ihn erhöht und die Ketose verschlimmert. In diesem Falle fehlt die minimale Insulinmenge, die nötig ist, um eine Steigerung der Glukoseaufnahme durch die Muskulatur zu ermöglichen. Schwer entgleisten Diabetikern ist also zur Ruhe zu raten; sie brauchen alsbald Normalinsulin.

Es gibt eine internationale Organisation von Typ-1-Diabetikern, die Sport betreiben, die International Diabetic Athlete's Association. Bei manchen Leistungssportarten (Tauchen, Marathonlauf, Bergsteigen) ergeben sich zur praktischen Diabetesbehandlung Fragen, die am besten von erfahrenen Patienten beantwortet werden können. Wenn einer Ihrer Patienten diese Gruppe kennenlernen möchte: Ansprechpartnerin in Deutschland ist Frau Ulrike Thurm, Landwehrstr. 58 80336 München (tätig im Universitätsklinikum Innenstadt, Abteilung Prof. Landgraf).

Literatur

Berger M et al (1982) Diabetes and exercise. H. Huber, Bern

Kemmer FW, Berger M (1983) Exercise and diabetes mellitus – Physical activity as a part of daily life and its role in the treatment of diabetic patients. Internat J Sport Med 4:77–88

Lawrence RD (1926) The effects of exercise on insulin action in diabetes. Brit Med J I:648–650

Weyer C, Berger M (2000) Sekundäre Therapieformen. In: Berger M (Hrsg) Diabetes mellitus, 2. Aufl. Urban & Fischer, München Jena

10.4
Stoffwechselkontrollen durch den Patienten

Seit der Einführung der Insulinbehandlung gehört die tägliche Überprüfung der Stoffwechsellage durch den Patienten zur Insulinbehandlung. E.P. Joslin schrieb schon 1922:

„At present it is not prudent to use insulin without daily examinations of the urine".

Heute stehen den Patienten Untersuchungsmethoden zur Verfügung, mit denen sie alle wesentlichen Parameter ihres Stoffwechsels selbst mit einer Genauigkeit untersuchen können, die der eines ärztlichen Labors sehr nahe kommt. Weil der Patient diese Meßwerte in seinem normalen Tagesablauf mißt, sind sie für die Behandlung viel sinnvoller als „Tagesprofile" beim Hausarzt. Die Deutsche Diabetes-Gesellschaft empfiehlt seit Jahren eine tägliche Stoffwechselselbstkontrolle der insulinbehandelten Diabetiker.

Glukosurie- oder Blutglukoseselbstmessung?

Seit Beginn der Insulintherapie wird die Glukosurieselbstkontrolle durch den Diabetiker eingesetzt. Insulinbehandelte Diabetiker messen dazu sog. frische präprandiale Proben; d. h. eine bis eine halbe Stunde vor den Hauptmahlzeiten urinieren, dann kurz vor dem Essen erneut Urin gewinnen und diesen testen. Diese frischen Urinproben geben einen ungefähren Aufschluß darüber, ob die präprandialen Blutzuckerwerte über der Nierenschwelle für Glukose lagen oder nicht. Natürlich ist diese Methode der Stoffwechselselbstkontrolle für Patienten mit Anomalien der Nierenschwelle für Glukose (z.B. bei renaler Glukosurie) ungeeignet. Wenn der

Patient diese Methode der Selbstkontrolle erlernt, sollten also parallel zu den präprandialen Urinproben Blutzuckerbestimmungen durchgeführt werden, um festzustellen, ob diese Selbstkontrollwerte auch wirklich eine Basis für Selbstanpassungen der Insulindosis durch den Patienten sein können. Behandlungsziel bei Urinzuckerselbstkontrolle war früher die Glukosuriefreiheit in den präprandialen Proben. Heutzutage ist die Urinzuckerselbstkontrolle bei Typ-1-Diabetikern fast vollständig durch Blutzuckerselbstkontrollmethoden ersetzt worden. Auch Typ-2-Diabetiker mit Insulintherapie messen immer häufiger selbst den Blutzucker. Es ist nicht erstaunlich, daß die Blutzuckerselbstkontrolle von den mit Insulin behandelten Patienten bevorzugt wird, sie gibt den Patienten die Sicherheit, auch zu niedrige Blutzuckerwerte zu erkennen. Über die Notwendigkeit der Blutzuckerselbstmessung bei Typ-2-Diabetes unter Insulintherapie gibt es allerdings keine validen kontrollierten Studien – dennoch wird man diese Form der Selbstkontrolle heute keinem Patienten mehr vorenthalten wollen; auch ist die Unterscheidung zwischen Typ-1-und Typ-2-Diabetes nicht immer eindeutig zu treffen. Daß in Deutschland Blutzuckerteststeifen aus historischen Gründen zur Zeit noch in das Arzneimittelbudget fallen, ist ein Unsinn, der hoffentlich bald abgestellt wird – erste Ansätze sind schon dazu unternommen. Blutzuckerteststreifen gehören sinngemäß zu den Heil- und Hilfsmitteln und zwar in das Kapitel „Gerätschaften zur Messung von Körperzuständen". Übrigens sind sie auch nicht apothekenpflichtig, durch Direktbezug im Versandhandel lassen sich in erheblichem Maße Kosten sparen; auch könnten die Krankenkassen die Streifen selbst kaufen und an die Patienten ausgeben, was zusätzlich erhebliche Kosten sparen könnte. In den Industrieländern ist die Blutzuckerselbstkontrolle unter Insulintherapie mittlerweile weltweit akzeptiert, allerdings gibt es viele Länder, in denen die Methoden der Blutzuckerselbstkontrolle für die Patienten viel zu teuer sind. Wir konnten u. a. in einer prospektiven, kontrollierten Studie in Kooperation mit Kollegen in Moskau zeigen, daß dort auch mit Urinzuckerselbstkontrolle eine deutliche Verbesserung der Stoffwechseleinstellung möglich ist (Starostina 1994).

Blutzuckerselbstkontrolle

Die Selbstmessung der Glukosurie erlaubt den Patienten keine Unterscheidung zwischen normoglykämischen und hypoglykämischen Blutzuckerwerten. Auch bedeutet Glukosuriefreiheit nicht bereits Normoglykämie.

Dies sind Gründe, die eine Selbstkontrolle des Blutzuckers grundsätzlich als eine validere Methode der Stoffwechselselbstkontrolle für Diabetiker erscheinen lassen. Nach Schulungsprogrammen messen ca. $^3/_4$ der Typ-1-Diabetiker mehr als zweimal täglich den Blutzucker.

Unsere Patienten erlernen z.Zt. folgende Meßmethoden:

- Zur Glukosuriemessung:
  Diabur-Test 5000® (ROCHE DIAGNOSTICS),
- Zur Azetonuriemessung (nur bei hohem Blutzucker oder hoher Glukosurie):
  Ketur-Test® (ROCHE DIAGNOSTICS)
- Zur Selbstmessung des Blutzuckers, wenn kein Meßgerät benutzt wird:
  Haemo-Glukotest 20–800® (ROCHE DIAGNOSTICS).

Die Methoden der Blutzuckermessung für Patienten haben sich in den letzten Jahren rapide weiterentwickelt; mittlerweile werden zahlreiche Blutzuckermeßgeräte angeboten, deren technischer Standard hervorragend ist. Viele Patienten bevorzugen die modernen Meßgeräte, weil sie für die Geräte weniger Blut benötigen und weil die Messung schneller erfolgt. Auch ältere Patienten können nach entsprechender Schulung gut mit den Geräten umgehen (Mühlhauser 1991). Dennoch sollten die Patienten mit einem direkt ablesbaren Streifen vertraut sein – jedes Gerät kann einmal defekt sein, und dies geschieht meist gerade dann, wenn die Blutzuckermessung besonders wichtig ist. Was nutzt dem Jungen mit Diabetes sein Meßgerät auf dem Fußballplatz, wenn jemand es durch einen Tritt gegen seine Sporttasche zertreten hat? Auch gibt es Situationen, in denen das Meßgerät den direkt abzulesenden Streifen unterlegen ist, z. B. am Sandstrand für eine Messung vor dem Schwimmen, wo das Meßgerät nach einem Windstoß voller Sand ist.

Einige der zur Zeit angebotenen Meßgeräte sind auf Abb. 32 dargestellt; in diesem Buch auf eine Beschreibung der Handhabung der Geräte einzugehen, ist nicht sinnvoll, da sich die Gerätetypen sehr schnell ändern. Im Rahmen der Patientenschulung muß die Genauigkeit geprüft werden, mit der die Patienten ihre Selbstkontrollwerte messen!

Fehler können so rechtzeitig bemerkt und korrigiert werden. In unserer Arbeitsgruppe hat sich folgendes Vorgehen bewährt: Wenn die Patienten selbst den Blutzucker messen, ist eine Diabetesberaterin zugegen und beurteilt, ob die Patienten richtig ablesen. Fehler können so gleich mit den Patienten diskutiert werden.

In einer umfangreichen Untersuchung konnten wir zeigen, daß unausgewählte Patienten aufgrund eines intensiven Trainings im Rahmen unseres

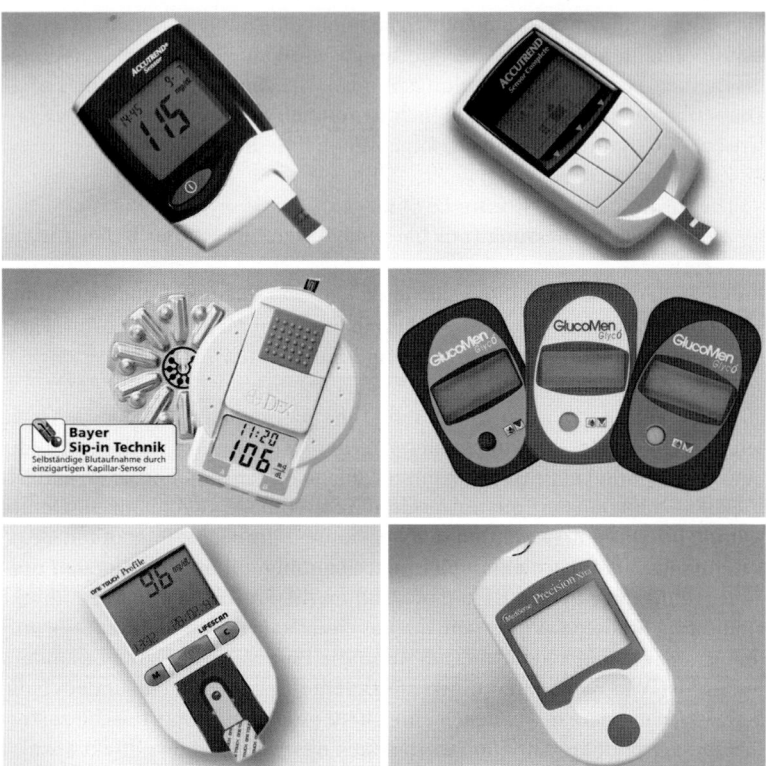

Abb. 32. Blutzuckermeßgeräte

5tägigen stationären Einstellungs- und Schulungsprogramms eine hervorragende Genauigkeit bei der Ablesung von Blutzuckerteststreifen erreichen konnten. Bei Nachuntersuchungen nach einem Jahr waren die Patienten immer noch in der Lage, mit größter Exaktheit ihren Blutzuckerspiegel mit ihren Teststreifen selbständig zu bestimmen. Dabei lag die Ablesegenauigkeit nicht unterhalb derjenigen, die mit Hilfe von Meßgeräten erzielt wurde. Damit wird die Bedeutung der Schulung und des systematischen Trainings für die Verwendung von Blutzuckerselbstkontrollen unterstrichen.

Für Patienten mit Sehbehinderung oder für erblindete Patienten stehen Blutzuckermeßgeräte mit Sprachmodul zur Verfügung, die nach entsprechender Schulung für diese Patienten eine wichtige Hilfe zu mehr Unabhängigkeit darstellen.

Weltweit wird daran gearbeitet, Methoden der kontinuierlichen Blutglukosebestimmung zu entwickeln. Für die Patienten wäre es besonders angenehm, wenn eine unblutige Methode zur Verfügung stünde, die schmerzfrei eine Messung möglich machte. Auch könnte eine kontinuierliche Messung sozusagen als „Zuckeruhr" dem Patienten größere Sicherheit geben. Leider scheiterten bisher die Bemühungen, eine klinisch brauchbare Methode zur unblutigen Blutzuckermessung zu entwickeln. Ein anderer Weg ist die Entwicklung subkutaner Sensoren, der erste befindet sich auf dem Markt. Für die dauerhafte Anwendung durch den Patienten ist er bisher ungeeignet.

Welche Patienten sollten die Selbstmessung des Blutzuckers erlernen?

Alle mit Insulin behandelten Patienten: Denn bei allen kann in besonderen Situationen eine sofortige Messung des Blutzuckers notwendig werden, z.B. um die Frage zu klären, ob eine Hypoglykämie vorliegt oder nicht (beim Autofahren und beim Sport ist dies besonders wichtig).

Ausschließlich Blutzuckerselbstkontrolle müssen die Patienten durchführen, die eine Stoffwechseleinstellung erreichen wollen, die wirklich im *normo*glykämischen Bereich liegt. Dies gilt ganz besonders für diabetische Schwangere, bei denen eine Blutzuckereinstellung nur geringfügig unterhalb der Nierenschwelle für Glukose nicht vertretbar wäre. Dies gilt ebenso für Patienten, die eine Insulinpumpentherapie durchführen; diese Behandlungsform können die Patienten nur dann optimal nutzen, wenn mindestens 3mal täglich eine Blutzuckermessung erfolgt.

Dokumentation der Selbstkontrollergebnisse

Die Selbstkontrollwerte trägt der Patient in ein Tagebuch ein, das die Grundlage für seine Anpassungen der Behandlung darstellt und Basis der Diskussion mit dem Arzt ist. Nebenbei können die Selbstkontrollhefte als Beleg der Kooperationsbereitschaft der Patienten dienen: Bei Fragen der Fahrerlaubnis kann dies von Nutzen sein – der Patient sollte die Hefte also aufbewahren (Abb. 33).

Datum:	Uhrzeit							Bemerkungen:
	BE / KE							
	Blutzucker							
	Normalinsulin							
	Verzögerungsinsulin							
Datum:	Uhrzeit							Bemerkungen:
	BE / KE							
	Blutzucker							
	Normalinsulin							
	Verzögerungsinsulin							
Datum:	Uhrzeit							Bemerkungen:
	BE / KE							
	Blutzucker							
	Normalinsulin							
	Verzögerungsinsulin							

Hb_{A1c} ——————————— %   (alle 3 Monate)   Datum: _____

	Insulin: ☐ = Normalinsulin ▨ = Verzögerungsinsulin				Selbstkontrolle				Bemerkungen
Datum	morgens	mittags	abends	spät	morgens	mittags	abends	spät	z.B. Unterzuckerung genauer Zeitpunkt (Uhrzeit)
Mo									
Di									
Mi									
Do									
Fr									
Sa									
So									

Körpergewicht: _____ kg

Datum: _____

Hb_{A1c} ——————————— % (alle 1–3 Monate)

Datum: _____

Abb. 33. Kontrollhefte für Diabetiker

Methoden zur Blutgewinnung

Zur Blutgewinnung bei Blutzuckerselbstkontrollen haben sich dünne Einmalkanülen bewährt, auch bietet Becton und Dickinson sehr brauchbare Lanzetten an. Ungeeignet zur Blutgewinnung für Patienten sind die häufig von MTAs verwandten Blutlanzetten. Von verschiedenen Firmen werden Stechhilfen zur Blutgewinnung angeboten, manche Patienten bevorzugen diese Geräte, weil sie sich nicht gern selbst stechen möchten.

Bei jeder ambulanten Kontrolle sollte der Arzt die Fingerkuppen des Patienten inspizieren und darauf achten, daß die Patienten fachgerecht in den seitlichen Rand der Fingerbeeren stechen. Wir raten, Zeigefinger und Daumen der rechten Hand nicht zur Blutentnahme zu benutzen (bei Linkshändern die linke Hand), um dort das Tastempfinden nicht zu beeinträchtigen.

Literatur

Mühlhauser I, Broermann C, Bartels H et al (1984) Qualitätskontrolle der Blutzuckerselbstmessung bei unausgewählten Typ-I-Diabetikern: Bedeutung der Patientenschulung. Dtsch Med Wochenschr 109:1553–1557

Mühlhauser I, Heinemann L, Karinganamattom J, Schuwirth W, Berger M (1991) Accuracy of blood glucose self monitoring in elderly insulin-treated diabetic patients. Diabetic Medicine 17:476–482

Starostina EG, Antsiferov M, Galistan GR, Trautner C, Jörgens V, Bott U, Mühlhauser I, Berger M (1994) Effectiveness and cost-benefit analysis of intensive treatment and teaching programmes for type-1-(insulin dependent) diabetes mellitus. Diabetologia 37:170–176

10.5
Die Kost des mit Insulin behandelten Diabetikers

Die Diät als einer der „Grundpfeiler" der Diabetestherapie ziert viele Diapositive, die von Diabetologen gern gezeigt werden. Aber welche Stellung hat die Diät bei einer Behandlung mit Insulin wirklich? Was muß der Patient betreffs seiner Kost zu beachten lernen, wenn er Insulin spritzt?

Prinzipiell sollte man bei der Kostempfehlung für Typ-1-Diabetiker daran denken, daß die Patienten nicht Diabetiker geworden sind, weil sie falsch oder zuviel gegessen haben: Ihnen fehlt Insulin; nur die unphysiologische Insulintherapie ist der Grund dafür, daß die Patienten ihre Kost und ihre Insulinsubstitution aufeinander abstimmen müssen.

Bei prandialer Gabe von Normalinsulin kann der Patient (bis auf wenige, unten genannte Ausnahmen) essen was, wann und wieviel er möchte. Er muß nur versuchten, soviel Normalinsulin vor dem Essen zu spritzen, wie es für die gewünschte Kohlenhydratmenge notwendig ist – d. h. man versucht, die physiologische Insulinsekretion zu ersetzen.

Beim Gesunden besteht eine sehr geringe basale Insulinsekretion von ca. 1 E Insulin/h; zusätzlich sorgt zu den Mahlzeiten freigesetztes Insulin für die Aufrechterhaltung der Normoglykämie, dabei sind 1 bis 2 E Insulin pro 10 g KH notwendig. (Abb. 34).

Bei intensivierter Insulintherapie können Typ-1-Diabetiker und mit präprandialen Normalinsulingaben behandelte Typ-2-Diabetiker diese Verhältnisse weitgehend imitieren. Weder die Mahlzeitenzahl noch die Zusammensetzung der Mahlzeiten brauchen sich unter dieser Insulintherapie mit Injektionen oder mit einer Insulinpumpe von der Kost des Nichtdiabetikers zu unterscheiden.

Ganz andere Verhältnisse bestehen bei Insulinsubstitution mit höheren Dosen Verzögerungsinsulin die ein- bis zweimal pro Tag injiziert werden (konventionelle Insulintherapie): Zwischen den Mahlzeiten hat der Patient dann immer zu viel, zu den Mahlzeiten zu wenig Insulin zur Verfügung. Um annähernd normale Werte zu erzielen, muß der Patient seine Kost umstellen und die den Blutglucosespiegel erhöhenden Nahrungsmittel planvoll in Abstimmung mit dem Wirkungsablauf des verabreichten Insulins über den Tag verteilen, z.B. auf 3 Haupt- und 3 Zwischenmahlzeiten.

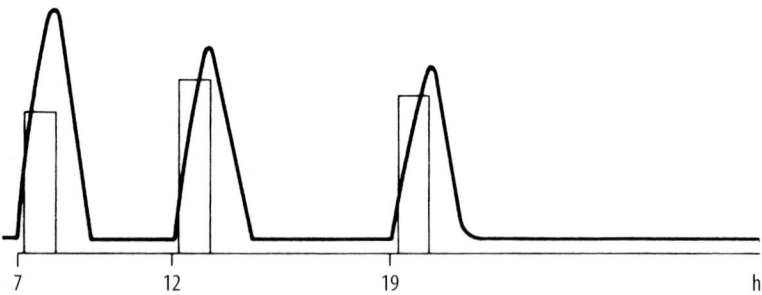

Abb. 34. Insulinämie und Nahrungsaufnahme beim Gesunden: Bedarfsgerecht wird zu Mahlzeiten zusätzlich Insulin ausgeschüttet

Diätvorschriften, die minuziös Zeitpunkte der Mahlzeiten, Kaloriengehalt, Kohlenhydrat-, Fett- und Eiweißanteil aufführen und die Art der Insulintherapie völlig außer acht lassen, sind eine sinnlose Rechenarbeit für Diätassistentinnen, die keinem Patienten hilft. Statt dessen sollte die Diabetesberaterin die Patienten unterrichten, selbst ihre Kost richtig auszuwählen und abzuschätzen!

Kohlenhydrate-enthaltende Nahrungsmittel

Viele Nahrungsmittel, die Kohlenhydrate enthalten, können vom Patienten unberechnet verzehrt werden; denn in üblichen Portionen erhöhen sie den Blutzucker nicht nennenswert. Entsprechend zu vernachlässigen ist auch der zur „normoglykämischen" Verstoffwechselung erforderliche prandiale Insulinbedarf dieser Kohlenhydrate.

„Freie" kohlenhydrathaltige Nahrungsmittel sind u.a. alle Gemüsesorten in üblichen Mengen, insbesondere Blattgemüse mit Ausnahme von Kartoffeln und Mais.

Demgegenüber erhöhen die „anzurechnenden" kohlenhydrathaltigen Nahrungsmittel den Blutzucker nennenswert (und erfordern dementsprechende prandiale Insulindosierungen!).

„Anzurechnende" kohlenhydrathaltige Nahrungsmittel sind u.a. Kartoffeln, Getreideprodukte, Obst, Milch, Haushaltszucker.

Reiner Traubenzucker und Getreidestärke bzw. Kartoffelstärke (in Weißbrot, Graubrot, gekochten Kartoffeln, Kartoffelpüree) erhöhen bei Diabetikern den Blutzucker dosisabhängig um etwa 30–40 mg/dl je 10 g KH.

Austauscheinheiten: Um das Abschätzen der kohlenhydrathaltigen Nahrungsmittel zu erleichtern, werden in vielen Ländern Austauscheinheiten benutzt. In Deutschland wurden diese Austauscheinheiten jahrzehntelang in BE (Broteinheiten, entstanden aus den „Weißbrötchen-Einheiten" der Vor-Insulinära) à 12 g Kohlenhydrate angegeben. In der ehemaligen DDR waren KHE (Kohlenhydrateinheiten) à 10 g üblich, auch in Österreich sind seit langem 10 g üblich. Der BE-KE-KHE-Disput um 10 oder 12 g hat eine

Generation deutscher Diabetologen und Diätassistentinnen beschäftigt. Nach langer Diskussion hat sich der Ausschuß Ernährung der Deutschen Diabetes-Gesellschaft 1993 in einer sybillinischen Stellungnahme zu diesem Problem geäußert: Austauschwerte können für Mengen von 10–12 g Kohlenhydrate angegeben werden. Wir verwenden in Schulungsmaterialien für Patienten seit vielen Jahren den Begriff KE (Kohlenhydrateinheit) à ca. 10 g KH, wer BE oder KHE dazu sagen möchte, kann dies entsprechend der obengenannten Stellungnahme auch tun.

Sogenannte diätetische Nahrungsmittel für Diabetiker (z.B. „Diabetikerschokolade", „Diabetikerkuchen" oder „Diabetikerkonfekt") geben weiterhin BE à 12 g an und berücksichtigen dabei auch Zuckeraustauschstoffe, die sich nur gering oder gar nicht auf den Blutglukosespiegel auswirken. Probleme kann es dadurch bei gut unterrichteten Patienten nicht geben, weil sie gelernt haben, daß sie solche Nahrungsmittel überhaupt nicht brauchen. Unverständlich ist es, daß immer noch derartige Produkte bis hin zum Diabetikereis angeboten werden, obwohl sie für die Patienten völlig nutzlos sind. Sehr wichtig wäre es, in den kommenden Jahren zu erreichen, daß alle Lebensmittel, vor allem Fertigprodukte und Lebensmittel, die Zucker enthalten, den Kohlenhydratgehalt deklarieren müssen, so wie dies in gewissem Ausmaß in der Schweiz und den USA der Fall ist. Das wäre für Diabetiker wirklich eine praktische Hilfe!

Die Angaben über den Kohlenhydratgehalt in Nahrungsmitteln variieren erheblich; man vergleiche nur die Kohlenhydrataustauschtabellen verschiedener Autoren in verschiedenen Ländern, oder man verfolge die Angaben in den entsprechenden ernährungswissenschaftlichen Standardwerken, die in verschiedenen Auflagen völlig andere Werte angeben (u.a. weil einmal alle, ein anderes Mal nur die „verwertbaren" Kohlenhydrate angegeben werden). Es gehört schon ein gewisses Maß an Mut dazu, überhaupt solche Tabellen zu verfassen (unsere mit zahlreichen Abbildungen versehene Hilfe zum Austauschen „10 g KH =" findet sich unter den Literaturhinweisen).

Eine Quantifizierung der Kohlenhydrate einer Mahlzeit ist Voraussetzung für die entsprechende Bemessung der Insulindosierung. Nahrungskohlenhydrate brauchen von geschulten Patienten aber nicht abgewogen zu werden; das zuverlässige Abschätzen genügt zur Bemessung der Insulindosierung.

Nicht nur die Menge, sondern auch die Art der Nahrungskohlenhydrate wirkt sich auf die mahlzeitenbedingte Blutzuckererhöhung (und damit den mahlzeitenbedingten Insulinbedarf) aus.

Beispielsweise sind Hülsenfrüchte nur wenig blutzuckerwirksam, obgleich sie viele Kohlenhydrate enthalten; ihre Stärke wird von den Verdauungsenzymen offenbar viel weniger zu einzelnen Glukosemolekülen zerlegt. Linsen erhöhen den Blutzucker nur um $1/3$ des Wertes, der aufgrund ihres Kohlenhydratgehaltes zu erwarten wäre. Wir empfehlen deshalb, Hülsenfrüchte in üblichen Portionen nicht zu berechnen.

Die unterschiedliche Blutglukosewirksamkeit verschiedener Nahrungskohlenhydrate läßt sich tabellarisch als „glykämischer Index" darstellen (siehe Tabelle 5).

Bei der Bemessung der prandialen Insulindosierung kann (bei normaler Insulinsensitivität des Patienten) davon ausgegangen werden, daß die im oberen Dreiviertel der Tabelle 5 aufgeführten Nahrungskohlenhydrate etwa 1 bis 2 Einheiten Normalinsulin pro KE erfordern, wohingegen der Insulinbedarf der Nahrungskohlenhydrate des unteren Viertel der Tabelle 5 nur etwa halb so groß ist. Insulinbehandelte Diabetiker sollten die spezifische Blutzuckerwirkung der verschiedenen Nahrungsmittel bei ihrer Behandlung berücksichtigen.

Allerdings sollten sie auch wissen, daß der Blutzuckereffekt keineswegs ausschließlich von Art und Menge der Nahrungskohlenhydrate abhängt, sondern auch von deren **Verarbeitungsgrad**. Zum Beispiel: Apfelsaft erhöht den Blutzucker schneller und höher als ein gegessener Apfel. Die **Eßgeschwindigkeit** spielt ebenfalls eine Rolle, ebenso die Partikelgröße, zu der die Nahrung zerkaut wird.

Die **Geschwindigkeit der Magenentleerung** ist von entscheidender Bedeutung: Flüssige Kohlenhydrate passieren den Magen schneller als feste

Tabelle 5. Wirksamkeit ausgewählter kohlenhydrathaltiger Nahrungsmittel auf den Blutglukosespiegel (Blutglukosewirksamkeit reiner Glukose = 100 % über drei Stunden)

90–110 %	Malzzucker, Instantkartoffelpüree, gebackene Kartoffeln, Honig, Instantreis, Minutenreis, Puffreis, Cornflakes, Cola
70–90 %	Weißbrot, Graubrot, Knäckebrot, Kräcker, Fertigmüsli, Milchreis, Mondamin, Puddingpulver, Weizenmehl, Biskuit, Plätzchen, Sandkuchen, Bier
50–70 %	Haferflocken, Bananen, Süßmais, Parboiled Reis, Salzkartoffeln, Haushaltszucker, Pumpernickel, Vollkornbrot, ungesüßte Obstsäfte
30–50 %	Milch, Joghurt, Obst, Spaghetti, Eiscreme

und sind daher rascher und u.U. stärker blutglukosewirksam. Der **Zeit-punkt der Nahrungsaufnahme** beeinflußt ebenfalls den postprandialen Blutzuckereffekt: Am Morgen führt eine Kohlenhydratzufuhr bei Diabetikern nachweislich zu höherem Blutzuckeranstieg als die gleiche Menge Kohlenhydrate mittags oder abends verzehrt.

In Anbetracht der vielfachen Einflüsse auf die postprandiale Blutzuckerantwort läßt sich hinsichtlich der Schulung und Behandlung von insulinabhängigen Diabetikern festhalten: (a) Der Blutzuckereffekt der verschiedenen Lebensmittel variiert unter den verschiedenen Bedingungen der Nahrungsaufnahme; er läßt sich nicht präzise vorhersagen. Das Auswiegen der Nahrungsmittel ist daher nicht gerechtfertigt. (b) Die Insulindosierung entsprechend den o.g. groben Leitlinien muß durch systematische Blutzuckerselbstkontrolle immer wieder überprüft werden und entsprechend angepaßt werden. Auf diese Weise ist eine ausreichende Balance zwischen blutzuckersteigernden Effekten der Nahrung und blutzuckersenkenden Effekten des Insulins möglich.

Zuckeraustauschstoffe

Sorbit und Fruktose dienen zur Herstellung vieler Süßwaren, die unnützerweise speziell für Diabetiker angeboten werden, da ihre Blutzuckerwirksamkeit vernachlässigbar gering ist. Sorbit bewirkt praktisch keinen Blutzuckeranstieg und sollte daher auf die mahlzeitenbezogene Insulindosierung nicht angerechnet werden; Fruktose benötigt 30–50% der Insulindosis, die für Weißbrot angesetzt werden muß (vgl. Tabelle 5).

Dem Verzehr größerer Mengen Sorbit sind durch die laxierenden Wirkungen dieser Substanz Grenzen gesetzt.

Die „Zuckerfrage"

Viele Untersuchungen haben belegt, daß Haushaltszucker (Saccharose), Honig, Speiseeis oder Schokolade in begrenzten Mengen nicht wie früher angenommen massive Blutglukoseanstiege auslösen. Bei mit Insulinpumpen behandelten und gut geschulten Diabetikern mit intensivierter Insulinbehandlung konnte gezeigt werden, daß die Einstellungsqualität sich nicht verschlechtert, wenn die Patienten geringe Mengen Saccharose unter Anrechnung zu sich nehmen (Chantelau 1988). So unbestreitbar die wissenschaftlichen Grundlagen dafür sind, das absolute Zuckerverbot bei gut geschulten Typ-1-Diabetikern abzuschaffen – die Frage wurde lange kontrovers diskutiert. Weniger die physiologischen Grundlagen als das Problem der Umsetzung in die Schulung der Patienten und die Darstellung der Sachverhalte in der Laienpresse waren Gegenstand von Disputen. Interessant ist, daß früher häufig von „liberalisierter Kost" die Rede war. Dies bezog sich auf die Patienten, die vorher ein rigides Diätregime miterlebt hatten. Mittlerweile ist längst eine neue Generation insulinbehandelter Diabetiker entstanden, die primär auch unter Insulintherapie weiterhin eine normale Kost essen.

Fett und Eiweiß

Fett und Eiweiß haben keine relevante Blutzuckerwirkung. Schlanke Diabetiker können Fett und Eiweiß essen, wie sie es wünschen (oder, wenn sie der Sinnhaftigkeit solcher Empfehlungen Glauben schenken ca. 50% Kohlenhydrate, 35% Fett, 15% Eiweiß, wie es der gesamten Bevölkerung von Ernährungsfachleuten empfohlen wird). Dabei sollten sie die Grundregeln einer gesunden Ernährung und die Vermeidung von Übergewicht ebenso beachten, wie dies für Stoffwechselgesunde gilt. Auch bei diabetischen Kindern gibt es primär keine Veranlassung, Fett und Eiweiß mengenmäßig festzulegen. Die unserem Land übliche Mischkost enthält alle wichtigen Nahrungsbestandteile in ausreichender Menge (einige sogar im Überfluß!), so daß eine Unterversorgung mit Eiweiß, Vitaminen und Spurenelementen nicht befürchtet werden muß.

Ballaststoffe

Ballaststoffe in der Nahrung sind in mehrfacher Hinsicht wichtig: Sie erleichtern den Stuhlgang und können dazu beitragen, die Blutfette zu senken. Der Einfluß der Ballaststoffe auf die Diabeteseinstellung ist jedoch gering: Eine Verdoppelung der hierzulande üblichen Ballaststoffaufnahme von etwa 17 g auf etwa 35 g/Tag senkt bei nicht mit Insulin behandelten Typ-2-Diabetikern den Blutzucker im Tagesprofil nur um etwa 20 mg/dl und hat bei Typ-1-Diabetikern unter Insulinpumpentherapie keinen signifikanten Einfluß auf Blutglukose, HbA_{1c}-Werte und Insulinbedarf.

Es gilt also bei der Kost des schlanken, mit Insulin behandelten Diabetikers lediglich, die kohlenhydrathaltigen Nahrungsmittel, die zu einem relevanten Blutzuckeranstieg führen, in Menge und Zeitpunkt der Nahrungsaufnahme mit der Insulinsubstitution abzustimmen.

Austauschen von Kohlenhydratmengen

Diabetologen haben weltweit eine Unzahl verschiedener Systeme von *Kohlenhydrataustauschtabellen* entwickelt. Diätschulung von Diabetikern bestand hierzulande häufig darin, die Patienten mit dieser Tabelle und einer Diätwaage auszurüsten und primär ein Auswiegen der anzurechnenden Kohlenhydrate von den Patienten zu verlangen. In praxi schätzen aber die Patienten Kohlenhydratmengen ab; es ist ohnehin unvorstellbar, daß ein Diabetiker in einem Restaurant mit einer Diätwaage seine Pommes frites auswiegt!

Die Schulung mit Insulin behandelter Diabetiker sollte sich an den praktischen Notwendigkeiten des täglichen Lebens der Patienten orientieren. Auszugehen ist immer davon, was der Patient bisher aß und was und wann er zu essen wünscht. Wenn dem Patienten klargemacht wird, daß häufigere Injektionen ihm mehr Freiheit bezüglich der Gestaltung seiner Kost geben können, so kann dies für viele Diabetiker ein Grund sein, sich für eine aufwendigere Art der Insulintherapie zu entscheiden.

Beim Patientenunterricht betreffs der Kost bei Insulinbehandlung gilt es, das angestrebte Zielverhalten praktisch einzuüben: das Erkennen und mengenmäßige Berücksichtigen von Lebensmitteln, die sich auf den Blutzuckerspiegel auswirken. Statt den Patienten eine Tabelle in die Hand zu drücken und sie damit herumrechnen zu lassen, sollte man die Patienten anschaulich an Bildmaterial und in realen Situationen unterrichten: z. B. beim gemeinsamen Essen mit der Diätassistentin in der Kantine des Krankenhauses: Die Diätassistentin in einem Krankenhaus gehört an den Eßtisch der Patienten und auf die Station; dort entscheidet sich, was der Patient lernt und was er im Krankenhaus und vor allem später ißt. Eine Farce ist es, wenn von einer Diätküche akribisch berechnete Diabetesdiäten insulinbehandelten Diabetikern auf der Station zu den unmöglichsten Zeiten ausgeteilt werden und eine Schulung der Patienten nicht stattfindet: Unsere Diabetesstation braucht für junge, schlanke Diabetiker nur schmackhafte Vollkost.

Abstimmung zwischen der Insulintherapie und der Kost

Die Information des Patienten betreffs seiner Kost ist von der Art der Insulinsubstitution abhängig zu machen:

Bei Patienten, die zweimal am Tag Insulin spritzen, besteht zwischen den Mahlzeiten immer eine ausgeprägte Hyperinsulinämie, sie sollten am Tag 6- bis 7mal den Blutzucker steigernde Kohlenhydrate essen. Die Zwischenmahlzeiten dürfen bei diesen Patienten nicht wesentlich weniger Kohlenhydrate enthalten als die Hauptmahlzeiten (Abb. 35).

Diabetiker, die vor allen Hauptmahlzeiten jeweils Normalinsulin injizieren, können auf die Zwischenmahlzeiten in den meisten Fällen verzichten (Abb. 36).

Bei Injektion von Normalinsulin vor den Hauptmahlzeiten erhalten die Patienten keinen Kost- oder Diätplan; sie bestimmen selbst, was sie essen möchten, und wählen dementsprechend die Insulindosierung.

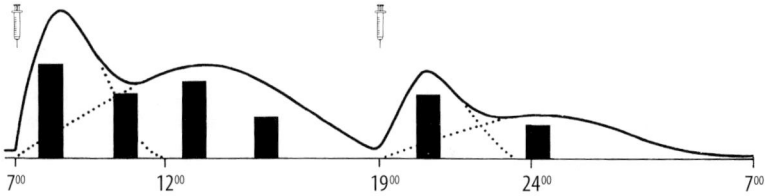

Abb. 35. Schematische Darstellung der Insulinämie und der Verteilung der Kohlenhydrate über den Tag bei Behandlung mit einer Mischung von Normalinsulin und Verzögerungsinsulin morgens und abends

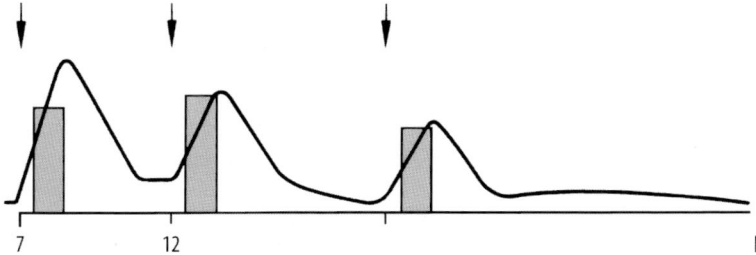

Abb. 36. Insulinämie und Verteilung der Kohlenhydrate über den Tag bei Injektion von Normalinsulin 3mal und Verzögerungsinsulin 2mal am Tag

Was ist zu bedenken, wenn der Patient unter intensivierter Insulintherapie seine Normalinsulindosis vor dem Essen der gewünschten Mahlzeit anpassen möchte?

Wenn der Nichtdiabetiker kohlenhydrathaltige Nahrungsmittel zu sich nimmt, die im Darm zu Glukose abgebaut werden, steigt die Blutglukosekonzentration im Splanchnikusbereich. Dies ist das Signal für die Inselzelle, Insulin freizusetzen. Die so entstandene postprandiale Hyperinsulinämie hemmt nahezu vollständig die Glukoseproduktion der Leber. 10–30% der zugeführten Glukose werden von der Leber aufgenommen, der Rest kann dank der Wirkung des freigesetzten Insulins in periphere Gewebe eintreten.

Bei Diabetikern ist der Blutzuckeranstieg durch eine Mahlzeit auch vom Insulinspiegel vor der Mahlzeit abhängig: Besteht präprandial eine ausreichende Insulinämie, so genügen ähnlich geringe Mengen Insulin zur Aufrechterhaltung der Normoglykämie wie beim Nichtdiabetiker. Liegt präprandial ein Insulinmangel vor, so wird die Freisetzung von Glukose aus der Leber nicht ausreichend gehemmt, der Blutzuckeranstieg ist viel deutlicher.

Wieviel Einheiten Insulin braucht nun ein Diabetiker für 1 KE, wenn der Blutzucker vor der Mahlzeit im Bereich der Normoglykämie liegt? Mehrere Arbeitsgruppen haben sich vor einiger Zeit mit dieser Frage beschäftigt: Der Insulinbedarf pro KE dürfte bei ca. 1 bis 2 Einheiten Insulin liegen (Slama 1981, Waldhäusl 1979). Allerdings gelten diese Zahlen keineswegs für alle Diabetiker – zahlreiche Einflüsse, wie zum Beispiel unterschiedliche Insulinempfindlichkeit und Insulinabsorption, tageszeitliche Schwankungen des Insulinbedarfs und Variabilität der Nahrungsmittelverdauung machen es unmöglich, für alle Patienten unter allen denkbaren Konditionen den prandialen Insulinbedarf abzuschätzen.

Glücklicherweise gibt die Selbstmessung des Blutzuckerspiegels heute dem Patienten die Möglichkeit, die Blutzuckerwirkung seiner Kost selbst zu überprüfen. Dies erübrigt es, im Krankenhaus alle möglichen Mahlzeiten am Patienten auszutesten, er kann dies selbst zu Hause tun. Ohnehin wird das Krankenhaus nie in der Lage sein, das tägliche Leben des Patienten auch nur annähernd zu simulieren.

Bei aller „Liberalität" der Diabeteskost bei intensivierter Insulintherapie darf der Patient nicht vergessen, daß auch diese Art Freiheit ihre Grenzen hat: Es gibt Kohlenhydrate, die rascher vom Intestinaltrakt aufgenommen werden, als das subkutan injizierte Insulin zur Wirkung kommen kann. Dazu gehören z.B. mit Saccharose gesüßte Limonaden. Zu der hohen Konzentration an Kohlenhydraten kommt bei diesen Getränken, daß sie den Magen als Flüssigkeit schnell passieren und so der Blutzuckeranstieg sehr rasch und ausgeprägt erfolgt. Derartige Nahrungsmittel sollten Diabetiker auch bei intensivierter Insulintherapie meiden (gerade diese Nahrungsmittel sind zur Behandlung einer Hypoglykämie besonders geeignet).

Auch muß darauf hingewiesen werden, daß sehr große Kohlenhydratportionen (größer als ca. 80 g Kohlenhydrate) recht hohe Normalinsulindosen erfordern, die bei subkutaner Injektion dann länger wirken können als notwendig – späte postprandiale Hypoglykämien können die Folge sein. Problematisch ist die bedarfsorientierte prandiale Insulinsubstitution bei Patienten mit diabetischer Gastroparese. Bei dieser Form der autonomen Neuropathie ist die Magenentleerung abnorm und unvorhersehbar verzögert, so daß die hypoglykämische Insulinwirkung und der hyperglykämische Effekt einer Kohlenhydratmahlzeit nicht mehr zu synchronisieren sind: unvorhersehbare postprandiale Unterzuckerungen sind oft die Folge. In diesen Fällen sind die Patienten auf die traditionelle Insulin- und Mahlzeitentherapie angewiesen mit 5 bis 7 Mahlzeiten täglich. Ballaststoffarme Kost sollte bevorzugt werden.

Literatur

Chantelau E (1988) Haushaltszucker in der Diabetesdiät? Akt Ernähr 13:171–178

Chantelau EA (1988) Diät-Liberalisierung bei Typ 1 Diabetes mellitus, Ergebnisse intensivierter Insulintherapie U&S Manuskript, Urban und Schwarzenberg, München Wien Baltimore

Dunn FL, Carroll PB (1988) Effect of a fat-free diet on insulin requirements in type-I diabetes controlled with artificial b-cell. Diabetes Care 11:225–229

Krezowski PA, Nuttall FQ, Gannon MC, Bartosh NH (1986) The effect of protein ingestion on the metabolic response to oral glucose in normal individuals. Am J Clin Nutr 44:847–856

Jenkins DJA, Jenkins AL, Wolever TMS, Josse RG, Wong GS (1984) The glycemic response to carbohydrate foods. Lancet 2:388–391

Pehling G, Tessari P, Gerich JE, Haymond MW, Service FJ, Rizza RA (1984) Abnormal meal carbohydrate disposition in insulin-dependent diabetes. Relative contribution of endogeneous glucose production and initial splanchnic uptake and effect of intensive insulin therapy. J Clin Invest 74:985–991

Radziuk J, Nohr C, Pye S, Mustard R (1986) The metabolic fate of a 100 g oral glucose load in man. In: Serranos-Rios M, Lefebvre PJ (eds) Diabetes 1985. Elsevier Science Publishers BV (Medical Division), pp 328–331

Read NW, Welch IM, Austen JC et al (1986) Swallowing food without chewing: a simple way to reduce postprandial glycaemia. Br J Nutr 55:43–47

Slama G, Klein JC, Delage A, Ardila E, Lemaignen H, Papoz L, Tchobroutsky G (1981) Correlation between the nature and the amount of carbohydrate in meal intake and insulin delivery by the artificial pancreas in 24 insulin dependent diabetics. Diabetes 30:101–105

Toeller M et al (1993) Stellungnahme zum praktischen Umgang mit Kohlenhydrataustauscheinheiten. Diabetologie Informationen 15:22–24

Venhaus A, Chantelau E (1988) Self-selected refined and unrefined carbohydrate diets do not affect metabolic control in pump-treated diabetic patients. Diabetologia 31:153–157

Waldhäusl W, Bratusch-Marein P, Gasic S, Korn A, Nowotny P (1979) Insulin production rate following glucose ingestion estimated by splanchnic c-peptide output in normal man. Diabetologia 17:221–227

10.6
Anpassung der Insulindosis durch den Patienten

Den Patienten einerseits zu exakter Stoffwechseleinstellung zu motivieren, andererseits aber nicht ausführlich über die Hypoglykämie und deren Prävention zu unterrichten, würde eine Epidemie von Hypoglykämien auslösen. So gehört es unbedingt zur Insulinbehandlung, den Patienten über die Notwendigkeit einer Verminderung seiner Insulindosierung zu informieren, wenn Hypoglykämien auftreten, die der Patient nicht durch Diätfehler oder außergewöhnliche Bewegung erklären kann. Die Notwendigkeit einer Insulindosisreduktion nach einem Krankenhausaufenthalt ist sehr häufig; vermehrte körperliche Bewegung im Berufsleben, eine Remission im Frühstadium der Erkrankung oder eine erfolgreiche Gewichtsreduktion können die Ursachen sein.

Früher wurde in Deutschland Diabetikern strikt verboten, die Insulindosis selbst zu verändern (ohne daß diese Anweisungen jemals evaluiert worden war). Mittlerweile ist sicher, daß die Insulintherapie nur erfolgreich sein kann, wenn der Betroffene selbst weitestgehend die Behandlung übernimmt. Dies beinhaltet auch, daß der Patient seine Insulindosierungen täglich selbst wählt. Die Patienten lernen, anhand der gemessenen Blutzuckerwerte, der gewünschten Kost und der eventuell geplanten Bewegung die Insulindosierung zu bestimmen, dies betrifft sowohl das Normalinsulin als auch eine manchmal notwendige Veränderung der basalen Insulingabe. Es geht also bei der Insulinmedikation nicht darum, dem Patienten eine bestimmte Dosierung zu verordnen sondern den Patienten zu

„empowern", d. h. auf Deutsch, ihn zu seinem eigenen, selbständigen Therapeuten auszubilden. Nicht geholfen ist den Patienten, wenn sie ein festes Dosierschema erhalten, nach dem sie je nach Blutzuckerwert und gewünschten KE eine bestimmte Dosis Normalinsulin spritzen sollen. So zu verfahren bedeutet einen Rückschritt, weil die Patienten einfach diesem Schema folgen, ohne selbst über die Dosierung nachzudenken. In der Schulung lernen die Patienten, mögliche Ursachen eines Blutzuckerwerts zu berücksichtigen und zu überlegen, wie in dieser besonderen Situation zu verfahren ist. Dieses Training der Patienten anhand von Beispielen zur Anpassung der Insulindosis ist ein wesentlicher Bestandteil einer strukturierten Schulung. Es hat sich dabei bewährt, bei einer erstmaligen Schulung zunächst die unten aufgeführten „10%-Regeln" zu trainieren. Danach wird die präprandiale Adaptation entsprechend der gewünschten KE Menge trainiert.

Verminderung der Insulindosis durch den Patienten

Können Diätfehler oder außergewöhnliche körperliche Aktivität als Ursachen der Unterzuckerung ausgeschlossen werden, dann sollten die Patienten eine Verminderung der entsprechenden Insulindosis um 10% (auf ganze Zahlen aufzurunden) vornehmen, wenn tagsüber (an zwei aufeinanderfolgenden Tagen) eine Hypoglykämie aufgetreten ist oder wenn die Blutzuckerwerte stets am Rande der Hypoglykämie lagen.

Die abendliche Verzögerungsinsulindosis sollte nach einer nächtlichen Hypoglykämie sofort am nächsten Abend um 10% vermindert werden.

Erhöhung der Insulindosis durch den Patienten

Eine Erhöhung der Insulindosis um 10% (auf ganze Zahlen aufzurunden) ist notwendig, wenn anhand der Selbstkontrollmethoden präprandial mehrfach erhöhte Werte gemessen werden, die nicht durch Diätfehler zu erklären sind. Patienten, die selbständig kurz- und langwirkendes Insulin separat injizieren oder mischen, können erlernen, entsprechend dem Bedarf das eine oder das andere Insulin zu erhöhen, je nachdem, ob die Meßwerte vor dem Mittagessen oder vor dem Abendessen schlecht ausgefallen sind.

Ob der Patient später in der Lage ist, eine Anpassung der Insulindosis vorzunehmen, hängt vom Ergebnis des Patientenunterrichts ab. Sollte der

Patient dazu ausnahmsweise nicht in der Lage sein, ist dies dem Hausarzt entsprechend mitzuteilen; wenn möglich, sollte ein Angehöriger dann über die Stoffwechselselbstkontrolle und ihre Konsequenzen informiert werden.

Regeln zur Anpassung der Insulindosierung durch den Patienten müssen mit dem Patienten an mehreren Beispielen eingeübt werden, bevor man dem Patienten die Anpassung seiner Dosierung überläßt. Diese Selbstanpassung der Behandlung durch den Patienten sollte nicht ein hochgestecktes Ziel für wenige, ausgesuchte Patienten bleiben: Die überwiegende Zahl der Diabetiker kann durchaus bei geeigneter Unterrichtsmethodik erfolgreich in der Selbstanpassung der Insulinmedikation unterrichtet werden.

Da die Anpassung der Insulinmedikation nicht nur zu den wichtigsten, sondern auch zu den schwierigsten Lehrinhalten der Patientenschulung gehört, ist es zu empfehlen, den Patienten ein Buch zum Nachlesen der Insulindosisanpassung mit entsprechenden Beispielen mitzugeben.

Adaptation bei mehrfacher Injektion von Normalinsulin

Die präprandiale Injektion von Normalinsulin bietet dem Patienten mehr Möglichkeiten, seine Insulinmedikation den Gegebenheiten anzupassen als die Behandlung überwiegend mit Verzögerungsinsulinen. Bei Behandlung überwiegend mit Verzögerungsinsulin kann der Patient erst am nächsten Tag intervenieren, spritzt er vor den Mahlzeiten Normalinsulin, so kann er auch akut auf die jeweiligen Werte reagieren. Wenn bei normoglykämischen Werten vor dem Mittagessen eine Gabe von 8 E Normalinsulin sonst ausreicht, der Patient aber vor dem Mittagessen einen Blutzuckerwert von 240 mg% mißt, so sollte er mehr Normalinsulin präprandial spritzen, in diesem Fall z.B. 12 Einheiten. Bei präprandialer Injektion von Normalinsulin kann der Patient also nicht nur im Nachhinein korrigierend, sondern auch sozusagen präventiv für bessere Blutzuckerwerte während und nach der Mahlzeit sorgen. Wenn die Patienten bei dieser Art der Insulinbehandlung erhöhte Blutzuckerwerte nachmittags messen, so sollten sie diese immer zunächst mit einer Erhöhung des mittags gespritzten Normalinsulins zu korrigieren versuchen. Wenn sie nämlich deshalb immer wieder das morgendliche Verzögerungsinsulin erhöhen, führt dies letztlich zu einem Weglassen der präprandialen Injektion des Normalinsulins vor dem Mittagessen!

Die Dosis des Verzögerungsinsulins sollte bei intensivierter Insulinthe-rapie (und isokalorischer Ernährung) nicht mehr als etwa die Hälfte der gesamten Tagesdosis betragen. Selten ist es nötig, morgens mehr Verzöge-rungsinsulin zu geben als abends; im Gegenteil, tagsüber reichen häufig eher geringe Dosierungen des Verzögerungsinsulins aus.

Recht einfach kann der Patient selbst testen, ob er morgens nicht immer noch zu viel Verzögerungsinsulin spritzt:
Er ißt sein Mittagessen zwei Stunden später. Bewirkt sein morgendli-ches Verzögerungsinsulin dann eine Hypoglykämie, sollte er *noch weniger* Verzögerungsinsulin morgens spritzen (selbstverständlich muß er den Ef-fekt durch Selbstkontrollmessungen überprüfen).

Die präprandiale Anpassung der Dosis des Normalinsulins sollte den Patienten nicht allein als starre Regel beigebracht werden – z.B.: „1 E Insu-lin senkt den Blutzuckerspiegel um 30 mg%". Bei niedrigeren Blutglukose-werten ist deutlich weniger Insulin nötig, bei sehr hohen Werten, insbe-sondere bei Vorliegen einer ketoazidotischen Entgleisung, reicht die Dosis nach solch einer „Dreißigerregel" nicht aus. Bei regelmäßiger Blutzucker-selbstkontrolle lernen Patienten sehr gut, in verschiedener Weise auf die je-weiligen Werte zu reagieren.

Den Patienten Listen auszuhändigen, in denen vorgegeben ist, welche Insulindosis sie bei welchen Blutglukosewerten spritzen sollen, lehnen wir ab. Die Patienten spritzen danach schematisch Insulindosierungen, ohne zu berücksichtigen, durch welche Faktoren der aktuelle Blutglukosewert zustande kam und ohne zu berücksichtigen, welche Faktoren außer der In-sulindosis im Verlauf der nächsten Stunden den Blutzucker beeinflussen werden. An einem praktischen Beispiel sei dies verdeutlicht:

Eine Patientin mißt einen Blutzuckerwert von 200 mg/dl vor dem Abendessen. Folgende Situationen sind vorstellbar:
1. Während der letzten zwei Tage war es immer wieder zu Hypoglykämien im Laufe des Nachmittages gekommen, die Patientin hatte entsprechend Glukose gegessen. In diesem Falle die präprandiale Normalinsulindosis vor dem Abendessen zu erhöhen, wäre falsch; richtig wäre die Vermin-derung der Insulindosis, die zu den Hypoglykämien geführt hat. Vor-sichtshalber sollte man sogar an diesem Abend weniger NPH Insulin spritzen.
2. Die Blutglukosewerte lagen schon tagelang morgens, mittags und abends hoch. Hypoglykämien sind nicht aufgetreten. In diesem Falle kann die Korrektur mit präprandialem Normalinsulin allein nicht hel-fen, die Patientin braucht insgesamt mehr Insulin.

3. Die Patientin möchte nach dem Abendessen in ihren Tanzsportverein gehen. Dafür hätte sie, ausgehend von normalen präprandialen Werten, die Insulindosis deutlich vermindert. Die Dosis jetzt nach einem Schema zu erhöhen, wäre völlig falsch.

Die Beispiele zeigen, daß ein Schema zur Anpassung der präprandialen Normalinsulingabe vielen Situationen nicht gerecht werden kann. Statt einem starren Schema zu folgen, sollten die Patienten lernen, über die möglichen Gründe für einen Blutglukosewert nachzudenken.

Ein anderes Argument gegen fixe Dosierschemata ist, daß sich der Insulinbedarf im Laufe der Erkrankung – z.b. bei interkurrenten Infekten deutlich ändern kann.

Einige Beispiele und Probleme der Adaptation der Insulindosierung werden im Kapitel 12 diskutiert.

Zwischenmahlzeiten

Nach unseren Untersuchungen essen 20% der Typ-1-Diabetiker nur 2- bis 3mal am Tag. Wir betonen bei der Schulung der Patienten, daß bei bedarfsgerechter Behandlung mit Normalinsulin Zwischenmahlzeiten nicht notwendig sind. Allerdings kann es bei Mahlzeiten mit sehr großem KH-Gehalt (z. B. einer großen Pizza mit 8 KE und zusätzlich 1 KE Pizzabrot) dazu kommen, daß die dann erforderliche hohe Dosis von humanem Normalinsulins unphysiologisch lang wirkt. Wir empfehlen in diesem Fall, ca. 3 Stunden nach der Mahlzeit den Blutzucker zu messen und gegebenenfalls 1–2 KE zu sich zu nehmen.

Manche Patienten mit sehr regelmäßigem Tagesablauf, die gern zwischen Frühstück und Mittagessen und zwischen Mittag- und Abendessen eine kleine Mahlzeit mit 1–2 KE zu sich nehmen möchten, können dies tun, ohne jeweils vor den Zwischenmahlzeiten Normalinsulin zu spritzen. Allerdings sind dann recht regelmäßige Zeiten zwischen Haupt- und Zwischenmahlzeit notwendig.

Patienten mit unregelmäßigem Tagesablauf spritzen vor den Mahlzeiten jeweils Normalinsulin. Ob die Dosierung richtig war, sehen sie bei der Blutglukosemessung vor der nächsten Mahlzeit. Sie sollten allerdings wissen, daß humanes Normalinsulin 3 bis 4 Stunden wirkt und es dadurch bei sehr häufigen Mahlzeiten zu einer Addition der Wirkung der Normalinsulindosierungen kommen kann.

Literatur

Mühlhauser I, Bott U, Overmann H, Wagener W, Bender R, Jörgens V, Berger M (1995) Liberalized diet in patients with type 1 diabetes. J Int Med 237:591–597

Informationsmaterial für Diabetiker
von unserer Arbeitsgruppe

Jörgens V, Grüßer M (1998) Therapie und Schulungsprogramm für Typ-1-Diabetiker. Darin enthalten: Schulungsmaterial für Diabetiker im Restaurant – Abbildungen von Tellergerichten in Originalgröße für den Unterricht insulinbehandelter Diabetiker, in Zusammenarbeit mit Roche Diagnostics, Verlag Kirchheim, Mainz

Grüßer M, Jörgens V, Kronsbein P (2001) 10 Gramm Kohlenhydrate, 8. Aufl. Verlag Kirchheim, Mainz

Jörgens V, Grüßer M, Berger M (2001) Mein Buch über den Diabetes mellitus – für intensivierte Insulinbehandlung, 15. Aufl. Verlag Kirchheim, Mainz

Jörgens V, Grüßer M, Kronsbein P (2001) Mit Insulin geht es mir wieder besser – Für Typ-2-Diabetiker mit konventioneller Insulinbehandlung, 11. Aufl. Verlag Kirchheim, Mainz

Grüßer M, Jörgens V, Berger M (2000) Vor dem Essen Insulin, für Typ-2-Diabetiker, die vor dem Essen Normalinsulin spritzen. 2. Aufl. Verlag Kirchheim, Mainz

Neuerscheinungen unter: www.diabetes-wissen.de

KAPITEL 11

Therapie- und Schulungsprogramme für die Insulintherapie

11.1
Intensivierte Insulintherapie

Unsere Arbeitsgruppe hat vor über 20 Jahren dem Modell der Genfer Universitätsklinik folgend ein Therapie- und Schulungsprogramm für Typ-1-Diabetiker aufgebaut und in zahlreichen Studien evaluiert. Die Patienten lernen in einem pädagogisch und medizinisch strukturierten Kurs den Umgang mit der intensivierten Insulintherapie, Ziel des Kurses ist, daß die Patienten selbst entsprechend der von ihnen gewünschten Lebensführung ihre Insulindosis bestimmen. Der besondere Verdienst von J. Ph. Assal war es, an einer führenden Universitätsklinik Patientenschulung als wesentlichsten Teil der Behandlung zu implementieren und als erster seine Diabetesstation in eine Schulungseinheit umzustrukturieren; er prägte den treffenden Begriff „Therapeutic Patient Education". In dieser Einheit finden über 5 Tage Schulung und Behandlung statt, alle Patienten besuchen den Kurs vom Anfang bis zum Ende gemeinsam. Die Schulung in Gruppen hat nicht nur ökonomische Vorteile, die Interaktion zwischen den Patienten trägt erheblich zur Motivation und zum Lernerfolg bei. Heute ist diese Form der Behandlung des Diabetes zum Standard geworden, jeder neu manifestierte Typ-1-Diabetiker wird in Deutschland ein Zentrum finden können, in dem diese Behandlung angeboten wird. In einer populationsbezogenen Untersuchung unserer Arbeitsgruppe in Nordrhein fanden wir, daß in unserer Gegend bereits fast 70% der Typ-1-Diabetiker an derartigen Programmen teilgenommen haben (Mühlhauser 1998). Vor über 20 Jahren gab aber in der Diabetologie erhebliche Widerstände gegen diese Einbeziehung der Patienten in die Behandlung. Auch die Schaffung des Berufsbildes der Diabetesberaterin stieß zunächst auf heftigen Widerstand einiger Diabetologen und des Diätassistentinnenverbandes.

Seit der Einführung des Programms führten wir Nachuntersuchungen durch, die eine deutliche Verbesserung der Behandlungsqualität zeigten; es kam zu einer dauerhaften Verbesserung der Stoffwechseleinstellung gemessen am HbA1c, eine Erhöhung der Inzidenz schwerer Hypoglykämien trat nicht ein, im Gegenteil, in einigen dieser Nachuntersuchungen war die Inzidenz schwerer Hypoglykämien sogar geringer geworden. Die Zahl der späteren Krankenhausaufenthalte sank deutlich und die Patienten zeigten eine erstaunlich hohe Compliance zu der erlernten Therapie. Diese hohe Compliance der Patienten u. a. zur Blutglucoseselbstmessung erklärt sich vor allem durch die großen Vorteile, die eine flexible, mahlzeitenbezogene Insulinsubstitution für die Lebensführung der Patienten hat: sie gewinnen mehr Selbständigkeit und Unabhängigkeit und können ihren Tagesablauf annähernd so gestalten wie ein Nicht-Diabetiker. Prospektive und kontrollierte Studien in Rumänien (Bukarest) und Rußland (Moskau) zeigten sehr ähnliche Ergebnisse wie die unkontrollierten Untersuchungen in Deutschland.

Es galt in der Folge, diese erfolgreiche Behandlungsstrategie auch auf andere Krankenhäuser zu übertragen. Unseres Arbeitsgruppe führte deshalb im Auftrag des Bundesforschungsministeriums eine Studie zur Qualitätskontrolle von Schulungsprogrammen für Typ-1-Diabetiker in Allgemeinkrankenhäusern durch (Jörgens 1993, Bott 1997). Patienten der Universität Düsseldorf und Patienten in 9 Allgemeinkrankenhäusern wurden 1, 2 und 3 Jahre (und später auch 6 Jahre) nach der Teilnahme an strukturierten Schulungsprogrammen nachuntersucht. Dabei zeigte sich, daß bei den in den beteiligten Allgemeinkrankenhäusern behandelten Patienten eine Einstellungsqualität erreicht werden konnte, die der aus der Düsseldorfer Universitätsklinik nachuntersuchten Patienten vergleichbar (gut) war. 579 Typ-1-Diabetiker wurden in den 9 Allgemeinkrankenhäusern rekrutiert, 118 in der Düsseldorfer Universitätsklinik. Das mittlere Alter lag bei 26 Jahren, die mittlere Diabetesdauer bei 8 Jahren. Im Gegensatz zum DCCT wurden Patienten mit häufigeren schweren Hypoglykämien in der Vorgeschichte nicht von der Studie ausgeschlossen. Dennoch lag die Inzidenz schwerer Hypoglykämien bei den Nachuntersuchungen deutlich niedriger als im DCCT. Vor dem Schulungsprogramm war bei den Patienten, die bereits ein Jahr vor der Schulung Insulin injizierten, in 14% mindestens eine schwere Hypoglykämie aufgetreten, im Jahr nach den Programmen in 12%. Die Inzidenzrate (Zahl der schweren Hypoglykämien pro Patient pro Jahr) lag vorher bei 0,28 und im Jahr danach bei 0,20 pro Patient pro Jahr. Die HbA_1-Werte lagen bei den Nachuntersuchungen signifikant niedriger als zu Beginn. In allen Kliniken hatten die Patienten an einem strukturierten Therapie- und Schulungsprogramm teilgenommen. Vorausgegangen war eine Fortbildung der Diabetesberaterinnen, die dem Ziel diente, die Programme in den Kliniken pädagogisch und medizinisch zu standardisieren. Letzteres bedeutet einen wesentlichen Unterschied zum DCCT, dort wurde weniger unternommen, um die Schulungsprogramme in den zahlreichen beteiligten Zentren qualitativ zu sichern. Unsere Studie zeigte auch, daß die Compliance der Patienten zu einer regelmäßigen Blutzuckerselbstmessung erstaunlich hoch lag. Zu allen Nachuntersuchungszeitpunkten führten ca. 70% der Patienten mehr als zwei Blutzuckerselbstmessungen pro Tag durch. Bei den Patienten, die regelmäßig Blutzuckerselbstkontrollen durchführten, war die Einstellungsqualität besser als bei denen, die nur unzureichend Selbstmessungen vornahmen. Die Mehrzahl der Patienten adaptierte täglich basierend auf den Blutglukoseselbstmessungen die Insulindosis. Die erheblichen Freiheiten der Kost, die eine solche Selbstbehandlung erlaubt, führte im Laufe der Jahre nicht zu einer Erhöhung der Insulindosis pro kg Körpergewicht oder zu einer kontinuierlichen Zunahme des Körpergewichts. Von Skeptikern gegenüber einer so weitgehenden Selbstbehandlung und Liberalisierung des Lebensstils der Typ-1-Diabetiker wurde früher vorgebracht, daß mehr Freiheit bei den Kostempfehlungen in einer vermehrten Kalorienzufuhr und sozusagen einer „Insulinmast" resultieren müßte. Dies ist nicht der Fall. Im Gegensatz dazu ist die weitgehende Einbeziehung des Patienten der einzig gangbare Weg zu einer erfolgreichen Langzeittherapie.

Ein wichtiges Ziel der Schulung von Patienten mit Typ-1-Diabetes ist es, durch häufige Anpassungen der Insulindosis an den wechselnden Bedarf erhebliche Stoffwechselentgleisungen zu vermeiden, die zu Krankenhausaufenthalten führen. In unserer Untersuchung lag die Zahl der in Krankenhäusern verbrachten Tage pro Patient im Laufe von 3 Jahren deutlich niedriger als in den 3 Jahren vorher. Typ-1-Diabetiker können durch strukturierte Therapie- und Schulungsprogramme in die Lage versetzt werden, eine große Zahl von Krankenhausaufenthalten in der Folge zu vermeiden. Früher wurden Typ-1-Diabetiker regelmäßig jährlich von Kliniken zur wochenlangen, stationären Einstellung einbestellt – dies ist heute obsolet.

Die strukturierte Schulung und Behandlung des Typ-1-Diabetikers bildet nur die Grundlage zur erfolgreichen weiteren Insulinsubstitution – in der Folge sind weitere Beratungen der Patienten unverzichtbar. Viele Schulungszentren für Typ-1-Diabetiker haben mittlerweile die Möglichkeit, bei besonderen Problemen Typ-1-Diabetiker ambulant mitzubetreuen.

Mit dem Ziel der kontinuierlichen Qualitätssicherung von Schulungs- und Behandlungsprogrammen in Allgemeinkrankenhäusern und Univer-

Tabelle 6. Multizentrische deutsche Studie zur Evaluation des 5-Tages-Behandlungs- und Schulungsprogrammes. Klinische Daten und Ergebnisse für 636 Typ-1-Diabetiker vor Teilnahme am Programm und nach 1,2,3 und 6 Jahren [aus Mühlhauser et al, 2000]

	vorher	1 Jahr	2 Jahre	3 Jahre	6 Jahre
Insulintherapie					
≤ 1 Injektionen/Tag	13 %	2 %	1 %	1 %	1 %
2 Injektionen/Tag	73 %	25 %	20 %	16 %	12 %
≥ 3 Injektionen/Tag (oder Pumpe)	14 %	74 %	79 %	83 %	87 %
Insulindosis (E/kg/Tag)	0,63 (0,29)	0,64 (0,23)	0,65 (0,22)	0,64 (0,2)	0,63 (0,19)
Blutglukosemessungen ≥ 3x/Tag	10 %	67 %	69 %	73 %	71 %
Körpergewichtsindex (kg/m^2)	22,7 (2,91)	23,4 (2,8)	23,5 (2,9)	23,6 (2,8)	24,6 (3,4)
Größe (m)	1,72 (0,09)	1,72 (0,09)	1,73 (0,09)	1,73 (0,09)	1,73 (0,09)
Gewicht (kg)	67,3 (10,7)	69,7 (11)	70 (11,3)	70,4 (11,4)	73,3 (10,1)
Anzahl der Mahlzeiten/Tag					
2-3	7 %	20 %	21 %	17 %	20 %
4-5	20 %	38 %	44 %	53 %	57 %
> 5	73 %	42 %	35 %	30 %	23 %
HbA$_1$ (%)*	9,9 (2,2)	8,9 (1,8)	9,0 (1,7)	9,2 (1,7)	
HbA$_{1c}$ (%)**				7,6 (1,6)	7,9 (1,6)
Schwere Hypoglykämien (SH)***					
Inzidenz (Anzahl/ Pat./letztes Jahr)	0,28	0,19	0,21	0,13	0,175
Anzahl (%) Patienten mit SH	79 (15 %)	59 (11 %)	64 (12 %)	52 (8 %)	66 (12 %)

Mittelwerte, Standardabweichungen in Klammern
*   Referenzbereich bis 7,4 %
**   Referenzbereich bis 6,1 %
*** Nur für Patienten, die bei Rekrutierung eine Diabetesdauer von mehr als 1 Jahr hatten (n = 538)

sitätskliniken arbeitet erfolgreich seit vielen Jahren eine Arbeitsgemeinschaft der Deutschen Diabetes-Gesellschaft (Arbeitsgemeinschaft für strukturierte Diabetestherapie), die regelmäßige Nachuntersuchungen und gegenseitige Hospitationen durchführt. Interessenten können sich an das Sekretariat der Arbeitsgemeinschaft bei Priv. Doz. Dr. U. A. Müller (Uni Jena) wenden (u.a.mueller@med.uni-jena.de). Sprecher der Gruppe sind z. Zt. M. Femerling (Khs Eckernförde), A. Risse (Khs. Dortmund Nord) und U. A. Müller (Uni Jena).

Die Arbeitsgemeinschaft hat im Jahr 2000 Daten von 7748 Patienten mit Typ-1-Diabetes publiziert. 156 Krankenhausabteilungen waren an der Arbeit beteiligt und hatten in persönlichen Nachtuntersuchungen jeweils Stichproben von 50 Patienten untersucht. Die Diskussion der Ergebnisse erfolgte jeweils in den Jahrestagungen der Arbeitsgemeinschaft. Ein von den meisten Kliniken benutztes Computerprogramm (Diqual) unterstützte die Auswertung. Bei Patienten mit hohem Ausgangswert des HbA1c (=> 8%) wurde eine Verbesserung der Einstellung von 9,52% HbA1c auf 7,9% HbA1c festgestellt – dies erfolgte gemeinsam mit einer Reduktion der schweren Hypoglykämien von 0,16 auf 0,06 pro Patient pro Jahr. Bei Patienten mit initial akzeptablen HbA1c Werten (<= 8%) wurde eine Verminderung der Inzidenz schwerer Hypoglykämien von 0,36 auf 0,16 schwere Hypoglykämien pro Patient pro Jahr erreicht. Die Inzidenz von Ketoazidosen (0,065 auf 0,023 in der Gesamtgruppe) und Krankenhaus-

Tabelle 7. Ergebnisqualität einer Stichprobe von 1789 Personen mit Typ-1-Diabetes aus 32 ASD-Zentren (ASD-Jahrestagung Fulda 1998)

Parameter	Ausgangswerte	nach 12–15 Monaten	p-Wert
HbA$_{1c}$ relativ*/absolut	1,6/8,1	1,4/7,3	< 0,0001
Inzidenz schwerer Hypogly-kämien (Ereignisse/Patient/Jahr)	0,38	0,19	< 0,0001
Inzidenz von Ketoazidosen (Ereignisse/Patient/Jahr)	0,10	0,03	< 0,001
Krankenhauszeiten (Tage/Patient/Jahr)	6,3	4,5	< 0,0001

* berechnet als Quotient aus HbA$_{1c}$-Wert und mittlerem Normwert der Methode des lokalen Labors; zur Veranschaulichung wurde der absolute HbA$_{1c}$-Wert entsprechend dem fiktiven mittleren Normwert einer HPLC-Methode von 5,0% hochgerechnet.

aufenthalten (3,47 auf 2,05 in der Gesamtgruppe) konnte signifikant gesenkt werden (Müller 2000).

Die Arbeitsgemeinschaft ASD als Qualitätszirkel auf nationaler Ebene hat auch international großes Interesse hervorgerufen (Müller 1999). Die Kriterien der Deutschen Diabetesgesellschaft zur Anerkennung von Behandlungseinrichtungen für Typ-1-Diabetiker haben sich im Laufe weniger Jahre fast völlig an die wesentlich konsistenteren Kriterien der ASD angenähert.

Therapie und Schulungsprogramme für Patienten mit Typ-1-Diabetes könnten im Prinzip auch ambulant angeboten werden. Allerdings bietet sich wegen der relative geringeren Zahl zu schulender Patienten die Konzentration auf wenige Zentren an, um überhaupt entsprechende Gruppen und Frequenzen der Schulungen zu erreichen, die ein Zentrum auslasten. Die Unsinnigkeit der administrativen und pekuniären Trennung zwischen ambulanter und stationärer Medizin in Deutschland macht sich bei der Diabetikerversorgung besonders deletär bemerkbar. Für die Betreuung der Typ-1-Diabetiker sollte auch für die weitere ambulante Beratung der Patienten eine ambulante Mitbetreuung möglich sein, auch spricht medizinisch vieles dafür, die hervorragend ausgebildeten Diabetesberaterinnen in Kliniken auch für ambulante Schulungen einzusetzen. In der Universitätsklinik Graz (Pieber 1998) wurde die ambulante Durchführung eines Behandlungs- und Schulungsprogramms für Typ-1-Diabetiker erfolgreich evaluiert. Bezüglich einer primären Schulung von Typ-1-Diabetikern in Schwerpunktpraxen in Deutschland gibt es bis heute leider keine Studie, die den im stationären Bereich erarbeiteten Studien qualitativ vergleichbar wäre. Als Hilfe für Kliniken und Schwerpunktpraxen zur Weiterbetreuung und modularen Schulung von Typ-1-Diabetikern, die eine „Auffrischung" einzelner Lehrinhalte benötigen, haben wir Schulungsmaterial entwickelt, das im Verlag Kirchheim, Mainz erhältlich ist. Es enthält zahlreiche Abbildungen und u. a. Tellergerichte, anhand derer mit den Patienten das Essen im Restaurant in spielerischer Form geübt werden kann.

In Zukunft wird im stationären und im ambulanten Bereich Programme für Patienten mit besonderen Problemen (z. B. schweren Komplikationen des Diabetes, Sehbehinderung) notwendig. Unsere Arbeitsgruppe hat in einer prospektiven Studie ein Programm evaluiert, daß für Patienten konzipiert ist, die trotz der „konventionellen" Schulung erhebliche Probleme mit der Stoffwechseleinstellung haben (Bott 2000).

Dieses Aufbauprogramm wird über 5 Tage in Gruppen von 4 bis 6 Patienten durchgeführt. Statt thematisch festgelegter Unterrichtsstunden erfolgt eine Gruppendiskussion zu Themen, welche die Patienten selbst bestimmen. Das Programm beginnt mit einer Diskussion über die individuellen Therapieziele der Patienten und ihre Erwartungen besonderen Wünsche an den Programmablauf. Die weiteren, von den Patienten gewählten Diskussionsthemen sind auch ihre speziellen Wünsche und Behandlungsziele ausgerichtet. In einer speziellen Stunde werden die emotionalen Aspekte, insbesondere Probleme der Akzeptanz des Diabetes erarbeitet. Die Evaluation dieser Aufbauschulung zeigte eine erhebliche Verminderung der Inzidenz schwerer Hypoglykämien (von 0,62 auf 0,16 pro Patient pro Jahr). Das HbA1c änderte sich nicht (vorher 8,1 nachher 8,0%). Dieses Aufbauprogramm ist demnach besonders bei Patienten mit rezidivierenden schweren Hypoglykämien zu empfehlen.

Literatur

Bott S, Bott U, Berger M, Mühlhauser I (1997) Intensified insulin therpay an the risk of severe hypoglycemia. Diabetologia 40:926–932

Bott U, Bott S, Hemmann D, Berger M (2000) Evaluation of a holistic treatment and teaching programme for patients with Type 1 diabetes who failed to achieve their therapeutic goals under intensified insulin therapy. Diabetic Medicine 17:365–643

Bott U (2000) Patientenschulung. In: Berger M (Hrsg) Diabetes mellitus, 2. Aufl. Urban & Fischer, München Jena

Grüßer M, Jörgens V (1988) Behandlungs- und Schulungsprogramm für Patienten mit Typ-1-Diabetes, Verlag Kirchheim, Mainz, Schulungs- und Verbrauchsmaterial

Jörgens V, Grüßer M, Bott U, Mühlhauser I, Berger M (1993) Effective and safe translation of intensified insulin therapy to general internal medicine departments. Diabetologia 36:99–105

Mühlhauser I, Overmann H, Bender R et al (1998) Social status and the quality of care for adult people with type-1-diabetes mellitus- a population based study. Diabetologia 30:681–690

Mühlhauser I, Jörgens V, Berger M et al (1983) Bicentric evaluation of a teaching and treatment programme for type I diabetic patients. Diabetologia 25:470–476

Mühlhauser I, Bruckner I, Berger M, Cheta D, Jörgens V, Scholz V et al (1987) Evaluation of an intensified insulin treatment and teaching programme as routine management of type 1 (insulin-dependent) diabetes. The Bucharest-Düsseldorf Study. Diabetologia 30:681–690

Mühlhauser I, Spraul M, Berger M: Insulinsubstitutionstherapie. In: Berger M (Hrsg) Diabetes mellitus, 2. Auflage, Urban & Fischer, München, Jena, pp. 287–325

Müller UA, Femerling M, Reinauer KM, Risse A, Voss M, Jörgens V, Berger M, Mühlhauser I (1999) Intensive treatment and education of NIDDM as clinical routine. A nationwide quality-circle experience in Germany. Diabetes Care 22 (Suppl 2):1329–1334

Müller UA, Köhler S, Femerling M, Risse A, Schumann M, Use G, Niederau C, Jörgens V, Berger M für die ASD (2000) HbA1c und schwere Hypoglykämien nach intensivierter Behandlung und Schulung von Patienten mit Typ-1-Diabetes als klinische Routine: Ergebnisse eines deutschlandweiten Qualitätszirkels (ASD) 1992–1999. Diabetes und Stoffwechsel 9:67–81

Pieber TR, Brunner GA, Schnedl WJ, Schattenberg S, Kaufmann P, Krejs GJ (1995) Evaluation of a structured outpatient group education program for intensified insulin therapy. Diabetes Care 18:625–630

Starostina E, Antsiverov M, Galystan G, Trautner C, Jörgens V, Bott U, Mühlhauser M, Berger M (1994) Effectiveness and cost-benefit analysis of intensive treatment and teaching programmes for type-1-(insulin-dependent) diabetes mellitus in Mosow-blood glucose versus urine glucose monitoring. Diabetologia 37:170–176

11.2
Therapie- und Schulungsprogramme für Typ-2-Diabetiker mit konventioneller Insulintherapie

Bei konventioneller Insulinbehandlung mit ein- bis zwei Injektionen von Kombinationsinsulinen müssen die Defizite dieser Form der Insulinsubstitution durch eine entsprechende Kost ausgeglichen werden. Für diese zur Zeit noch fast bei allen Typ-2-Diabetikern angewandte konventionelle Insulintherapie (zur Zeit ca. 800.000 Patienten in Deutschland) liegen sowohl ein strukturiertes Therapie- und Schulungsprogramm für die stationäre als auch ambulante Einleitung der Behandlung wie auch mehrjährige prospektive Evaluationen bezüglich Wirksamkeit und Nebenwirkungen vor.

11.2.1
Stationäres Therapie- und Schulungsprogramm für konventionelle Insulinbehandlung mit Verzögerungsinsulinen

Unsere Arbeitsgruppe seit Anfang der 80er Jahre in der Klinik für Stoffwechselkrankheiten und Ernährung ein strukturiertes Therapie- und Schulungsprogramm für Typ-2-Diabetiker entwickelt, die mit konventioneller Insulintherapie behandelt werden, und durch prospektive Nachuntersuchungen evaluiert. Das Programm ist in Struktur und Organisation ähnlich dem stationären 5-Tages-Therapie- und Schulungsprogramm für Typ-1-Diabetes, jedoch modifiziert im Hinblick auf die Unterschiedlichkeit der Therapieziele und des Lernverhaltens älterer Menschen. Während bei jungen Diabetikern das primäre Ziel der Behandlung und Schulung die möglichst nahe-normoglykämische Blutzuckereinstellung zur Vermeidung der mikroangiopathischen Folgeschäden ist, werden bei den meisten Typ-2-Diabetikern Freiheit von hyperglykämiebedingten Symptomen, das Vermeiden von akuten Stoffwechselentgleisungen sowie von Komplikationen des „diabetischen Fußes" zu primären Therapiezielen. Das Programm wird von Diabetesberaterinnen als Gruppenunterricht für etwa 5 bis 8 Patienten durchgeführt und dauert von Montag bis Freitag. Im Rahmen dieser 5tägigen stationären Behandlung erfolgen allgemein-internistische und spezifisch-diabetologische Untersuchungen; die Insulinbehandlung entspricht dem Typus der konventionellen Insulintherapie und wird nach folgendem Muster initiiert beziehungsweise. revidiert: morgens und abends eine Injektion eines Kombinationsinsulins (kommerziell erhältliche feste Mischung von Normal- und Verzögerungsinsulin im Dosierungsverhältnis 25–30:75–70); nur ausnahmsweise (zum Beispiel bei besonderen Ernährungsgewohnheiten) werden freie Mischungen von Normal- und Verzögerungsinsulin verwendet. Seit dem Frühjahr 1985 wurden ausschließlich Humaninsuline verwendet; Kombinationsbehandlungen mit Insulin und oralen Antidiabetika wurden nicht durchgeführt.

Während des Programms erlernen die Patienten, korrekt Insulin zu injizieren. Besonders wichtig ist dabei die richtige Handhabung der Injektionsgeräte und das gründliche Aufmischen des NPH Insulins im Pen, das 20 mal durchmischt werden muß! Auf dem Gebiet der Stoffwechselselbstkontrolle erlernen die Patienten, entweder die Harnzuckerselbstkontrolle oder Blutzuckerkontrollen durchzuführen. Alle Patienten lernen, bei wiederholtem Auftreten von Unterzuckerungen die Insulindosis selbständig zu reduzieren. Ärztlich wird festgelegt, ob die Patienten auch die selbständige Erhöhung der Insulindosis durchführen sollen. Bei hohen Harnzucker- oder Blutzuckerwerten sollen die Patienten ihren Hausarzt konsultieren und mit ihm die Anpassung der Insulintherapie besprechen. Die Patienten lernen, blutzuckerwirksame Kohlenhydrate zu identifizieren und ihre Menge in Kohlenhydrat-Einheiten (KE) abzuschätzen. Dies wird mit den Patienten unter Verwendung von Farbfotos in Originalgröße und auch beim Buffet-Unterricht mit der Diabetesberaterin geübt. Dabei wird die Schulung auf die von den individuellen Patienten der Gruppe präferierten Nahrungsmittel fokussiert. Die Patienten erhalten dazu reich bebilderte Illustrationen für die Verwendung und zum Nachschlagen nach stationärer Entlassung. Den Diabetikern wird empfohlen, 5 bis 6 kohlenhydrathaltige Mahlzeiten täglich einzunehmen, um – entsprechend der Kinetik der konventionellen Insulintherapie Unterzuckerungen vorzubeugen. Dazu wird von der Diabetesberaterin unter Berücksichtigung der persönlichen Ernährungsgewohnheiten in Abstimmung mit der Insulintherapie ein sogenanntes Kohlenhydrat-Gerüst (KE-Gerüst) erstellt.

Beispiel für ein Kohlenhydrat-Gerüst für Patienten unter konventioneller Insulintherapie.

Mahlzeit/Zwischenmahlzeit	Kohlenhydrat-Einheiten
Frühstück	3
Zwischenmahlzeit (2. Frühstück)	1
Mittagessen	4
Zwischenmahlzeit	1
Abendessen	3
Spätmahlzeit	1

Es handelt sich um eine etwas übergewichtige, 76jährige Patienten mit Typ-2-Diabetes nach Sulfonylharnstoffversagen unter morgens 32 E und abends 16 E Kombinationsinsulin; die mit der Patientin vereinbarten Therapieziele schließen eine Stoffwechselnormalisierung ausdrücklich nicht ein. Eine exakte Einhaltung der Zeiten für die Nahrungsaufnahme ist nicht erforderlich; Uhrzeiten sind daher nicht angegeben.

Von der Verwendung von Zuckeraustauschstoffen (zum Beispiel Fruktose, Sorbit) wird abgeraten, hingegen können schlanke Diabetiker Haushaltszucker in Mengen, wie sie auch für Nichtdiabetiker vernünftig sind (bis zu 40 Gramm pro Tag), z. B. in Form von Kuchen und anderen Süßigkeiten zu sich nehmen. Diese zuckerhaltigen Nahrungsmittel müssen allerdings mit anderen kohlenhydrathaltigen Nahrungsmittel im Rahmen des KE-Gerüsts ausgetauscht werden. Ein weiteres Thema des Programms ist die Fußpflege zur Vorbeugung bzw. rechtzeitigen und korrekten Behandlung von Läsionen. Ferner wird den Patienten empfohlen, mindestens einmal im Jahr einen Augenarzt aufzusuchen und sich beim Hausarzt regelmäßig den Blutdruck messen zu lassen.

Bei 94 konsekutiven, mit Insulin behandelten Typ-2-Diabetikern (älter als 60 Jahre), die mit diesem Programm behandelt worden waren, haben wir nach 2 und 5 Jahren Nachuntersuchungen zur Prognose, Behandlungsqualität und den Lebensumständen der Patienten durchgeführt. Diese

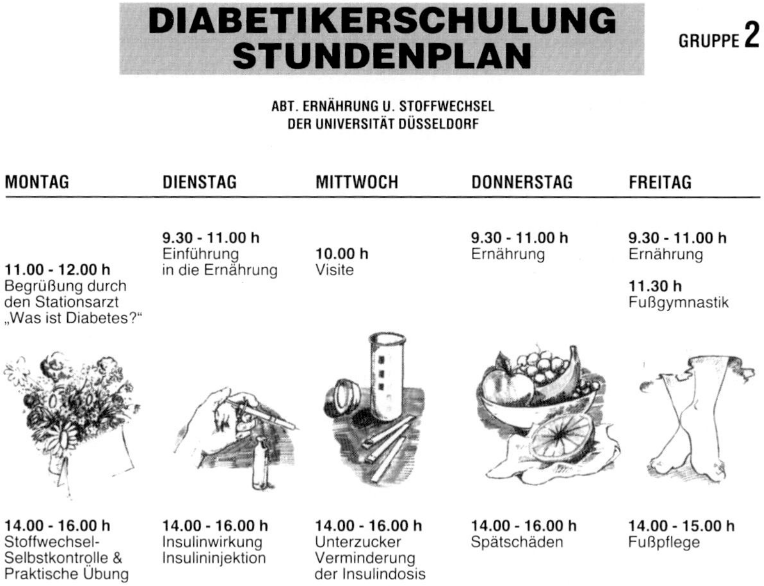

DIABETIKERSCHULUNG STUNDENPLAN

GRUPPE **2**

ABT. ERNÄHRUNG U. STOFFWECHSEL
DER UNIVERSITÄT DÜSSELDORF

MONTAG	DIENSTAG	MITTWOCH	DONNERSTAG	FREITAG
	9.30 - 11.00 h Einführung in die Ernährung	10.00 h Visite	9.30 - 11.00 h Ernährung	9.30 - 11.00 h Ernährung
11.00 - 12.00 h Begrüßung durch den Stationsarzt „Was ist Diabetes?"				11.30 h Fußgymnastik

| 14.00 - 16.00 h Stoffwechsel-Selbstkontrolle & Praktische Übung | 14.00 - 16.00 h Insulinwirkung Insulininjektion | 14.00 - 16.00 h Unterzucker Verminderung der Insulindosis | 14.00 - 16.00 h Spätschäden | 14.00 - 15.00 h Fußpflege |

Abb. 37. Stundenplan des stationären Diabetesbehandlungs- und Schulungsprogramms für Typ-2-Diabetiker mit konventioneller Insulinbehandlung

Untersuchungen zeigten die sehr hohe Mortalität und Morbidität stationär mit Insulin therapierter Patienten mit Diabetes (Mühlhauser 1989).

Zum Zeitpunkt der ersten Nachuntersuchung 2 Jahre nach der therapeutischen Intervention durch das Therapie- und Schulungsprogramm waren 11 Patienten verstorben (Herzinsuffizienz 5, Herzinfarkt 3, Malignom 3). Bei 4 Patienten mußte eine Beinamputation bei peripherer Verschlußkrankheit durchgeführt werden; 8 Patienten hatten 14 schwere Hypoglykämien (2 während Krankenhausaufenthalten), hingegen war kein diabetisches Koma aufgetreten. Die tägliche Insulindosis nahm von im Mittel 0,54 auf 0,60 E/kg zu (p < 0,025), der Körpergewichtsindex BMI von 25 auf 27 kg/m^2 (p < 0,0001) und das HbA$_{1c}$ fiel von 8,7 Prozent auf 7,3 Prozent (p < 0,0001); 75 Prozent der Patienten führten Stoffwechselselbstkontrollen durch. Diese Nachuntersuchungen zeigten, daß die Inzidenz diabetes-spezifischer Akutkomplikationen gering gehalten werden konnte und der Stoffwechsel befriedigend eingestellt wurde. Bei erneuter Nachuntersuchung derselben Patienten nach 5 Jahren trat die Problematik der hohen Morbidität und kardiovaskulären Mortalität dieser Patienten noch stärker in den Vordergrund: insgesamt waren 41 Prozent der Patienten verstorben. Erschreckend war die hohe Rate von Oberschenkel-Amputationen. Mit der Stoffwechseleinstellung und der Insulintherapie hatte es jedoch wenig Schwierigkeiten gegeben: in den 5 Jahren der Nachuntersuchung war kein Coma diabeticum aufgetreten; die Inzidenz schwerer Hypoglykämien lag unter 0,1 Fälle pro Patient pro Jahr. Insgesamt hat diese 5-Jahres-Nachuntersuchung wichtige Ergebnisse erbracht, die bei der 2-Jahres-Nachuntersuchung noch nicht erkennbar waren. Demnach ist die Verbesserung der Fußversorgung dieser Patienten ein vordringliches Anliegen (Spraul 1999).

Mittlerweile zertifiziert die Deutsche Diabetes-Gesellschaft Kliniken, die derartige strukturierte Therapie- und Schulungsprogramme anbieten. Auskunft über anerkannte Kliniken gibt die Deutsche Diabetes Gesellschaft.

Auch in Zukunft werden ältere Diabetiker, vor allem wenn schwere Begleiterkrankungen bestehen, in Krankenhäusern erstmals mit Insulin behandelt werden; auch ergibt sich häufig im Rahmen einer anderen Erkrankung, z. B. nach Myokardinfarkt, die Notwendigkeit, stationär eine Insulintherapie zu beginnen. Dem Therapeuten sollte klar sein, daß es sich bei diesen stationären Patienten um eine Selektion von Patienten handelt, bei denen meist eine völlige Normalisierung des Stoffwechsels nicht im Vordergrund der Bemühungen stehen sollte.

11.2.2
Ambulantes Therapie- und Schulungsprogramm für Typ-2-Diabetiker mit konventioneller Insulintherapie

Noch in den siebziger Jahren empfahl das Lehrbuch der Inneren Medizin von Gross und Schölmerich, daß eine „Insulineinstellung in der Regel stationär" erfolgen sollte. Der dadurch anfallende finanzielle Aufwand und die Belastung für Patienten und Gesundheitswesen waren enorm, wenn man von einer Gesamtzahl mit Insulin behandelter Typ-2-Diabetiker in Deutschland von ca. 800.000 Patienten (mit deutlich steigender Tendenz) ausgeht.

Angesichts des erwähnten Aufwands und der zunehmenden Zahl diabetologisch versierter niedergelassener Ärzte verwundert es nicht, daß Bestrebungen entstanden sind, die Einleitung oder Optimierung der Insulinbehandlung bei Typ-2-Diabetikern mit Hilfe eines zu diesem Zwecke adaptierten strukturierten Therapie- und Schulungsprogramms unter ambulanten Bedingungen in der ärztlichen Praxis durchzuführen.

Im Jahr 1993 wurde erstmals in Brandenburg ein aus 5 Unterrichtseinheiten aufgebautes strukturiertes Therapie- und Schulungsprogramm für konventionelle Insulintherapie in die vertragsärztliche Versorgung eingeführt. Damit wurde weltweit erstmals von Krankenkassen anerkannt (und honoriert), daß Insulintherapie immer einer strukturierten Unterrichtung des Patienten bedarf. Das Programm ermöglicht sowohl die Einleitung als auch die Optimierung einer konventionellen Insulintherapie bei Typ-2-Diabetikern. Das Programm wurde von unserer Klinik in Zusammenarbeit mit der III. Med. Abteilung des Krankenhauses München-Schwabing (Prof. Standl) entwickelt. Das Programm umfaßt 5 Unterrichtseinheiten, die im Laufe von 4 Wochen erteilt werden. Dabei sollte die zweite Unterrichtseinheit direkt am nächsten Tag nach der ersten Unterrichtseinheit stattfinden, erst danach erfolgen die weiteren Unterrichtseinheiten im Wochenabstand: dies geschieht, um den Patienten schon in den ersten Tagen genug Sicherheit in der Insulintherapie zu vermitteln. Didaktisch und medizinisch muß das Programm schon zu Beginn mehrere Themenbereiche ansprechen und in den weiteren Stunden die Inhalte wiederholen und ausführlicher darstellen. Besonders viel Zeit nehmen das Üben der Insulininjektion und der Blutglukose-Selbstmessung ein. Im entsprechenden Buch für Patienten sind die Inhalte des Programms dargestellt (Grüßer 2000).

Für die Durchführung des Programms stehen ein Satz von Materialien für die Praxis des Arztes, Informationen zur Fortbildung des Arztes und der Arzthelferin sowie umfangreiche Hilfsmittel für die Durchführung des Unterrichts (wie ein Flip-Chart mit einem Poster-Satz, Unterrichtskarten und ein Lehrbuch für die Arzthelferin, Anschauungsmaterialien zur Schulung der Patienten hinsichtlich der Ernährung) zur Verfügung. Parallel zu der Schulung erhält der Patient das Lehrbuch zur Wiederholung der Unterrichtsinhalte.

Zur Evaluation des Programms liegen zwei Studien vor. U. A. Müller verglich in einer prospektiven Studie die Anwendung des Programms in seiner Klinik im Rahmen eines 5tägigen stationären Aufenthaltes mit der Anwendung des gleichen Programms durch zehn entsprechend fortgebildete niedergelassene Ärzte im Raum Jena bei Patienten mit Versagen der Sulfonylharnstofftherapie. Das Alter der Patienten betrug im Mittel 64 Jahre. Die Ergebnisse zeigten, daß nach einem Jahr keine Unterschiede bezüglich der Einstellungsqualität auftraten, erwartungsgemäß kam es durch den Einsatz des Insulins zu einer deutlichen Besserung der HbA1c-Werte (in der stationären Gruppe von 10,4 auf 8,4 Prozent und in der ambulanten Gruppe von 10,3 auf 8,1 Prozent). In der ambulanten Gruppe änderten die Patienten häufiger selbst die Insulindosis (65 versus 37 Prozent) und mehr Patienten führten nach einem Jahr ein Diabetestagebuch (97,1 versus 85,7 Prozent). Konsequenz aus dieser Untersuchung ist, daß die ambulante Einleitung der konventionellen Insulintherapie – auf der Basis eines strukturierten Therapie- und Schulungsprogramms – unbedingt im ambulanten Bereich angeboten werden sollte (Müller 1998).

Die Implementierung des Programms in die ambulante Versorgung wurde von unserer Arbeitsgruppe in Brandenburg untersucht (Grüßer 1996). Sowohl in Schwerpunktpraxen als auch in den übrigen fortgebildeten Praxen wurde das Programm erfolgreich eingesetzt. Bei den Patienten, die im Rahmen des Programms erstmals mit Insulin therapiert wurden, sank das HbA_{1c} deutlich und es kam nicht zu schweren Hypoglykämien. Mittlerweile wurde dieses strukturierte Therapie- und Schulungsprogramm für Patienten mit konventioneller Insulintherapie in der Arztpraxis aufgrund von Vereinbarungen zwischen den Kassenärztlichen Vereinigungen und der Mehrzahl der Kostenträger in fast allen Bundesländern in die Regelversorgung implementiert. Nach Teilnahme des Arztes und der Arzthelferin an einem speziellen Fortbildungsseminar kann das Programm abgerechnet werden (meist mit 5mal 50 DM pro Patient pro Unterrichtseinheit).

Praktisches Vorgehen:

Das Programm kann in Kleingruppen mit bis zu 4 Patienten aber auch mit einzelnen Patienten durchgeführt werden. Man beginnt mit geringeren Insulindosierungen (6 bis 10 Einheiten je nach Körpergewicht) und erhöht erst dann langsam die Dosierung. Wenn die morgendlichen Nüchternblutzuckerwerte weiter unbefriedigend bleiben, sollte man rechtzeitig mit einer abendlichen Insulininjektion beginnen. Bei morgendlicher Injektion eines Kombinationsinsulins, meist Normalinsulin/NPH-Insulin in einem Mischungsverhältnis von etwa 30/70, genügt es zu Beginn, die Patienten zu fragen, wann und was sie bisher gegessen haben. Am ersten Tag der Insulintherapie muß man dem Patienten dann lediglich sagen, er möge nach der morgendlichen Insulinspritze zum Frühstück wie bisher 2 Scheiben Brot essen, bitte diese keinesfalls weglassen. Außerdem sollte zwischen Frühstück und Mittagessen 1 Scheibe Brot gegessen werden, und zum Mittagessen sollten die auch bisher üblichen 3 Kartoffeln nicht entfallen. In weiteren Besprechungen wird dieses zunächst rudimentäre Wissen dann erweitert und anhand von Bildmaterial geübt. Wir empfehlen, die erste Insulindosis am Morgen injizieren zu lassen und den Patienten dann am folgenden Tag vor dem Mittagessen wieder in die Praxis zu bestellen. Die Kontrolle des Blutzuckerspiegels läßt erst dann Schlüsse zu, was die morgendliche Insulindosis bewirkt hat. In weiteren Übungsstunden können der Patient und eventuell auch die Angehörigen nach und nach mehr erlernen. Wir empfehlen, auch älteren Diabetikern und ggf. den Angehörigen die Blutzuckermessung zu instruieren, die Qualität der Messungen aber immer wieder zu überprüfen. Besonders wichtig wird die Selbstmessung der Blutzuckerwerte, wenn eine abendliche Insulininjektion notwendig wird, um dann zu prüfen, ob in der Nacht nicht zu niedrige Blutzuckerwerte erreicht werden.

11.3
Ambulantes Therapie- und Schulungsprogramm für Typ-2-Diabetiker, die präprandial Normalinsulin spritzen

Immer mehr Typ-2-Diabetiker entscheiden sich heute dafür, die Insulinbehandlung frühzeitig mit mit präprandialem Normalinsulin durchzuführen. Beginnt diese Behandlung zu einem frühen Zeitpunkt, kann lange auf die Gabe von Verzögerungsinsulin verzichtet werden, da meist eine noch ausreichende basale Insulinsekretion vorliegt. Wir führen diese Behandlung mit humanem Normalinsulin durch. Studien, die belegen, daß der Gebrauch rasch wirkender Analoga bei entsprechend geschulten Patienten bessere Ergebnisse zeigt, liegen nicht vor. Bezüglich der Kost bedeutet diese Insulinbehandlung für Typ-2-Diabetiker, daß ein sogenannter Diätplan unnütz ist. Die Patienten können lernen, soviel Normalinsulin vor dem Essen zu spritzen, wie sie essen möchten. Bei den üblichen niedrigen Dosierungen des Normalinsulins kann es kaum zu Hypoglykämien kommen, schwere Hypoglykämien können nur durch drastische Fehler bei der Dosierung auftreten und wurden nach unserer Kenntnis unter dieser Behandlung noch nicht beobachtet. Übrigens sollte für diese Form der Insulintherapie endlich mit der Diskriminierung insulinbehandelter Diabetiker bezüglich der Fahrerlaubnis aufgeräumt werden: es ist nicht nachvollziehbar, daß ein Berufskraftfahrer zwar blutzuckersenkende Tabletten einnehmen kann, aber unter Therapie mit präprandialem Normalinsulin diese Arbeit aufgeben soll, obwohl eine präprandiale Normalinsulingabe wesentlich besser vom Patienten zu steuern ist, als die Einnahme lang- oder kurz wirkender Insulin-Sekretagoga.

Die Patienten erleben den Beginn dieser Insulinbehandlung nach dem Motto „Vor dem Essen Insulin" nicht als einen Eingriff in ihre Lebensführung. Mahlzeitenzeitpunkte, die Auswahl der Kost, Bewegung und Sport: alles kann im Prinzip so bleiben wie vor der Insulinbehandlung. Ein weiterer erheblicher Vorteil ist der Gewichtsverlauf. Nach bisherigen Daten kommt es unter präprandialer Normalinsulingabe kaum oder in wesentlich geringerem Ausmaß beim Beginn der Insulintherapie zu einem Anstieg des Körpergewichts. Erstaunlich ist, daß man endlich nach über 50 Jahren mit Diätplänen und Zwischenmahlzeiten zu dieser prandialen Insulintherapie zurückgefunden hat.

Für diese moderne Form der Insulintherapie bei Typ-2-Diabetes liegt seit 1999 ein von uns in Zusammenarbeit mit Priv. Doz. U. A. Müller (Universität Jena) und Prof. E. Standl (Khs. Schwabing, München) entwickeltes strukturiertes Therapie und Schulungsprogramm vor.

In bisher 2 Studien wurde das Programm von unserer Arbeitsgruppe evaluiert. In einer Pilotstudie wurden 77 Patienten behandelt und im Mittel 2 Jahre später nachuntersucht (Kalfhaus 2000). 86% der Patienten führten diese Art der Insulinbehandlung über 2 Jahre durch, bei 59% von ihnen war auch nach 2 Jahren noch keine Gabe von Verzögerungsinsulin notwendig. Das HbA1c war von 9,2 auf 7,4% gesunken, eine Gewichtszunahme oder schwere Unterzuckerungen wurden nicht beobachtet. In einer noch nicht publizierten Untersuchung implementierten wir das Programm in Arztpraxen, die bereits strukturierte Schulungen für konventionelle Insulintherapie bei Typ-2-Diabetes durchführten. Bei Patienten, die vor dem Programm noch keine Insulintherapie durchgeführt hatten, sank das HbA1c um fast 2 Prozent. Das Programm ließ sich problemlos in den Praxisablauf integrieren, die Materialien wurden sehr positiv beurteilt (Hoffstadt 2000). Zur Zeit läuft noch eine Studie an der Friedrich Schiller Universität Jena, die das Programm mit konventioneller Insulintherapie vergleicht.

Praktisches Vorgehen:

Da dieses Programm noch wenig bekannt ist, stellen wir die Implementierung an einem ausführlichen Beispiel dar:

Ein 50jähriger Patient wird bereits mit verschiedenen oralen Antidiabetika behandelt, er ist nicht ausgesprochen übergewichtig, die Stoffwechseleinstellung unbefriedigend (HbA1c 9%).

Bestellen Sie den Patienten zu einem ausführlichen Beratungsgespräch. Überzeugen Sie ihn von den Vorteilen einer Insulinbehandlung. Erläutern Sie, daß Insulin ein körpereigener, natürlicher Stoff ist, den sein Körper nicht ausreichend bildet. Sagen Sie ihm, daß Insulinbehandlung seit 1922 durchgeführt wird und daß in Deutschland ca. eine Million Menschen täglich Insulin spritzt. Erklären Sie auch die Vorteile der Behandlung mit Normalinsulin vor dem Essen: kein Diätplan, freie Kost, Mahlzeitenzeitpunkte frei wählbar, keine Probleme mit Unterzuckerungen nach entsprechender Schulung.

Jetzt kommt im Gespräch der entscheidende Moment:
Der Patient entscheidet, ob er ihnen glaubt, oder ob er Ihre Praxis gar nicht mehr aufsucht, sondern irgendwelche Wundermittel ausprobiert. Lassen Sie den Patienten jetzt aussprechen, welche Ängste er vor der Insulinbehandlung hat und was er von dieser Behandlungsmöglichkeit hält. Bedenken Sie: Sie als Arzt denken wissenschaftlich, das Gesundheitsverhalten der Patienten wird von ihren völlig subjektiven Erfahrungen und Befürchtungen bestimmt. Versuchen Sie, diese kennenzulernen, positive Erfahrungen aus dem Erlebensbereich des Patienten zu verstärken und Ängste abzubauen.

Erklären Sie dem Patienten:
In meiner Praxis schicke ich Diabetiker nicht ins Krankenhaus, um Insulin spritzen zu lernen. Wir werden Ihnen in der Praxis in 5 Doppelstunden beibringen, mit dem Insulin zurechtzukommen. Vereinbaren Sie mit dem Patienten die Termine für das Schulungsprogramm.

Die 1. Unterrichtseinheit:
Der Patient kommt am nächsten Montag um 17 Uhr zur ersten Unterrichtseinheit, die Ihre fortgebildete Schulungskraft durchführt. Mit ihm haben Sie 2 weitere Patienten eingeladen, die ebenfalls mit präprandialer Injektion von Normalinsulin beginnen möchten. Vor der Unterrichtseinheit wird noch der Blutglukosewert bestimmt, er liegt bei 15,8 mmol/l (284 mg/dl). Der Patient spritzt zum ersten mal 2 Einheiten Normalinsulin (diese geringe Dosis kann keinen relevanten Effekt haben). Am Ende der Unterrichtseinheit legen Sie die Insulindosierung für den nächsten Tag fest. In das Diabetestagebuch des Patienten tragen Sie ein: morgens 6 E Normalinsulin für 6 KE (der Patient möchte 3 Brötchen essen), mittags 4 E für 4 KE. Bei ambulantem Beginn dieser Insulintherapie wird man mit Do-

sierungen von 1 IE pro 10 Gramm KH beginnen, dies kann im Verlauf erhöht werden. Schlanke Patienten benötigen weniger, adipöse eher mehr Insulin. Wiederholen Sie, daß der Patient alsbald nach der Injektion essen sollte.

2. Unterrichtseinheit:
Am folgenden Nachmittag kommt der Patient zur zweiten Unterrichtseinheit. Wieder wird zu Beginn der Blutglukosewert bestimmt. Jetzt erlernt der Patient die Blutzuckerselbstmessung. Vertrauen Sie aber nicht nur der Selbstmessung. Bestellen Sie den Patienten vor der nächsten Unterrichtseinheit mindestens noch einmal in die Praxis, um den Blutglukosespiegel zu bestimmen. Lassen Sie den Patienten gleichzeitig selbst messen, um die Qualität der Messung zu beurteilen. Vergessen Sie nicht, den Patienten nach Symptomen eventueller Hypoglykämien zu fragen, obwohl diese erwartungsgemäß unter dieser Behandlung selten sind.

3. Unterrichtseinheit:
Der Patient hat bereits viel über die Anpassung des Normalinsulins an die von ihm gewünschte Kost gelernt, er ist in der Lage, KH Mengen abzuschätzen und entsprechend Normalinsulin zu dosieren. Wieder diskutieren Sie mit dem Patienten die Insulindosierung.

4. Unterrichtseinheit:
Befragen Sie den Patienten, wie er sich fühlt, mittlerweile dürfte sich die verbesserte Stoffwechseleinstellung bereits auf das Befinden ausgewirkt haben. Schwerpunkt dieser Unterrichtseinheit ist auch die Fußpflege. Falls dies noch nicht geschehen ist, untersuchen Sie die Füße des Patienten mit Monofilament und Stimmgabel und inspizieren Sie das Schuhwerk.

5. Unterrichtseinheit:
In der letzten Unterrichtseinheit fragen Sie erneut nach Hypoglykämien und erörtern die eventuell angegebenen Symptome anhand der Tagebücher der Patienten. Falls Änderungen der Insulineinheiten pro KE nötig sind, vermerken Sie dies im Diabetestagebuch des Patienten. Vereinbaren Sie mit dem Patienten den nächsten Kontrolltermin in der Praxis.

Ein Therapie- und Schulungsprogramm kann den Patienten zwar in die Lage versetzten, ambulant eine flexible, mahlzeitenbezogene Insulintherapie zu beginnen, aber es ist auch weiterhin viel Wiederholung und Motivation notwendig. Nehmen Sie bei allen Beratungsgesprächen auf das Schulungsprogramm Bezug und schauen Sie jedesmal in das Tagebuch des Patienten und seinen Gesundheitspaß Diabetes. Bieten Sie, wenn notwendig, Wiederholungsstunden an.

Wenn im weiteren Verlauf die Blutglukosewerte morgens nüchtern immer mehr ansteigen, ist die Gabe von NPH-Verzögerungsinsulin zur Nacht notwendig. Hierzu sieht das Schulungsprogramm eine strukturierte Einzelschulung vor. Beachten Sie: die abendliche Dosis NPH-Verzögerungsinsulin muß daraufhin geprüft werden, ob die Glukosewerte nicht zu niedrig liegen! Lassen Sie die Patienten nachts (ca. 2 Uhr) den Blutzucker kontrollieren, um Hypoglykämien auszuschließen.

Datum	Datum	7:30	13:00	18:30	23:00	Bemerkungen
1. Juni	KE	6	3	4		
	Blutzucker	120	100	110	130	
	Normalinsulin	6	3	4		
	Verzögerungsinsulin					

Datum	Datum	7:00	12:30	18:00	22:30	Bemerkungen
2. Juni	KE	3	4	6		
	Blutzucker	100	120	110	130	
	Normalinsulin	3	4	6		
	Verzögerungsinsulin					

Datum	Datum	7:00	13:00			Bemerkungen
3. Juni	KE	4				
	Blutzucker	110	210			
	Normalinsulin	4				
	Verzögerungsinsulin					

Abb. 38: Ein Beispiel aus dem Buch für Patienten

11.4
Therapie- und Schulungsprogramme für Patienten, bei denen neben einem Diabetes mellitus Typ 2 auch eine Hypertonie besteht

Die Ergebnisse der UKPDS haben gezeigt, daß eine effektivere Therapie der Hypertonie bei Typ-2-Diabetes mit geringem Kostenaufwand sogar die Zahl der diabetesbezogenen Todesfälle vermindern kann. Daß strukturierte Therapie- und Schulungsprogramme die Qualität der Hypertoniebehandlung in der Praxis deutlich bessern können, ist belegt. Es ist dringend notwendig, daß zu den bisherigen Angeboten von Therapie- und Schulungsprogrammen auch entsprechende Programme für Patienten mit Hypertonie in die ambulante Versorgung aufgenommen werden. Bei Patienten mit Typ-2-Diabetes und Hypertonie können prinzipiell dieselben Programme angewandt werden, die auch bei Patienten mit Hypertonie ohne Diabetes Verwendung finden, da sich die Therapiestrategien im Regelfall – auch bezüglich der medikamentösen Therapie – nicht unterscheiden. Eine effektivere Therapie der Hypertonie bei Patienten mit Typ-2-Diabetes könnte neben der Verminderung von Folgeschäden des Diabetes vor allem durch eine Verminderung von Schlaganfällen zu einer relevanten Kosteneinsparung im Gesundheitswesen führen. Zur Hypertonieschulung in der Praxis liegt von unserer Arbeitsgruppe ein strukturiertes Therapie- und Schulungsprogramm vor, das gemeinsam mit der Sektion öffentliche Gesundheit der Deutschen Hochdruckliga entwickelt wurde.

Literatur

Berger M, Grüßer M, Jörgens V, Kronsbein P, Mühlhauser I und das Team der Klinik für Stoffwechselkrankheiten und Ernährung der Heinrich-Heine-Universität Düsseldorf in Zusammenarbeit mit Standl E, Mehnert H, Roche Diagnostics Boehringer-Mannheim und Hoechst Marion Roussel (1999) Behandlungs- und Schulungsprogramm für Typ-2-Diabetiker, die Insulin spritzen, 4. Aufl. Deutscher Ärzte-Verlag, Köln

Berger, M., Grüßer M, Jörgens V und das Team der Klinik für Stoffwechselkrankheiten und Ernährung der Heinrich-Heine-Universität Düsseldorf in Zusammenarbeit mit Standl E, Müller UA und Roche Diagnostics (1999): Behandlungs- und Schulungsprogramm für Typ-2-Diabetiker, die vor dem Essen Normalinsulin spritzen Insulin spritzen. Deutscher Ärzte-Verlag, Köln

Grüßer M, Hartmann P, Schlottmann N, Jörgens V (1996) Structured treatment and teaching programme for type 2 diabetic patients on conventional insulin treatment: evaluation of reimbursement policy. Patient Education and Counseling 29:123–130

Hoffstadt K, Grüßer M, Jörgens V, Müller U A, Berger M (2000) Structured treatment and teaching programme for type 2 diabetic patients with preprandial injections of regular insulin. Diabetologia 43 Suppl 1:A61

Kalfhaus J, Berger M (2000) Insulin treatment with preprandial injections of regular insulin in middle-aged type-2-diabetic patients. A two years observational study. Diabetes & Metabolism 26:197–201

Mühlhauser I, Keim D, Hemmann D, Toelle M, Gösseringer G, Hansen I, Scholz V, Jörgens V, Berger M (1989) Qualitätskontrolle der Langzeittherapie von älteren, insulinpflichtigen Diabetikern nach Teilnahme an einem stationären Diabetes-Behandlungs- und Schulungsprogramm. Z Klin Med 44:1221–1227

Müller UA, Müller R, Hunger-Dathe W, Schiel R, Jörgens V, Grüßer M (1998) Should insulin therapy be started on an out- or inpatient basis? Results of a prospective controlled trial using the same treatment and teaching programme in ambulatory care and a university hospital. Diabetes & Metabolism 24:251–255

Spraul M, Schönbach AM, Mühlhauser I, Berger M (1999) Amputation und Mortalität bei älteren, insulinpflichtigen Patienten mit Typ-2-Diabetes. Zentralbl Chir 124(6): 501–507

Literatur (für Sie und Ihre Patienten)

Diabetes Care, American Diabetes Association., 1660 Duke Street, Alexandria, VA 22314, USA (Die klinisch-wissenschaftliche Zeitschrift der amerikanischen Diabetes-Gesellschaft) http//www.Diabetes.org

Diabetes Journal, Verlag Kirchheim, Mainz (Offizielles Organ des Deutschen Diabetikerbundes und der Deutschen Diabetes Union. Ihren diabetischen Patienten sollten Sie raten, diese Zeitschrift zu abonnieren) http//www.Diabetes-journal.de

Diabetologia, Das offizielle Organ der Europäischen Gesellschaft für Diabetologie, erscheint monatlich in englischer Sprache, ist im Mitgliedsbeitrag der EASD enthalten, Springer Verlag Berlin Heidelberg New York

Deparade C (1994) Ich bin Diabetikerin und freue mich auf mein Kind, 3. Aufl. Verlag Kirchheim, Mainz

Grüßer M, Jörgens V, Berger M (2000) Vor dem Essen Insulin, 2. Aufl. Verlag Kirchheim Mainz

Grüßer M, Jörgens V (2000) Mein Buch über den hohen Blutdruck. Verlag Kirchheim Mainz

Grüßer M, Jörgens V, Kronsbein P (2001) 10 g KH = Kleine Hilfe zum Austauschen kohlenhydrathaltigerNahrungsmittel, 8. Aufl. Verlag Kirchheim Mainz

Grüßer M, Jörgens V, Kronsbein P (2001) 100 Kal = , eine Hilfe zum Abschätzen des Kaloriengehalts von Nahrungsmitteln, 4. Aufl. Verlag Kirchheim, Mainz

Jörgens V, Grüßer M, Berger M (2001) Mein Buch über den Diabetes mellitus, für intensivierte Insulinbehandlung, 15. Aufl. Verlag Kirchheim, Mainz. Dieses Buch ist auch in folgenden Übersetzungen erschienen: Spanisch, Rumänisch, Französisch, Türkisch, Russisch, Polnisch, Arabisch, Bulgarisch, Chinesisch, Georgisch, Lettisch, Litauisch, Iranisch, Albanisch, Persisch

Jörgens V, Grüßer M, Kronsbein P (2001) Mit Insulin geht es mir wieder besser. Für Typ-2-Diabetiker mit konventioneller Insulinbehandlung, 11. Aufl. Verlag Kirchheim, Mainz. Übersetzungen in Arabisch, Lettisch, Persich und Litauisch

Jörgens V, Grüßer M, Kronsbein P (2000) Wie behandle ich meinen Diabetes. Für Typ-2-Diabetiker, die nicht Insulin spritzen, 12. Aufl. Verlag Kirchheim, Mainz. Dieses Buch ist in folgenden Übersetzungen erschienen: Türkisch (Verlag Kirchheim 1993), Französisch, Flämisch, Schwedisch, Arabisch, Russisch, Indonesisch, Thailändisch, Spanisch, Chinesisch, Georgisch, Lettisch, Litauisch

Kemmer FW unter Mitarbeit von Jörgens V und Berger M (1998) *Sport und Diabetes* Ein Ratgeber für junge Diabetiker und Eltern diabetischer Kinder, 4. Aufl. Verlag Kirchheim, Mainz

Mühlhauser I, Didjurgeit U , Sawicki P (1992) Wie behandele ich meinen Bluthochdruck, 2. Aufl. Verlag Kirchheim, Mainz

Wenn Sie Kontakt zu ebenfalls am Diabetes mellitus besonders interessierten Ärzten suchen, werden Sie Mitglied in der *Deutschen Diabetes-Gesellschaft.* Sie erhalten dann die Zeitschrift Diabetes und Stoffwechsel. **www.deutsche-diabetes-gesellschaft.de.**

Wenn Ihre Patienten Kontakt zu anderen Diabetikern suchen, empfehlen Sie ihnen die Mitgliedschaft im *Deutschen Diabetiker-Bund.* **www.diabetikerbund.de.**

Wissenschaftlich Interessierte sollten Mitglied der *EASD* (Europäische Gesellschaft für Diabetologie) werden. Auskünfte im Sekretariat der Gesellschaft, Merowingerstr.29, Düsseldorf. Die Mitgliedschaft schließt den Bezug der Zeitschrift Diabetologia ein. **http//www.easd.org; e-mail: EASD@uni-duesseldorf.de**

Neuerscheinungen der Bücher für Patienten aus unserer Arbeitsgruppe finden Sie unter: **www.diabetes-wissen.de.**

KAPITEL 12

Praktische Beispiele zur ambulanten Betreuung

Sie fragen den Patienten, mit welchen Fragen er zu Ihnen kommt. Es scheint banal, aber eine wichtige Frage an den Patienten ist, ob er sich wohl fühlt. Ziel der Insulintherapie bei alten Patienten ist es, Symptome des Diabetes zu vermeiden; man sollte gezielt danach fragen.

Besonders nachzuforschen ist, ob seit der letzten Beratung schwere Hypoglykämien aufgetreten sind oder ob Probleme wegen häufiger leichterer Hypoglykämien bestehen.

Der Patient zeigt sein Tagebuch mit seinen Meßwerten, dieses Tagebuch ist wichtigste Grundlage der Beratung.

Folgende Parameter sollten gemessen werden:

1. Aktueller Blutglukosewert,
2. nur bei deutlich erhöhtem Blutglukosewert – Azetonurie im Spontanurin,
3. HbA_{1c} (alle 2 bis 3 Monate),
4. Blutdruck,
5. Albuminurie (bei vorher unauffälligem Befund nur einmal pro Jahr
6. Körpergewicht.

Die Bestimmung des HbA_{1c} und die Frage nach schweren Hypoglykämien messen den Erfolg der gemeinsamen Bemühungen von Arzt und Patient um eine gute Stoffwechseleinstellung des Diabetikers. Schwere Unterzuckerungen sollten systematisch entsprechend der korrekten Definition erhoben werden (i. v. Glukose oder Glukagon).

Die Patienten sollten auch nach ihrem Rauchverhalten befragt werden. Hilfreich bei der ambulanten Betreuung ist der Diabetespaß der Deutschen Diabetes-Gesellschaft, in den die erhobenen Befunde eingetragen werden können.

Die Messung des Blutzuckers sollte dazu genutzt werden, die Genauigkeit der vom Patienten selbst durchgeführten Bestimmungsmethode zu kontrollieren – die Patienten sollten deshalb die von ihnen benutzten Bestimmungsmethoden zu den Kontrolluntersuchungen mitbringen und den Blutzucker parallel zur Referenzmethode des ärztlichen Labors kontrollieren.

Machen Sie den Patienten nicht unnötig Angst, wenn eine Mikroalbuminurie auftritt: denn die Bedeutung der Mikroalbuminurie als Prädiktor einer diabetischen Nephropathie wurde in der Vergangenheit überschätzt, man nahm an, daß bei 80% der Mikroalbuminurie positiven Patienten nach 10 Jahren eine Makroproteinurie auftritt. – Nach neueren Daten entwickeln nur 30–45% der Typ-1-Diabetiker mit Mikroalbuminurie in 10 Jahren eine Makroalbuminurie. Bei weiteren 30% besteht nach 10 Jahren keine Mikroalbuminurie mehr. Bei Typ-2-Diabetes bestehen nur bei 30% der Patienten mit Mikroalbuminurie diabetestypische Veränderungen (Caramori et al. 2000). Neben der Beratung sollte der Arzt die Inspektion der Füße der Patienten in regelmäßigen Abständen nicht vergessen! Besonders bei älteren Patienten mit Typ-2-Diabetes wird jetzt die Frage diskutiert, ob ein generelles Screening auf Mikroalbuminurie überhaupt sinnvoll ist – viel wichtiger ist es, den Blutdruck häufig zu messen und konsequent zu behandeln.

Kontrolluntersuchungen zur Diagnose von Folgeschäden (im Regelfall einmal pro Jahr durchzuführen):

1. Ophthalmologische Kontrolle inkl. Fundusspiegelung (Augenbefundbogen!)
2. Urinstatus (ggf. Erregernachweis und Resistenzbestimmung),
3. Albuminurie,
4. Serumkreatinin,
5. Gesamtcholesterin, HDL-Cholesterin, Triglyzeride,
6. neurologische Untersuchung inkl. Prüfung des Vibrationssinns, und Monofilament,
7. Gefäßstatus, d.h. Fußpulse.

Ob wie früher alle 2 Jahre eine Röntgenaufnahme des Thorax und ein EKG routinemäßig notwendig sind, ist für gut eingestellte jüngere Diabetiker in Deutschland umstritten. Wir führen bei Patienten, die zur Diabeteseinstellung eingewiesen werden, keine routinemäßigen Röntgenuntersuchungen mehr durch.

Selbstverständlich gilt dieser „Kontrollplan" nur für „sonst" gesunde Diabetiker, sobald begleitende Komplikationen hinzutreten, sind gezielte Verlaufsuntersuchungen in kürzeren Abständen notwendig.

Die Vorsorgeuntersuchungen zur Früherkennung der Folgeschäden des Diabetes müssen dokumentiert werden. Für die Augenuntersuchung hat sich der Dokumentationsbogen der Initiativgruppe diabetische Augenerkrankungen bewährt. In Wolfsburg ist es gemeinsam mit der Volkswagen Betriebskrankenkasse gelungen, eine Vorsorgeuntersuchung auch bei Hausärzten erfolgreich zu implementieren.

Caramori ML, Fioretto P, Maurer M (2000) The need for early predictors of diabetic nephropathy risk: is albumin excretion rate sufficient? Diabetes 49:1399–1408

12.1
Ambulante Beratung des mit Insulin behandelten Diabetikers

Eine differenzierte Beratung von Diabetikern ist erst möglich, wenn der Patient die Möglichkeit hatte, an einem Schulungsprogramm für seine Therapiestrategie teilzunehmen.

Welche Probleme gilt es mit diesen Patienten in der Praxis zu diskutieren?

In der Folge geben wir einige Beispiele von Fragen junger Diabetiker an ihren Arzt. Auf der linken Seite wird ein Problem geschildert, auf der rechten Seite finden Sie die Diskussion und einen Vorschlag, wie man dieses Problem des Patienten lösen könnte.

Wenn Sie dieses Buch hierzu als „Lernbuch" verwenden wollen – das Problem des Patienten und seine Selbstkontrollwerte sind stets auf der linken Seite geschildert, decken Sie die entsprechende Diskussion und die Beratung des Patienten zu diesem Problem auf der rechten Seite ab.

Problem 1

Ein 30jähriger Diabetiker kommt erstmals in Ihre Praxis. Seit Monaten sieht sein Diabetestagebuch so aus:

	Insulin: ☐ = Normalinsulin ▨ = Verzögerungsinsulin					Selbstkontrolle				Bemerkungen
Datum	morgens		mittags	abends		morgens	mittags	abends	spät	z.B. Unterzuckerung genauer Zeitpunkt (Uhrzeit)
Mo	10	14	4	6	10	200	110	140	160	
Di	10	14	4	6	10	220	100	150	140	
Mi	10	14	4	6	10	240	90	130	130	
Do										
Fr										
Sa										
So										

Der Patient ist unzufrieden mit seinen Blutzuckerwerten morgens nüchtern. Wenn er vor dem Abendessen mehr Verzögerungsinsulin gespritzt hat, so bekam er nachts Hypoglykämien.

Was erklären Sie dem Patienten?
Wozu raten Sie ihm?

Zu Problem 1

Das Problem besteht in immer wieder erhöhten Nüchternblutzuckerwerten. Der Patient spritzt das Verzögerungsinsulin vor dem Abendessen. In vielen Fällen ist die Wirkungsdauer von vor dem Abendessen gespritztem NPH-Verzögerungsinsulin zu kurz, um bis zum Morgen ausreichend zu wirken. Besonders bei Patienten unter intensivierter Insulintherapie mit geringen Dosierungen an Verzögerungsinsulin ist es meistens notwendig, das NPH-Verzögerungsinsulin spätabends zu injizieren. Vor Jahren, als die überwiegende Zahl der Patienten noch mit Rinderinsulin behandelt wurde, sah man diese Problematik seltener, da mit höheren Dosen Verzögerungsinsulin behandelt wurde und die Patienten Insulinantikörperkonzentrationen aufwiesen, was beides zu einer längeren Wirkungsdauer führte.

Was erklären Sie dem Patienten?
Sie schildern ihm die oben angeführte Problematik.

Wozu raten Sie ihm?
Sie schlagen ihm vor, die abendliche Insulindosis getrennt zu spritzen: vor dem Abendessen das Normalinsulin und vor dem Schlafengehen das Verzögerungsinsulin. Vorsichtshalber reduziert man dabei die Verzögerungsinsulindosis zunächst auf ca. 8 Einheiten und erhöht diese, falls nötig, auf der Basis nächtlicher Blutzuckerselbstkontrollen (gegen 3.00 Uhr).

Führt diese Umstellung der Insulintherapie zum Ziel, d.h. zu einer Senkung der Nüchternblutzuckerwerte, ist die Normalinsulindosis vor dem Frühstück entsprechend zu verringern.

Problem 2

Ein junger Diabetiker, den Sie gut kennen, ruft Sie an und gibt Ihnen folgende Ergebnisse seiner Stoffwechselselbstkontrollen durch:

	Insulin: ☐ – Normalinsulin ▨ – Verzögerungsinsulin				Selbstkontrolle				Bemerkungen
Datum	morgens	mittags	abends	spät	morgens	mittags	abends	spät	z.B. Unterzuckerung genauer Zeitpunkt (Uhrzeit)
Mo	9	10	4	5	12	160	80	160	110	
Di	9	10	4	5	12	140	100	110	90	
Mi	9	10	4	5	12	140	200	220	240	Seit heute
Do	9	10	4	5	12	200	230	210	250	bettlägerig
Fr										wegen einer
Sa										Knieverletzung!
So										

Wonach fragen Sie den Patienten?
Was empfehlen Sie dem Patienten?

Zu Problem 2

Dieser Patient ist, wie aus seinen Blutzuckermessungen hervorgeht, mit seinem Glukosestoffwechsel entgleist. Der Grund ist höchstwahrscheinlich die Verminderung seiner körperlichen Aktivität, weil er jetzt bettlägerig ist.

Wonach fragen Sie den Patienten?

Ob er bei den hohen Blutzuckerwerten auch die Azetonurie geprüft hat! Nehmen wir an, es bestünde keine Azetonurie:

Was ist dem Patienten zu raten?

Der Patient braucht mehr Insulin. Sie sollten ihm empfehlen, am nächsten Tag morgens zunächst je zwei Einheiten mehr an Normal- und an Verzögerungsinsulin zu spritzen und je nach Ergebnis der Selbstkontrolle zum Mittag- und Abendessen ebenfalls mehr Normalinsulin zu spritzen. Die Verzögerungsinsulindosis spätabends darf erst dann erhöht werden, wenn durch nächtliche Blutzuckermessung ein erhöhter Insulinbedarf auch über Nacht bewiesen wurde.

Problem 3

Dieser Patient behandelt sich ebenfalls mit intensivierter Insulintherapie. Er selbst hat keine Probleme mit seiner Insulindosisadaptation; er kommt nur, weil er neue Blutzuckerteststreifen benötigt. Dennoch schauen Sie in sein Tagebuch:

	Insulin: ☐ = Normalinsulin ☐ = Verzögerungsinsulin				Selbstkontrolle				Bemerkungen
Datum	morgens	mittags	abends	spät	morgens	mittags	abends	spät	z.B. Unterzuckerung genauer Zeitpunkt (Uhrzeit)
Mo	10	10	5	9	12	120	150	240	140	15 Uhr : 220
Di	9	10	3	9	12	110	80	260	150	
Mi	8	12	4	8	12	80	100	210	130	15 Uhr : 200
Do	10	12	3	8	12	120	90	230	160	
Fr	8	14	4	4	12	80	110	100	90	
Sa	10	14	4	1	12	120	70	40	100	14.30 Uhr : Hypo
So	10	14	3	5	12	130	100	90	80	

Was halten Sie davon?

Zu Problem 3

Was hat der Patient getan?
Wegen erhöhter Blutzuckerwerte vor dem Abendessen hat er sein morgendliches Verzögerungsinsulin erhöht. Dies wäre durchaus richtig, wenn er auch mittags hohe Blutzuckerwerte gehabt hätte. Unter den Bedingungen der intensivierten Insulintherapie ist seine Insulindosisadaptation nicht richtig.

Auf diese Weise kommt es tagsüber zu einer Überinsulinierung mit Verzögerungsinsulin und damit zum Risiko einer Unterzuckerung während des Tages.

Besser wäre es, bei hohen Werten vor dem Abendessen zunächst einmal zu prüfen, ob durch eine Erhöhung der Normalinsulindosis mittags dieser Anstieg zu verhindern ist.

Problem 4

Ein 17jähriger Patient mit einem bekanntermaßen schwer einstellbaren Diabetes mellitus kommt in Ihre Praxis, um den Wert der letzten HbA_{1c}-Bestimmung zu erfahren. Sie sagen ihm, daß dieser Wert nur ein Prozent über dem Normalbereich lag.
Er zeigt Ihnen sein Diabetestagebuch.

	Insulin: ☐ = Normalinsulin ▨ = Verzögerungsinsulin				Selbstkontrolle				Bemerkungen
Datum	morgens	mittags	abends	spät	morgens	mittags	abends	spät	z.B. Unterzuckerung genauer Zeitpunkt (Uhrzeit)
Mo	8 8	5	4	9	110	90	120	100	
Di	11 8	6	3	9	240	130	70	130	
Mi	8 8	1	5	9	100	40	120	170	
Do	6 8	4	3	7	120	110	40	130	16 Uhr Tischtennis 18 Uhr Hypo
Fr	4 8	5	8	9	90	120	230	100	
Sa	7 8	7	4	9	120	250	100	90	
So	6 8	3	5	9	110	120	70	130	

Wonach fragen Sie den Patienten?
Was halten Sie von seiner Dosisanpassung?

Zu Problem 4

Problem 4 ist weder ein Problem für den Arzt noch für den Patienten. Der junge Mann hat offenbar die Insulindosis richtig adaptiert.

Sie sollten allerdings nachfragen, warum der Patient in einigen Fällen die Dosis gerade so verändert hat:

„Warum haben Sie Donnerstagabend weniger Insulin vor dem Abendessen gespritzt?"

„Ich habe am Nachmittag mit einem Freund Tischtennis gespielt, habe zwar vor und nach dem Spiel zusätzliche Kohlenhydrate gegessen; aber habe doch noch eine leichte Hypo um 18.00 Uhr bekommen. Deswegen habe ich das Normal- und spätabends auch das Verzögerungsinsulin vermindert, um nicht wieder Unterzuckerungen zu bekommen."

Sie merken, daß dieser Patient keinerlei Probleme mit der Dosisanpassung hat.

Mit diesem Patienten können Sie sich über etwas anderes als seine Stoffwechseleinstellung unterhalten – oder den nächsten Patienten hereinbitten!

Vielleicht sehen Sie sich noch die Fingerkuppen des Patienten an und kontrollieren Sie, ob er die Blutgewinnung für die Blutzuckerselbstmessung fachgerecht durchführt. Das heißt, die Punktionsstellen sollten am seitlichen Rand der Fingerbeeren und nicht in der Mitte der Fingerkuppen liegen!

Problem 5

Eine 25jährige Postzustellerin klagt darüber, daß vor dem Abendessen immer wieder sehr hohe Blutzuckerwerte auftreten. Sie hatten ihr geraten, vor dem Mittagessen mehr Normalinsulin zu spritzen, das hatte allerdings zu Hypoglykämien am Nachmittag geführt, ohne den Blutzuckerwert vor dem Abendessen zu bessern. Dann hätte die Patientin versucht, ihr morgendliches Verzögerungsinsulin zu erhöhen, dies führte zu Unterzuckerungen mittags.

Datum	Insulin: ☐ = Normalinsulin ▨ = Verzögerungsinsulin morgens		mittags	abends	spät	Selbstkontrolle morgens	mittags	abends	spät	Bemerkungen z.B. Unterzuckerung genauer Zeitpunkt (Uhrzeit)
Mo	6	6	4	6	10	110	70	200	140	
Di	6	6	4	7	10	130	80	230	100	
Mi	5	6	5	4	10	90	100	210	110	
Do	6	6	5	5	10	140	90	240	160	
Fr										
Sa										
So										

Wonach fragen Sie die Patientin?
Wozu raten Sie der Patientin?

Zu Problem 5

Fragen Sie die Patientin, wann sie morgens aufsteht, wann sie zu Mittag und zu Abend ißt. Eine Postzustellerin steht meist recht früh auf, nehmen wir in diesem Fall an um 6.00 Uhr. Die Patientin ißt mittags um 13.30 Uhr, abends um 20.00 Uhr. Daß sie morgens nur 6 Einheiten Verzögerungsinsulin spritzt, liegt in ihrer Tätigkeit begründet; sie hat sehr viel Bewegung bis zum Mittagessen. Allerdings klingt die Wirkung von nur 6 Einheiten Verzögerungsinsulin auch sehr früh ab, mittags kommen auch nur 4 bis 5 Einheiten Normalinsulin dazu, so daß vor dem Abendessen der Blutzuckerspiegel allein schon wegen des Insulinmangels ansteigt.
Was tun?
Schon um 18.00 Uhr zu Abend zu essen, wäre zwar eine Lösung. Dies gefällt der Patientin aber nicht; sie möchte erst um 20.00 Uhr essen. Die Patientin braucht folglich am späten Nachmittag zusätzlich Insulin.
Es gibt grundsätzlich zwei Möglichkeiten:
1. Die Patientin mißt regelmäßig nachmittags gegen 17.00 Uhr ihren Blutzucker, spritzt eine kleine Menge (ca. 4 E) Normalinsulin und ißt danach 1 bis 2 KE. Das Normalinsulin muß dann so dosiert werden, daß sowohl die kleine Mahlzeit versorgt als auch eine ausreichende Insulinämie bis zum Abendessen erreicht wird.
2. Die Patientin spritzt vor dem Mittagessen eine kleine Dosis Verzögerungsinsulin, um den basalen Insulinspiegel für den Nachmittag zu sichern. Die Dosis sollte sehr niedrig gehalten werden (in diesem Fall würde man z.B. mit 4 E NPH-Insulin mittags beginnen).

Problem 6

Eine 24jährige Patientin behandelt sich schon 2 Jahre mit der intensivierten Insulintherapie. In der letzten Zeit bemerkt sie ansteigende Nüchternblutzuckerwerte, die sie stören. Nun kommt sie in Ihre Praxis und zeigt Ihnen das Tagebuch:

	Insulin: ☐ = Normalinsulin ▨ = Verzögerungsinsulin					Selbstkontrolle				Bemerkungen
Datum	morgens		mittags	abends	spät	morgens	mittags	abends	spät	z.B. Unterzuckerung genauer Zeitpunkt (Uhrzeit)
Mo	7	8	5	5	6	200	100	90	100	
Di	8	8	4	6	6	210	120	140	110	
Mi	6	8	3	10	6	230	80	110	90	abends Pizza!
Do	5	8	2	5	6	200	110	120	120	
Fr										
Sa										
So										

Was muß die Patientin sicherstellen?
Was raten Sie der Patientin?

Zu Problem 6

Was muß die Patientin sicherstellen?
Sie muß in den folgenden Nächten durch Blutzuckermessungen gegen 3 Uhr morgens sicherstellen, daß zu dieser Zeit des Wirkungsmaximums des Verzögerungsinsulins nicht schon (beinahe) hypoglykämische Blutzuckerwerte vorliegen. Diese Blutzuckerwerte sollten nicht unter 80 mg% liegen.

Erst nach nächtlicher Blutzuckermessung darf die Patientin die Dosis des Verzögerungsinsulins spätabends in kleinen Schritten erhöhen, um damit bessere Nüchternwerte zu erzielen.

Es ist notwendig, häufiger auch einmal nachts durch Blutzuckermessungen zu überprüfen, ob die abendliche Verzögerungsinsulindosis richtig gewählt wurde.

Mehr Informationen liefert ein Diabetestagebuch, in dem auch Uhrzeiten und häufigere Blutzuckermessungen eingetragen werden können (s. nächste Seite).

Problem 7

Ein 23jähriger Diabetiker behandelt sich mit intensivierter Insulintherapie. Am Mittwoch hat er mit Freunden eine ganztägige Radtour gemacht. In der Nacht zum Donnerstag ist es zu einer Hypoglykämie mit Bewußtlosigkeit gekommen, welche die Freundin des jungen Mannes erfolgreich mit Glukagon behandelt hat. Am Donnerstag traten tagsüber noch zwei leichte Hypoglykämien auf. Der Patient würde gern bald wieder eine Radtour unternehmen; er fragt Sie, ob das möglich sei und wie er dabei schweren Hypoglykämien vorbeugen könne.

Datum:	Uhrzeit	7^{00}	12^{00}	18^{00}	22^{00}			Bemerkungen:
Di	BE/KE	6	6	6				
	Blutzucker	110	140	150	100			
	Normalinsulin	12	6	8				
	Verzögerungsinsulin	10			12			
Datum:	Uhrzeit	7^{00}	10^{00}	13^{00}	18^{00}	22^{00}		Bemerkungen:
Mi	BE/KE	6		5	6	+2+2		Radtour
	Blutzucker	100	90	≤0	70	60		Schock
	Normalinsulin	6		2	8			um 24^{00}!
	Verzögerungsinsulin	5				12		
Datum:	Uhrzeit	6^{00}	11^{00}	12^{00}	13^{00}	18^{00}	22^{00}	Bemerkungen:
Do	BE/KE	6	+2	+2	3	4		Hypos 11^{00}
	Blutzucker	60	40	30	100	120	90	und 12^{00}
	Normalinsulin	12			6	8		
	Verzögerungsinsulin	10					12	

Wie erklären Sie dem Patienten die Hypoglykämien?
Was raten Sie für die nächsten Radtouren, oder sollte der Patient darauf verzichten?

Zu Problem 7

Vor der Radtour hat der Patient zwar seine Insulindosis deutlich reduziert, aber leider hat er danach seine übliche Normal- und spätabends auch die gewohnte Verzögerungsinsulindosis gespritzt. Auch *nach* langdauernder Bewegung sollte die Insulindosis reduziert werden. Die Hypoglykämien am Sonntag beruhen ebenfalls darauf.

Natürlich kann der Patient auch in Zukunft Radtouren unternehmen, aber er muß auch am Abend *nach* der Tour die Insulindosis reduzieren. Wenn er am nächsten Morgen normale bis niedrige Blutzuckerwerte hat, sollte er auch dann die Insulindosierung reduzieren.

Die Blutzuckerwerte lagen während der ganzen Tour recht niedrig: Die Insulindosis hätte vorbeugend noch mehr als 50% reduziert werden können. Patienten sind bei der präventiven Verminderung der Insulindosis vor langdauernder Bewegung eher zu vorsichtig. Machen Sie ihnen die Gefahr schwerer Hypoglykämien klar!

Außerdem: Denken Sie daran, dem Patienten eine neue Packung Glukagon zu verschreiben!

Problem 8

Eine 30jährige Patientin (seit 10 Jahren Typ-1-Diabetes, HbA_{1c} knapp über dem Normalbereich) zeigt Ihnen ihr Diabetestagebuch:

Datum:	Uhrzeit	7^{00}	9^{30}	12^{30}	18^{00}	23^{00}		Bemerkungen:
	BE/KE	4	+2	4	5			9^{30} Hypo
10.7.	Blutzucker	130	50	160	110	150		+2 KE Saft!
	Normalinsulin	12		6	8			
	Verzögerungsinsulin	12				10		
Datum:	Uhrzeit	7^{00}	10^{00}	12^{15}	18^{00}	23^{00}		Bemerkungen:
	BE/KE	4	+2	4	5			10^{00} Hypo
11.7.	Blutzucker	120	40	140	100	130		+2 KE Saft
	Normalinsulin	12		6	8			
	Verzögerungsinsulin	12				10		

Was fällt Ihnen auf?
Was fragen Sie die Patientin?

Zu Problem 8

Ihnen fällt zunächst auf, daß die Patientin sehr präzise ihr Diabetestagebuch führt. Statt gleich Probleme zu suchen, sollten Sie zunächst die Patientin loben, daß sie sich so intensiv um die Stoffwechseleinstellung bemüht.

Fragen Sie dann die Patientin, welches Problem sie selbst sieht.

Die Patientin antwortet, daß nun schon an 2 Tagen vormittags eine Unterzuckerung aufgetreten ist. Sie hat den Blutzucker gemessen und sich mit je 2 KE Fruchtsaftgetränk fachgerecht behandelt. Sagen Sie jetzt nicht sofort, die Patientin solle morgens weniger Normalinsulin spritzen, sondern lassen Sie die Patientin selbst nachdenken. Fragen Sie, welche Insulindosis für diese beiden Hypoglykämien verantwortlich war. Fragen Sie auch nach, ob sie sich am Morgen mehr als sonst bewegt hat (vielleicht ist sie mit dem Rad zur Arbeit gefahren?). Ebenso sollten Sie auch erfragen, ob die Patientin die KE zum Frühstück richtig abgeschätzt hat (vielleicht ißt sie seit kurzem Kohlenhydrate, die nicht so blutglukosewirksam sind, wie z.B. Obst).

Wenn nicht außergewöhnliche Bewegung oder ein falsches Einschätzen der KE Ursache der Unterzuckerungen war, wird man raten, morgens etwas weniger Normalinsulin zu spritzen, z.B. nur 10 statt 12 Einheiten.

Noch etwas sollte Ihnen auffallen: Das HbA_{1c} der Patientin ist hervorragend, die Blutzuckerwerte liegen fast im Normalbereich. Vorsicht: die Patientin läuft eventuell Gefahr, sich zu niedrig einzustellen, Hypoglykämien erst spät oder zu spät zu spüren und eine schwere Hypoglykämie zu bekommen. Wie liegen die Blutglukosewerte in der Nacht? Bitten Sie die Patientin, den Blutzucker einmal gegen 2 bis 3 Uhr morgens zu messen. Bei so gut (oder fast zu gut) eingestellten Patienten sollten Sie besonders an die Prävention schwerer Hypoglykämien denken.

Problem 9

Ein 25jähriger Mann (seit 5 Jahren Typ-1-Diabetes, 170 cm groß, 68 kg
Körpergewicht, arbeitet als Gärtner) zeigt Ihnen sein Tagebuch:

Datum:	Uhrzeit	7¹⁵	12⁰⁰	18³⁰	20³⁰	23⁰⁰		Bemerkungen:
	BE/KE	4	3	4	+2			20³⁰ Hypo
1.5.	Blutzucker	140	100	110	50	130		
	Normalinsulin	8	4	8				+ 2 KE
	Verzögerungsinsulin	12				10		
Datum:	Uhrzeit	7⁰⁰	12³⁰	18⁰⁰	20¹⁵	23¹⁵		Bemerkungen:
	BE/KE	4	2	4	+2			20¹⁵ Hypo
2.5.	Blutzucker	130	110	120	40	100		
	Normalinsulin	8	2	8				+ 2 KE
	Verzögerungsinsulin	12				10		

Was fällt Ihnen auf?
Wonach fragen Sie den Patienten?

Zu Problem 9

Der Patient hat an den letzten zwei Tagen abends Hypoglykämien behandelt. Jeweils zwei Stunden nach dem Abendessen bekam er Schweißausbrüche und erneuten Hunger. Er hat den Blutzucker sofort gemessen und die Unterzuckerungen behandelt. Jetzt fragt er Sie, was er tun soll.

Sie fragen ihn zunächst, welche Insulindosis für diese Unterzuckerungen verantwortlich ist. Richtig antwortet er, das müsse vom Normalinsulin vor dem Abendessen kommen. Ihr Rat wäre also, es vor dem Abendessen mit weniger Normalinsulin zu versuchen (z.B. hier 6 E statt 8).

Aber damit sollte Ihre Beratung noch nicht zu Ende sein. Der junge Mann arbeitet körperlich schwer, er ist schlank und hat eine Gewichtsabnahme nicht nötig. Es fällt auf, daß in seinem Tagebuch nur 10 bis 11 KE/Tag notiert sind (abgesehen von der Behandlung der Unterzuckerungen). Für diesen Patienten ist das eine kohlenhydratarme Kost. Fragen Sie kurz nach, was er die letzten Tage gegessen hat. Ißt er wirklich morgens nur 2 Brötchen, mittags 2 Kartoffeln und abends 2 Scheiben Brot? Damit ernährt er sich überwiegend von Fett und Eiweiß (von den 400 Kilokalorien aus den 10 KE wird er bei einer üblichen Mischkost mit 40–50% der Gesamtkalorien als Kohlenhydrate an Gewicht abnehmen). Falls er möchte, könnte er durchaus mehr kohlenhydrathaltige Nahrungsmittel essen.

Vergessen Sie auch nicht, mit dem Patienten über die Wirkung körperlicher Arbeit auf den Insulinbedarf zu sprechen. Seine Blutzuckerwerte sind recht niedrig, bei seiner Tätigkeit kann es vorkommen, daß er sehr hart körperlich arbeiten muß. Kennt jemand an seiner Arbeitsstelle die Zeichen einer Hypoglykämie? Hat er immer Notfallkohlenhydrate griffbereit? Ist ihm klar, daß es auch nachts nach körperlicher Arbeit zur Hypoglykämie kommen kann?

Problem 10

Eine 38jährige Patientin ist im Urlaub mit ihrem Mann nach New York geflogen. Vorher hatten Sie mit ihr diskutiert, welche Probleme bei einer Zeitverschiebung zu lösen sind:

Auf der Reise nach New York „gewinnt" man 6 Stunden. Das Verzögerungsinsulin kann über so einen langen Zeitraum nicht den basalen Insulinbedarf decken, die „gewonnene" Zeit muß mit Normalinsulin „überbrückt" werden. Sie haben geraten, möglichst nicht zu früh in New York zu Bett zu gehen (it's anyway a city which never sleeps) und vor dem Schlafengehen wie üblich Verzögerungsinsulin zu spritzen.

Auf der Rückreise gehen 6 Stunden „verloren". Bei Abreise wird wie üblich Verzögerungsinsulin abends spät gespritzt, die nächste Dosis Verzögerungsinsulin erfolgt erst wieder in Deutschland am nächsten Abend. Die Zwischenzeit ist mit Normalinsulin zu überbrücken. So wird verhindert, daß sich zwei Injektionen von NPH-Insulin in ihrer Wirkung sozusagen „überlappen".

Vor Abreise haben Sie noch gefragt, ob der Ehemann mit Glukagon umgehen kann und eine neue Packung verschrieben. Auch haben Sie der Patientin eine englische Bescheinigung ausgestellt, daß sie Insulin spritzen muß, damit sie bei der Zollkontrolle keine Probleme wegen der mitgeführten Spritzen bekommt. Sie haben ihr ausreichend Insulin verschrieben (und erklärt, ob ihr Insulin auch in den USA verfügbar ist oder welches andere Insulin sie dort im Notfall ersatzweise benutzen könnte).

Zu Problem 10

Nach der Reise zeigt die Patientin ihr Diabetestagebuch:
Hinreise:

Datum:	Uhrzeit	7⁰⁰	13⁰⁰	19⁰⁰	23⁰⁰			Bemerkungen:
	BE/KE	4	4	6				
1.11.	Blutzucker	110	130	120	140			
	Normalinsulin	8	6	8				
	Verzögerungsinsulin	10			12			
Datum:	Uhrzeit	7⁰⁰	13³⁰	18⁰⁰	21⁰⁰	18⁰⁰	22³⁰	Bemerkungen:
	BE/KE	4	3	5	3	3		Flug nach
2.11.	Blutzucker	130	120	150	100	140	160	New York
	Normalinsulin	8	5	8	5	5		Ankunft *21⁰⁰=15⁰⁰
	Verzögerungsinsulin	10					12	Ortszeit

Rückreise:

Datum:	Uhrzeit	7⁰⁰	13⁰⁰	19⁰⁰	23⁰⁰			Bemerkungen:
	BE/KE	4	4	6				New York
19.12.	Blutzucker	130	90	110	140			Ortszeit
	Normalinsulin	8	6	8				
	Verzögerungsinsulin	10			12			
Datum:	Uhrzeit	8⁰⁰	12⁰⁰	15³⁰	19⁰⁰	22⁰⁰		Bemerkungen: zurück
	BE/KE	4	3	3	3			*8⁰⁰ Ortszeit
20.12.	Blutzucker	100	120	130	100	140		Frankfurt (=2⁰⁰ in
	Normalinsulin							New York)
	Verzögerungsinsulin					12		

Nehmen wir an, Sie selbst seien Diabetiker, ob Sie das wohl auch geschafft hätten?

KAPITEL 13

Therapie mit Insulinpumpen

Die Behandlung mit tragbaren Insulinpumpen (Abb. 39) stellt heutzutage ein etabliertes Therapieverfahren (Chantelau 1989, Spraul 1999) dar, das zur Zeit von ca. 26.000 Patienten in Deutschland genutzt wird. Die Vorteile der Insulinpumpentherapie sowie ihre spezifischen Risiken gegenüber der traditionellen Injektionsbehandlung werden im folgenden dargelegt. Bei der Insulinpumpentherapie wird in einem „open loop"-System kontinuierlich Normalinsulin ins Subkutangewebe infundiert (kontinuierliche, subkutane Insulininfusion, CSII); der Patient selbst muß die Insulindosierung an die von ihm selbst gemessenen aktuellen Blutglukosewerte und andere Variablen (z.B. Essen, Sport) fein abgestuft anpassen und so die „Schleife schließen". Seit kurzem sind auch erste Geräte zur kontinuierlichen Glukosemessung im subkutanen Gewebe verfügbar. Ein miniaturisiertes, tragbares Insulindosiergerät mit Glukosesensor und automatischer glukosegesteuerter Insulinzufuhr ist aber derzeit für den Dauerbetrieb noch nicht verfügbar. Die intraperitoneale Dauerinfusion mittels tragbarer Insulinpumpen, die in einigen Zentren propagiert wird, stellt ein risikoreiches, experimentelles Vorgehen dar (JAMA 1989) und wird von uns daher nicht als Therapieverfahren erörtert. Wir haben bislang bei keinem unserer Patienten die Indikation für ein derartiges Vorgehen gesehen.

13.1
Die physiologische Insulinsekretion: Vorbild für die Insulinpumpenbehandlung

In Anlehnung an die physiologische Insulinsekretion wird bei der Insulinpumpenbehandlung Normalinsulin in Form einer subkutanen Dauerinfusion (Basalrate) verabreicht, jeweils vor den Mahlzeiten und zur Blut-

Abb. 39. Insulinpumpen
(aus: Mein Buch über den
Diabetes mellitus, 15. Aufl.,
2001, Verlag Kirchheim,
Mainz

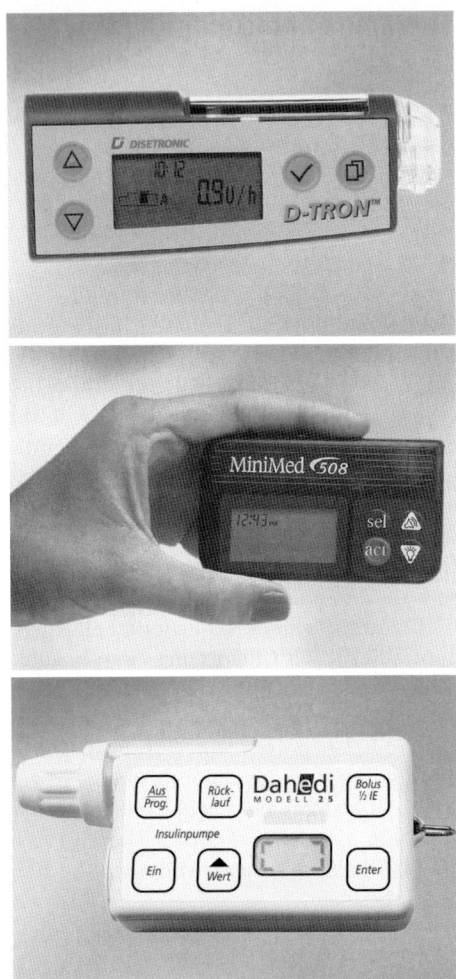

zuckerkorrektur rufen die Patienten variable Einzeldosen (Bolus) Insulin
zusätzlich ab. In Phasen körperlicher Ruhe, nachts und zwischen den
Mahlzeiten beträgt der Insulinspiegel im venösen Blut des Gesunden etwa
5 bis 15 µE/ml, im Zuge einer Kohlenhydratmahlzeit schüttet das Pankreas

während des 2 bis 4 Stunden dauernden Verdauungsprozesses schnell und heftig Insulin aus, mit maximalen Insulinspiegeln von etwa 50–150 µE/ml. Die basale Insulinsekretion reguliert die endogene Glukoseproduktion, die mahlzeiteninduzierte Insulinsekretion beschleunigt die Speicherung der Glukose aus der Nahrung in den entsprechenden Geweben. Auf diese Weise unter- bzw. überschreitet der Blutzucker in der Regel nicht den Bereich von 70 bis 160 mg/dl. Basale und mahlzeiteninduzierte Insulinproduktion eines normgewichtigen Erwachsenen addieren sich zu etwa 30 bis 40 E/Tag.

Mittels der kontinuierlichen subkutanen Insulininfusion kann dieses physiologische Muster der Insulinfreisetzung bei Patienten mit Insulinmangel nachgeahmt werden. Im Gegensatz zur Spritzenbehandlung mit Verzögerungsinsulin und Normalinsulin wird bei der Insulinpumpenbehandlung ausschließlich Normalinsulin verwendet. Der Mechanismus der Insulinpumpe gibt – in Anlehnung an die Tätigkeit des gesunden endokrinen Pankreas im Ruhezustand – kleinste Mengen von Normalinsulin kontinuierlich über einen Katheter in das subkutane Gewebe ab. Diese Insulindauerinfusion wird Basalrate genannt, sie ist bei normgewichtigen erwachsenen Typ-1-Diabetikern in einer Dosierung von etwa 0,5 bis 1,3 E/h erforderlich (bei Schwangerschaften bis zu 2 bis 3 E/h).

Das mahlzeitenbezogene Insulin wird diskontinuierlich mit der Insulinpumpe verabreicht und entsprechend der aufgenommenen Kohlenhydratmenge und des Ausgangsblutzuckers vom Patienten individuell dosiert (Mahlzeitenbolus). Als Faustregel gilt, daß 1 Kohlenhydrateinheit (KE) zur normoglykämischen Verstoffwechselung etwa 1 bis 2 E Normalinsulin erfordert.

Die Insulinzufuhr erfolgt bei der Pumpenbehandlung im allgemeinen über einen subkutan in der vorderen oder seitlichen Bauchwand des Patienten gelegenen Katheter. Zunächst wurde von einigen Arbeitsgruppen der intravenöse Zugang gewählt. Es zeigte sich jedoch, daß die intravenöse Insulinzufuhr in der längerfristigen, ambulanten Behandlung mit einer Reihe von Komplikationen (Infektionen, Thrombophlebitiden, usw.) belastet ist, so daß dieser Infusionsweg bei der Pumpentherapie generell wieder verlassen werden mußte. Der intraperitoneale Infusionsweg ist ebenfalls von schwerwiegenden Komplikationen (Adhäsion des Katheters am Peritoneum und Omentum majus, Katheterverstopfung durch Insulinpräzipitation oder Fibrin, Peritonitis, usw.) begleitet. Als die komplikationsärmste, einfachste und sicherste Route hat sich der subkutane Weg in der Langzeitbehandlung durchgesetzt.

13.2
Indikation zur Insulinpumpenbehandlung

Grundsätzlich kann jeder Patient mit Insulinmangel mit kontinuierlicher subkutaner Insulininfusion behandelt werden. Die Pumpentherapie wird aber auch noch heutzutage als eine Art Reservetherapie angesehen für Patienten, die mit der intensivierten Spritzentherapie nicht gut zurecht kommen. Dies ist nach nunmehr 25 Jahren Erfahrung mit der Pumpentherapie nicht mehr zu rechtfertigen, da sie bei vielen Patienten zu einer besseren Diabetestherapie und/oder Lebensqualität führt (Chantelau 1989, Bode 1996, Spraul 1999). Für Patienten, die sich mittels Injektionsbehandlung (intensivierte Insulintherapie), z. B. mit zweimaliger Gabe von Verzögerungsinsulin und variabler Dosierung von Normalinsulin, sehr gut einstellen lassen, ist ein Wechsel auf eine Insulinpumpentherapie natürlich nicht nötig. Ein Therapieversuch mit einer Insulinpumpe kann demgegenüber sinnvoll sein, wenn mit der Injektionstherapie nicht ausreichend gute Ergebnisse erzielt werden können oder die Differenzierung zwischen basalem und mahlzeitenbedingtem Insulinbedarf mit Verzögerungsinsulin und Normalinsulin sich nicht befriedigend bewerkstelligen läßt. In den letzten Jahren zeigte sich, daß die Patienten, die ihre Hypoglykämien nur schlecht bemerken (hypoglycaemia unawareness) und vermehrt Hypoglykämien mit Bewußtlosigkeit aufweisen, von einer Insulinpumpentherapie besonders profitieren. Diese Patienten wurden in früheren Jahren oft nur ungern auf Pumpentherapie umgestellt, da befürchtet wurde, daß durch das Weiterlaufen der Basalrate bei Hypoglykämien mit Bewußtlosigkeit, die Dauer der schweren Hypoglykämie verlängert wird. Es zeigte sich jedoch, daß durch die geringeren Schwankungen der Insulinierung und die insgesamt niedrige Insulintagesdosis unter Pumpentherapie die Häufigkeit schwerer Hypoglykämien vermindert werden kann. Außerdem bieten die Pumpenmodelle die Möglichkeit einen automatischen Stop zu programmieren, d.h. die Basalrate stoppt wenn z. B. 12 Stunden keine Bedienung der Pumpe stattgefunden hat. In dem hiesigen Zentrum ist derzeit bei ca. 40% der Patienten die Indikation für die Pumpentherapie die Verringerung schwerer Hypoglykämien (Spraul 1999). Bode et al. (1996) zeigten ebenfalls, daß eine drastische Reduktion schwerer Hypoglykämien durch Umstellung auf CSII erreicht werden kann.

Ein großer Teil der Patienten beginnt eine Insulinpumpentherapie, um flexibel auf unterschiedliche Anforderungen im Berufsleben (z.B. Schichtdienst) und im Alltag (z.B. unterschiedliche körperliche Betätigung) reagieren zu können, wodurch sowohl eine gute Stoffwechseleinstellung als auch eine bessere Lebensqualität erreicht wird. Voraussetzung ist in jedem Fall, daß der Patient die Anwendung der intensivierten Insulininjektionsbehandlung beherrscht, im Gebrauch von Normalinsulin geübt ist und systematische Stoffwechselselbstkontrolle und Insulindosisanpassung betreibt und dies auch zukünftig tun will.

Einige klinische Problemfälle, wie z.b. die schmerzhafte diabetische Neuropathie oder die präkonzeptionelle „Stoffwechselnormalisierung", können besondere Indikationen für die Behandlung mit kontinuierlicher subkutaner Insulininfusion sein, oft ist jedoch eine Intensivierung der konventionellen Therapie ausreichend.

Bei psychosozialen Problemen, Eßstörungen (Anorexia nervosa, Bulimie), Drogenabhängigkeit oder Alkoholkrankheit ist eine Insulinpumpentherapie keine therapeutische Option. Entscheidend ist letztlich, daß ein Patient aus eigener Initiative eine normnahe Blutzuckereinstellung auf der Basis von Stoffwechselselbstkontrolle und Insulindosisanpassung anstrebt, über die Vor- und Nachteile der Insulinpumpentherapie unterrichtet ist und diese Therapieform selbst wählt.

13.3
Die Basalrate bei der Insulinpumpentherapie

Die Basalrate orientiert sich am physiologischen Vorbild der basalen Insulinsekretion des gesunden Pankreas von ca. einer E pro Stunde im Nüchternzustand. Wird bei einem ca. 70 kg schweren Erwachsenen Normalinsulin in einer Dauerinfusion von einer E pro Stunde s.c. infundiert, erhält man Seruminsulinspiegel von ca. 15 bis 20 µE/ml und Blutglukosespiegel nüchtern von ca. 90 bis 100 mg/dl. Eine Seruminsulinkonzentration in dieser Höhe ist erforderlich, um die hepatische Glukoseproduktion (basal ca. 2,5 mg/kg/min.) in Balance zu halten; höhere Insulinspiegel würden die Glukoseproduktion drosseln und den Nüchternblutzucker senken. Geringere Insulinspiegel würden die Glukoseproduktion enthemmen und den Nüchternblutzucker erhöhen. Da die Insulinsensitivität individuell sehr unterschiedlich sein kann, ist die Insulindosierung im Einzelfall entsprechend anzupassen, um den Nüchternblutzucker im Zielbereich zwischen 80 und 120 mg/0dl zu halten.

Die Anpassung der Basalrate ist meist nur in kleinen Schritten erforderlich (Änderung von 5% bis 10%). Änderungen der Basalrate werden nicht sofort biologisch wirksam, sondern mit einer Latenz von etwa 1 bis 3

Stunden. Der Grund für diese Verzögerung besteht darin, daß das subkutane Fettgewebe zunächst das infundierte Normalinsulin in einer Art Depot zurückhält, das sich mit einer Halbwertszeit von etwa 60 Minuten durch Absorption des Insulins in die Blutbahn entleert. Bei einer Basalrate von 1 E pro Stunde ist also zunächst ein subkutanes Depot von etwa 2 E Normalinsulin erforderlich, damit das verabreichte Insulin in einer Rate von 1 E pro Stunde in der Blutbahn erscheinen kann. Verdopplung der Basalrate würde also den Plasmainsulinspiegel erst verdoppeln, wenn sich das subkutane Insulindepot verdoppelt hätte, d.h. nach einigen Stunden. Wird der Stoffwechseleffekt einer erhöhten Basalrate sofort gewünscht, muß ein Insulinbolus von ca. 1–2 E vorweggegeben werden. Auch die Unterbrechung der subkutanen Insulininfusion macht sich demzufolge nicht sofort bemerkbar, sondern mit einer Latenz von einigen Stunden. Diesen Umstand kann man sich zunutze machen, um die Pumpe kurzzeitig abzulegen in Situationen in denen eine Pumpe hinderlich ist (z.B. beim Schwimmen oder bei manchen anderen Sportarten). Bei ausgeglichenem Ausgangsblutzucker ist bei einstündiger Unterbrechung der Insulinpumpenbehandlung nicht mit einem nennenswerten Abfall des Plasmainsulinspiegels, bzw. einem nennenswerten Anstieg des Blutglukosespiegels zu rechnen.

Aus diesen Gründen ist die bei den heute verwendeten Pumpenmodellen bestehende Möglichkeit 24 bis 48 unterschiedliche Basalraten pro Tag zu programmieren, medizinisch-biologisch mehr als fragwürdig. Zur Begründung für die Notwendigkeit von vorprogrammierbaren Basalratenänderungen wird häufig das „Dawn-Phänomen" angeführt, ein unerwünschter Blutzuckeranstieg in den Morgenstunden. Dieses Phänomen ist unter der Insulininjektionstherapie mit Verzögerungsinsulin wesentlich häufiger zu beobachten als unter Insulinpumpentherapie, da das abendliche Verzögerungsinsulin häufig nicht ausreicht, um in den Morgenstunden einen ausreichenden Plasmainsulinspiegel zu erreichen („NPH-Versager"). Infolgedessen steigt der Nüchternblutzucker an. Der Vorteil der Insulinpumpentherapie gegenüber der herkömmlichen Spritzenbehandlung besteht hauptsächlich darin, daß die Absorption des Basalrateninsulins geringeren Schwankungen unterworfen ist als die Absorption des gespritzten Verzögerungsinsulins. In den meisten Fällen von „Dawn-Phänomen" genügt daher die Anwendung einer kontinuierlichen basalen Insulininfusion ohne vorprogrammierte Erhöhung der Basalrate in den Morgenstunden, um die Nüchternblutzuckerwerte im therapeutischen Bereich zu halten. Nur bei einer Minderheit der Patienten besteht weiterhin unter Pumpentherapie ein Anstieg des morgendlichen Blutzuckers; nur bei diesen Patienten ist eine erhöhte Basalrate in den frühen Morgenstunden sinnvoll. Die Verwendung von sich stündlich ändernden Basalraten ist aus folgenden Gründen nicht ohne Probleme: Eine automatische Erhöhung der Basalrate, die nicht vom wachen Patienten unmittelbar vorgenommen wird, z.b. während des Schlafes, ist hinsichtlich der Therapiesicherheit nicht unproblematisch. Außerdem ist die biologische Wirkung einer Basalratenänderung verzögert, so daß bei mehreren Basalratenänderungen pro Tag die Übersicht verloren geht ob eine Änderung des Blutzuckerspiegels auf die Basalrate oder den zuletzt gegebenen Bolus zurückzuführen ist. Im übrigen können Basalratenänderungen während des Tages wie z.b. während sportlicher Betätigung bei jeder Pumpe ohne Schwierigkeiten schnell hergestellt werden. Ein großer Teil der in dem hiesigen Zentrum betreuten Patienten benötigt nur eine durchgehende Basalrate. Ein weiterer Teil benötigt eine unterschiedliche Basalrate tagsüber im Vergleich zum nächtlichen Insulinbedarf und einige Patienten auch eine erhöhte Basalrate in den frühen Morgenstunden. Für die Programmierung von mehr als 4 verschiedenen Basalraten pro Tag sehen wir keine Notwendigkeit.

Zur Festlegung der Basalrate bzw. deren Feinabstimmung ist es günstig, den Blutzuckerverlauf bei Weglassen einer Mahlzeit zu beurteilen, so daß nur die Wirkung der Basalrate zum Tragen kommt. Drastische Erhöhungen der Basalrate um bis zu 100% sind notwendig bei fiebrigen Infektionskrankheiten, dem 2. und 3. Schwangerschaftsdrittel und geringer ausgeprägt bei deutlich verminderter Bewegung, z.B. durch Bettlägerigkeit. Eine Absenkung der Basalrate ist insbesondere bei erhöhter körperlicher Belastung notwendig. Hierbei ist zu beachten, daß z.B. bei intensiver sportlicher Tätigkeit eine Absenkung der Basalrate bereits deutlich vor dem Aufnehmen der körperlichen Betätigung erfolgen muß, um den Plasmainsulinspiegel zu senken. Andererseits besteht auch mehrere Stunden nach körperlicher Betätigung noch ein verminderter Insulinbedarf, so daß auch nach dem Sport eine niedrigere Basalrate notwendig ist. Bei vorausgegangenem Alkoholgenuß in größeren Mengen ist ebenfalls eine Absenkung der Basalrate anzuraten.

13.4
Dosierung der Insulinzusatzrate (Bolus)

Die Insulinzusatzrate der sogenannte Bolus wird diskontinuierlich vor kohlenhydrathaltigen Mahlzeiten aber auch zur Korrektur erhöhter Blutzuckerwerte eingesetzt. Die Höhe der erforderlichen Insulindosis muß dabei in Abhängigkeit von verschiedenen Faktoren variiert und angepaßt werden.

1) **Art und Menge der Kohlenhydrate einer Mahlzeit**

   Der Insulinbedarf zur Abdeckung einer Mahlzeit ist proportional der Kohlenhydratmenge. In der Regel ist ein Insulinbolus von etwa 1–2 Einheiten Insulin pro Kohlenhydrateinheit (KE) vor der Mahlzeit erforderlich. Bei größeren Kohlenhydratmengen, z.b. mehr als 6 KE ist jedoch Vorsicht geboten, da die hierbei erforderlichen größeren Insulinmengen länger blutzuckersenkend wirksam sein können als die Kohlenhydratmahlzeit blutzuckersteigernd wirksam ist. Der Bolus wird im allgemeinen unmittelbar vor der Einnahme der Mahlzeit gegeben, da sowohl die biologische Insulinwirkung als auch die Blutzuckerwirksamkeit von Kohlenhydraten mit einer Verzögerung von ca. 30 Minuten beginnt.

2) **Differenzierung nach Art der Kohlenhydrate**

   Die Patienten müssen unterrichtet sein, daß je nach Art der Kohlenhydrate und deren Zubereitung sich die glykämische Wirkung unterscheidet. Der sogenannte glykämische Index gibt an, wie hoch die Blutzuckerwirksamkeit von Kohlenhydraten ist, wobei reine Glukose mit 100% angegeben wird. Vollkornprodukte und Kohlenhydrate, die Fruktose enthalten, brauchen deutlich weniger Insulin zur Abdeckung als z.B. Kartoffeln und Weißbrot. Einen niedrigen glykämischen Index von unter 50% haben z.B. Obst, Hülsenfrüchte, Nüsse und Frischkornmüsli.

3) **Tageszeit**

   Zum Frühstück benötigen viele Patienten erfahrungsgemäß die größte Insulindosis pro Kohlenhydrateinheit meistens 1 bis 3 E/KE. Das Mittagessen erfordert ca. 0,5 bis 1,5 E pro KE und das Abendessen meist 1 bis 2 E pro KE.

4) **Abhängigkeit des Bolus vom präprandialen Blutzuckerwert**

   Bei Blutzuckerwerten unter 70 mg/dl präprandial sollten zuerst 1–2 schnellwirksame KE gegessen oder besser getrunken werden ohne dafür Insulin abzugeben. Bei Blutzuckerwerten über 120 mg/dl sollte die übliche Insulinbolusmenge erhöht werden. Viele Patienten führen dann eine sogenannte Vorkorrektur durch, d.h. sie geben sofort die Menge an Insulin als Bolus ab, die zur Korrektur des erhöhten Blutzuckers erforderlich ist und den eigentlichen Bolus für die Mahlzeit erst später direkt vor dem Essen.

5) **Berücksichtigung von Zeit und Größe des letzten Bolus**

   Bei Insulinbolusgaben innerhalb von 1 bis 3 Stunden nach dem letzten Insulinbolus kann es zu einer Verlängerung der Insulinwirkung wegen einer Überlappung der Insulinboli kommen, mit dem Risiko einer nachfolgenden Hypoglykämie.

13.5
Insulinpumpe und Sport

Bei körperlicher Betätigung verringert sich beim Gesunden sowohl die basale als auch die prandiale Insulinsekretion. Entsprechend muß bei der Insulinpumpenbehandlung die Insulindosis reduziert werden. Das Ausmaß der Insulinreduktion hängt ab von Art, Dauer und Intensität der Bewegung sowie dem Trainingszustand des Patienten. Zu berücksichtigen ist weiterhin der zu Beginn der körperlichen Aktivität im Körper bestehende Plasmainsulinspiegel. Prinzipiell ist bei länger andauernder körperlicher Belastung die Basalrate um 20 bis 50% zu reduzieren. Bei kurzfristigen Belastungen kann der vorhergehende Mahlzeiten-Bolus vermindert und/oder zusätzlich Kohlenhydrate ohne Insulinabdeckung zugeführt werden. Nach Beendigung länger dauernder körperlicher Aktivität ist der Insulinbedarf für einige Stunden noch vermindert, so daß die Basalrate, insbesondere nachts, nach körperlicher Aktivität reduziert bleiben sollte. Bei Sportarten mit Körperkontakt und Schwimmen wird die Pumpe in der Regel abgelegt (die heutigen Pumpen sind jedoch wasserdicht). Bei guten Blutzuckerausgangswerten ist es kein Problem, die Pumpe für einen Zeitraum von bis zu einer Stunde während körperlicher Aktivität abzulegen.

Prinzipiell ist die Insulinpumpenbehandlung bei Sportlern vorteilhaft, da nur sehr geringe Mengen an Insulin im subkutanen Gewebe vorhanden sind. Dadurch hat der Insulinpumpenträger eine große Flexibilität bezüglich spontaner und kurzfristiger Planung von körperlicher Aktivität.

13.6
Stoffwechselentgleisung

Hyperglykämische Entgleisung

Bei der Insulinpumpentherapie besteht ein erhöhtes Risiko von hyperglykämischen Entgleisungen, da ein viel kleineres subkutanes Insulindepot vorhanden ist, als bei der Spritzentherapie. Bei Unterbrechung der Insulinzufuhr über die Pumpe kommt es relativ rasch zu hyperglykämischen Entgleisungen. Diesem potentiellen Risiko kann aber effektiv begegnet werden durch engmaschige Blutzuckermessungen und richtiges Verhalten der Patienten. Wichtig ist, daß der Patient sich darüber im klaren wird, ob ein relativer oder ein absoluter Insulinmangel vorliegt. Er muß daher die möglichen Ursachen der Entgleisung suchen und danach ein entsprechendes Therapieschema durchführen, wobei die regelmäßige Blutzucker- und Ketonkörperkontrolle entscheidend ist. Mögliche Ursachen der Entgleisung sind in seltenen Fällen Probleme im Bereich der Pumpe wie z.b. leere Batterien, die gelockerte Befestigung des Katheters oder eine Undichtigkeit des Insulinreservoirs. Wesentlich häufiger finden sich Probleme im Bereich der Insulinzufuhr über den subkutan liegenden Katheter. Es kann zu Katheterverstopfung kommen oder zu einem Verrutschen der Katheternadel, weitere Fehlermöglichkeiten liegen natürlich auch im Bereich von Fehlbedienung, wie z.B. Bolusgabe vergessen, zu geringe Bolusgabe oder zu geringe Basalrate. Nach Feststellung dieser Problemursachen und negativem Azetonnachweis genügt meist eine geringe Insulinbolusgabe, um den Blutzucker wieder in den Normbereich zu bringen.

Bei Katheterdefekten oder Hautinfektionen im Bereich des Katheters kann es schnell zu ketoazidotischen Entgleisungen kommen, wenn keine regelmäßigen Blutzuckerkontrollen durchgeführt werden. Auch Erkrankungen, z.B. fieberhafte Infekte, die mit einem erhöhten Insulinbedarf einhergehen, können Ursache einer hyperglykämischen Entgleisung sein. Die Patienten müssen wissen, daß sie bei hyperglykämischen Entgleisungen Ketonkörper im Urin testen. Bei stark positivem Urinacetonnachweis oder Hyperglykämie mit Übelkeit und Brechreiz handelt es sich fast immer um ketoazidotische Blutzuckerentgleisungen. Ketoazidosen können auch bei nur mäßig erhöhten Blutzuckerwerten von etwa 300 mg/dl bestehen. Da die Ursache des Insulinmangels möglicherweise durch die Pumpe bzw. das Kathetersystem mitbedingt sein kann, sollten die Patienten sich dann zur Behandlung der Ketoazidose Normalinsulin prinzipiell mit einer *Insulinspritze* verabreichen. Bei ketoazidotischen Entgleisungen werden ca. 10 Einheiten jede Stunde vom Patienten injiziert, bis Blutzuckerwerte zwischen 150 und 200 mg/dl erreicht worden sind. Außerdem müssen die Patienten unterrichtet sein, daß sie in dieser Situation größere Mengen kohlenhydratfreier Flüssigkeit zu sich nehmen. Stündliche Blutzuckertestungen und Testung der Ketonkörper sind erforderlich, damit der Patient diese akute Entgleisung selbständig in den Griff bekommen kann. Es sollte die Möglichkeit bestehen, daß Patienten in einer solchen Notsituation problemlos Kontakt mit dem sie betreuenden Diabeteszentrum aufnehmen können.

Hypoglykämie

Das Risiko einer Hypoglykämie bei der Insulinpumpenbehandlung ist niedriger als bei der Insulinspritzentherapie, wenn die Patienten gut geschult sind (Bode 1996, Spraul 1999). Vorteilhaft ist die geringe im Körper vorhandene Insulinmenge und die fein steuerbare Insulinzufuhr. Trotzdem kann es natürlich auch bei der Pumpentherapie durch eine zu hohe Basalrate oder eine zu hohe Bolusgabe zu Unterzuckerungen kommen. Seltene Ursachen sind Fehlbedienung der Pumpe wie versehentliche Programmierung einer falschen Basalrate oder eine doppelte Bolusabgabe vor Mahlzeiten. Häufig sind jedoch auch die üblichen Gründe einer Unterzuckerung wie verstärkte körperliche Betätigung und Alkoholgenuß.

13.7
Infektionen im Bereich der Kathetereinstichstelle

Im Gegensatz zur Spritzentherapie verbleibt die Infusionskanüle im Subkutangewebe. Es besteht daher die Gefahr der bakteriellen Infektion der durch die Nadel verursachten Hautläsion, bis hin zur Ausbildung eines Abszesses. Bei Einhaltung folgender Maßnahmen ist es jedoch möglich, Hautkomplikationen auf ein vertretbares Maß zu reduzieren: Vor Legen des Katheters muß die Haut desinfiziert werden z.B. mit Dibromol®-Lösung. Die maximale Liegedauer des Katheters sollte zwei Tage nicht überschreiten, keine Wiederverwendung von Kathetern, und bei Anzeichen einer Hautinfektion sofortige Entfernung des Katheters und eventuell Konsultation eines Arztes. Bei entzündlicher Indurierung der Kathetereinstichstelle sollte möglichst rasch eine orale Antibiotikagabe (z.B. Cefalexin) begonnen werden.

13.8
Insulinpumpenmodelle und Zubehör

Bis vor einigen Jahren gab es noch eine Vielzahl von Insulinpumpenmodellen. Heutzutage werden in Deutschland Pumpen nur noch von 3 Herstellern angeboten (MINIMED, USA; DAHEDI, Holland; DISETRONIC, Schweiz). Diese Geräte sind kleiner als eine Zigarettenschachtel. Alle Geräte haben inzwischen eine ausgezeichnete Laufgenauigkeit mit einer fein abstufbaren Dosierung der Basal- und Bolusrate. Die Geräte besitzen außerdem Alarmsysteme, die z.B. Batterieversagen, Katheterverstopfung, leeres Reservoir oder Elektronikstörungen anzeigen. Für überwiegend allein lebende Patienten und/oder Patienten mit häufigen schweren Hypoglykämien stellt die Programmierbarkeit einer zeitbezogenen automatischen Abschaltung der Insulinzufuhr (Minimed, Disetronic) ein wichtiges Sicherheitsmerkmal dar. Die Unterbrechung der Basalrate wird ausgelöst, wenn innerhalb eines Zeitraumes von 12 bis 16 Stunden keine Betätigung der Tastatur erfolgt. Alle Pumpen sind im normalen Gebrauch wasserdicht. Sie unterscheiden sich aber hinsichtlich mehrerer Eigenschaften. Die Dahedi- und Disetronic-Pumpen werden in verschiedenen Ausführungen für die handelsüblichen Standardkonzentrationen an Insulin (40 U/ml oder 100 U/ml) angeboten, so daß vorweg entschieden werden muß, ob U40 oder U100 Insulin verwendet wird. Diese Pumpen gibt es außerdem in 3 verschiedenen Versionen hinsichtlich der Programmierbarkeit von Basalraten. Disetronic bietet 3 H-Tron Pumpenversionen an, die entweder 1, 2 oder 24 Basalraten pro Tag ermöglichen. Die Dahedi-Pumpen sind mit 1, 4 oder 25 Basalraten pro Tag erhältlich. Die Minimed-Pumpe gibt es nur in einer Ausführung mit optional bis zu 48 Basalraten pro Tag, wobei die gewünschte Insulinkonzentration (U40 oder U100) selbst programmiert werden kann. Die neue Minimed 508, die seit Frühjahr 2000 auf dem Markt ist, verfügt über eine Fernbedienung für die Bolusabgabe, die es einfacher macht, die Pumpe verborgen unter der Kleidung zu tragen. Seit Herbst 2000 ist eine neue Disetronic Pumpe, die D-Tron, verfügbar sein. Diese Pumpe verwendet vorgefüllte Pen-Insulinampullen der Firma Eli Lilly (Lispro und Huminsulin Normal), so daß das Füllen des Insulinreservoirs entfällt.

Insulinpumpen unterliegen dem Medizinproduktegesetz. Die Minimed-Pumpen werden alle zwei Jahre vom Hersteller überprüft, der Patient erhält während dieser Zeit eine Austauschpumpe. Die Lebensdauer der Minimed Pumpe ist nicht begrenzt. Die Firma gewährt zur Zeit eine vierjährige Garantie auf die Pumpe. Bei den Disetronic- und Dahedi-Pumpen ist hingegen die Lebensdauer einer Pumpe auf zwei Jahre begrenzt. Der Patient erhält bei der ärztlichen Verordnung zwei Pumpen, so daß er zwar über eine Ersatzpumpe verfügt, andererseits aber bereits nach 4 Jahren eine Neuverordnung einer Insulinpumpe benötigt. Für diejenigen Disetronic Pumpen, die nach dem 1.11.1999 geliefert wurden, besteht die Möglichkeit einer kostenpflichtigen Überprüfung der Pumpe mit einer Verlängerung der Pumpenfunktion um jeweils ein Jahr.

13.9
Insuline

Wir empfehlen prinzipiell bei der Insulinpumpentherapie die Verwendung der Insulinkonzentration 40 E/ml (U40) aus folgenden Gründen: das größere Flußvolumen verringert das Risiko eines Katheterverschlusses, eine Komplikation, die bei geringer Basalrate relativ häufig ist. Die im Reservoir der Pumpe sich befindende Insulinmenge ist 2½mal geringer als bei U 100, damit ist das Insulin äußeren Einflüssen wie Hitze und Schütteln wesentlich kürzer ausgesetzt.

Die Insuline Actrapid HM (ge)® und Velasulin HM (ge)®, enthalten einen Warnhinweis in der Gebrauchsinformation, daß sie nicht für die Insulinpumpentherapie verwendet werden können. Ende der achtziger Jahre wurden Insulinausfällungen im Katheter und ein Verlust der Konservierungsmittel des Insulins durch Bindung an den Katheter beobachtet. Dieses Problem trat besonders bei PVC-Kathetern auf, die heutzutage nicht mehr verwendet werden, andererseits hatte jedoch auch die unterschiedliche Pufferkapazität der Insuline eine Rolle gespielt. Insuman Rapid® darf ebenfalls nicht in Insulinpumpen verwendet werden.

Huminsulin Normal® und Berlinsulin H® haben keinen Warnhinweis in der Gebrauchsinformation. Wir verwenden diese Insuline ohne Probleme, auch wenn keine gesonderte Zulassung dieser Insuline für die Verwendung in Pumpen vorliegt. Velasulin HM (PP) ® hatte eine Zulassung, ist aber seit kurzem vom Markt genommen. Im August 2000 wurde Actrapid HM 100 IE/ml (ge) PP® für die Verwendung zugelassen und ist ab Herbst 2000 verfügbar. Dieses Insulin hat zusätzlich zum üblichen Actrapid einen speziellen pH-Puffer. Für die Disetronic- und Dahedi-Pumpen sind vorgefüllte Ampullen mit H Tronin® (U100) im Handel, so daß kein Auffüllen der Insulinreservoire notwendig ist. In Deutschland wird dieses Insulin überwiegend eingesetzt. Es enthält spezielle Stabilisatoren (Polyethylen-polypropylenglykol, Genapol und Trometazol), die jedoch für die subkutane Insulinpumpentherapie nicht notwendig sind. Es wurden einzelne Fälle von Autoimmunthyreoiditis bei diesem Insulin beschrieben und es ist auch wesentlich teurer, so daß wir es unseren Patienten nicht empfehlen. In letzter Zeit wird auch vermehrt Humalog® (Lispro) in der Insulinpumpe eingesetzt, welches in Deutschland auch für die Verwendung in Insulinpumpen zugelassen ist. Es liegen eine kontrollierte (Zinman 1997) und mehrere unkontrollierte Studien vor, die eine bessere Diabetestherapie unter Lispro beschreiben. Patienten mit einer relativ langsamen Resorption von Humaninsulin sowie Patienten mit großen, kohlenhydratreichen Mahlzeiten profitieren wahrscheinlich durch geringere postprandiale Blutzuckerschwankungen. Ein möglicher Nachteil der Therapie mit Humalog ist, daß der Zeitraum, für den die Pumpe abgelegt werden kann, z. B. beim Sport, verkürzt sein kann. Wir führen derzeit eine eigene Studie durch, um darzulegen, ob die Vorteile die möglichen Nachteile überwiegen. NovoRapid® ist derzeit noch nicht für die Insulinpumpentherapie zugelassen, möglicherweise wird diese in 2001 erfolgen. Kontrollierte Studien, die eine verbesserte Diabeteseinstellung mit NovoRapid® bei Pumpentherapie nachweisen, liegen derzeit nicht vor.

13.10
Katheter

Zur Infusion des Insulins in das Unterhautfettgewebe werden Plastikkatheter verwendet. Als problematisch hat sich die Interaktion der Insulinlösung mit den Kathetermaterialien dargestellt. Insbesondere bei PVC (Polyvinylchlorid)-Kathetern werden die der Insulinlösung zugesetzten Desinfektionsstoffe an den Katheter gebunden, andererseits können Weichmacher aus dem Plastikmaterial austreten und mitinfundiert werden. Aus diesem Grund werden heute Katheter verwendet, deren Innenlumen z.B. aus Polyethylen besteht. Die meisten Patienten benutzen Katheter mit Metallkanülen. Einige Patienten verwenden die recht teuren Teflonkatheter, die einen etwas größeren Tragekomfort, aber keine größere Sicherheit haben. Das Einführen kann schmerzhafter sein, da die Einstichstelle größer ist. Dies kann auch dazu führen, daß häufiger kleine Narben auftreten, insbesondere bei langer Liegedauer der Katheter. Zusätzlich besteht das Risiko, daß die Teflonkanüle abknickt und es damit zur Unterbindung der Insulinzufuhr kommt. Auch Teflonkatheter sollten nicht länger als 48 Stunden im Subkutangewebe liegen bleiben, weil sonst ein deutlich erhöhtes Risiko von Hautinfektionen besteht. Inzwischen gibt es verschiedene Kathetertypen mit Kupplung, so daß die Insulinpumpe abgelegt werden kann, ohne daß die Infusionskanüle gezogen werden muß.

13.11
Behandlungs und Schulungsprogramm
für Patienten mit Insulinpumpentherapie

Für die Umstellung auf Insulinpumpentherapie führen wir ein 5tägiges stationäres Behandlungs- und Schulungsprogramm durch. Bevor ein Patient im Rahmen dieser Gruppenschulung die Insulinpumpentherapie beginnt, ist es unserer Meinung nach erforderlich, daß er Erfahrung in der intensivierten Insulintherapie gewonnen hat und in einem Vorgespräch über die Vor- und Nachteile der Insulinpumpentherapie aufgeklärt worden ist. Unterrichtsinhalte sind neben der technischen Bedienung der Pumpe vor allem die Insulinpharmakokinetik des Normalinsulins bei Bolusgabe und Basalrate. Die Patienten lernen, wie sie Blutzuckerentgleisungen, insbesondere der beginnenden Ketoazidose, effektiv begegnen. Breiten Raum nimmt die Besprechung praktischer Probleme der Handhabung der Pumpe in der täglichen Lebenspraxis ein. Informationen über Lehrinhalte und die Insulinpumpentherapie können bei den Pumpenherstellern bezogen werden.

13.12
Ambulante Weiterbetreuung – Kostenübernahme

In der ersten Zeit nach dem stationären Schulungs- und Behandlungsprogramm führen die Patienten relativ häufig Blutzuckermessungen durch. Die Patienten protokollieren weiterhin die Höhe der Insulinbasal- und Zusatzraten sowie die eingenommenen Broteinheiten und alle sonstigen Besonderheiten z.B. hypoglykämische Symptome, Sport oder Erkrankung. In der Regel erfolgt eine kurzfristige Wiedervorstellung in unserer Diabetesambulanz nach einer Woche. Wenn die Patienten später unter den häuslichen und beruflichen Bedingungen genügend Sicherheit gefunden haben, sind erfahrungsgemäß 4 Blutzuckermessungen pro Tag ausreichend. Ambulante Vorstellungen erfolgen dann in größeren Abständen. Die Pumpenpatienten werden die ersten 3 Monate probeweise mit dem Gerät und dessen Zubehör behandelt, in dieser Zeit können auch auf Wunsch die verschiedenen Pumpenmodelle ausprobiert werden. Erst im Anschluß an diese Testphase und nach Erlangen ausreichender persönlicher Erfahrungen der Vor- und Nachteile der Pumpenbehandlung wird dann eine Bescheinigung über die Notwendigkeit der Insulinpumpentherapie ausgestellt. Die Krankenkassen erstatten in Deutschland sowohl die Kosten der Pumpe als auch die Folgekosten, z.b. Katheter, Pflaster, Reservoire.

13.13
Leistungsrechtliche Beurteilung

Insulinpumpen sind Hilfsmittel im Sinne des § 33 SGB V und werden im Hilfsmittelverzeichnis der Gesetzlichen Krankenversicherung unter der Produktgruppe 03 „Applikationshilfen" geführt, die seit Oktober 1999 verabschiedet ist. Es gibt zwei Produktarten, Insulinpumpen mit konstanter und Pumpen mit programmierbarer Basalrate. Die Indikationen sind für beide Produktarten gleich: „Diabetiker, die trotz intensivierter konventioneller Insulintherapie (ICT) keine stabile normoglykämische Blutzuckereinstellung erreichen können (z.b. wegen einer hohen Stoffwechsellabilität); Diabetiker mit Neigung zu schweren Hypoglykämien, insbesondere wenn diese nachts auftreten; Diabetiker mit einem deutlich erhöhten Insulinbedarf in den Morgenstunden (z.b. ausgeprägtes Dawn-Phänomen); Diabetiker mit einem sehr unregelmäßigem Lebensrhythmus, insbesondere häufig wechselnden Tag-Nacht-Rhythmus, z.b. bedingt durch Schichtarbeit, die mit konventioneller Insulinapplikation nicht eingestellt werden können; Diabetikerinnen vor (mit aktuellem Kinderwunsch) und während einer Schwangerschaft, insbesondere bei schwierig einzustellendem Stoffwechsel (der Pumpeneinsatz kann auf die Schwangerschaft begrenzt sein). Im Einzelfall kann eine Insulinpumpe auch in anderen Fällen angebracht sein, z.B. bei Diabetikern mit ausgeprägten Symptomen durch Spätkomplikationen, welche eine normoglykämische Blutzuckereinstellung erfordern." Ein hohes Maß an Motivation und Kenntnissen wird vorausgesetzt, z.B. die Teilnahme an einem speziellen Insulinpumpenschulungskurs. Außerdem „ist eine adäquate ambulante Nachbetreuung durch ein Pumpenzentrum/eine Pumpenambulanz sicher zu stellen". Eine leihweise Abgabe durch die Krankenkasse ist vorgesehen. Die Verordnung erfordert eine erweiterte fachärztliche Begründung, aus der auch hervorgehen muß, weshalb eine Insulinpumpe mit konstanter Basalrate nicht ausreichend ist. Nach einer Erprobungsphase von einem Monat sollen vor Kostenübernahme die Voraussetzungen von den Krankenkassen unter Einbeziehung des MDK geprüft werden.

13.14
Langzeitergebnisse der Insulinpumpentherapie

In unserer Abteilung werden seit 1980 Typ-1-Diabetiker mit einer Insulinpumpentherapie betreut, und wir haben bereits viele Patienten, die sich seit mehr als 15 Jahren mit einer Insulinpumpe behandeln. Im Jahre 1987 wurden alle 140 Patienten, die bis dahin von uns eine Insulinpumpe erhalten hatten, nachuntersucht (Chantelau 1989), nach einer mittleren Behandlungsdauer von 4½ Jahren behandelten sich damals noch immerhin 116 von den ursprünglich 140 Patienten mit der Insulinpumpe. Der HbA1c-Wert betrug im Mittel 6,7% (normal ≤ 5,6%). Trotz dieser guten Blutzuckereinstellung traten nur 0,1 schwere Hypoglykämien pro Patient und Behandlungsjahr auf. Dies entspricht in etwa der Rate unserer Patienten mit intensivierter Insulinspritzentherapie. Außerdem fanden sich 0,14 ketoazidotische Entgleisungen und 0,26 Hautentzündungen im Bereich der Katheternadel pro Patient und Behandlungsjahr. Die Patienten hatten ihre Kost liberalisiert und nahmen durchschnittlich nur 3 bis 4 Mahlzeiten täglich mit wechselndem Kohlenhydratgehalt ein. Im Gegensatz zu einigen Berichten über tödliche Komplikationen bei der Insulinpumpentherapie haben wir dies nicht beobachtet. Ein Zeichen dafür, daß die von uns betreuten Patienten in hohem Maße kompetent und verantwortungsvoll mit dieser sensiblen, aber unter den vorher beschriebenen Bedingungen außerordentlich effektiven Therapieform umgingen. Auch eine erneute, kürzlich durchgeführte Nachuntersuchung (Spraul 1999) zeigte eine bessere Einstellung unter CSII (HbA1c 7,7 vs. 7,2%), wobei insbesondere Patienten mit schweren Hypoglykämien unter ICT (2,9 pro Patient und Jahr) drastisch weniger schwere Hypoglykämien unter CSII (0,6 pro Patient und Jahr) aufwiesen bei weiterhin guter Blutzuckereinstellung.

Bei entsprechender Motivation der Patienten und intensiver Schulung stellt diese Therapieform für viele Patienten die Möglichkeit dar, eine nahezu-normoglykämische Stoffwechseleinstellung bei geringem Risiko für schwere Hypoglykämien zu erreichen und gleichzeitig größtmöglicher Flexibilität im täglichen Leben.

Literatur

Chantelau E, Spraul M, Mühlhauser I, Gause R, Berger M (1989) Long-term safety, efficacy and side-effects of continuous subcutaneous insulin infusion treatment for type 1 (insulin-dependent) diabetes mellitus: a one centre experience. Diabetologia 32:421–426

Bode BW, Steed RD, Davidson PC (1996) Reduction in severe hypoglycemia with long-term continuous subcutaneous insulin infusion in type I diabetes. Diabetes Care 19:324–327

Diagnostic and Therapeutic Technology Assessment. Continuous subcutaneos insulin infusion (1989) JAMA 262:1239–1243

Diagnostic and Therapeutic Technology Assessment. Continuous peritoneal insulin infusion and implantable insulin infusion pumps for diabetic control (1989) JAMA 262:3195–3198

Policy Statement. Continuous subcutaneous insulin infusion (1997) American Diabetes Association. Diabetes Care 20/Suppl 1:50

Spraul M, Hemmann D, Linkeshowa R, Raoul M, Berger M (1999) Qualitätskontrolle der Insulinpumpentherapie. Diabetes und Stoffwechsel 8/Suppl 1:89–90 (Abstract)

Zinman B, Tildesley H, Chiasson JL, Tsui E, Strack T (1997) Insulin Lispro in CSII; results of a double-blind crossover study. Diabetes 46:440–443

KAPITEL 14

Insulintherapie während der Schwangerschaft

Vor der Entdeckung des Insulins kam es, bedingt durch den Insulinmangel bei Diabetikerinnen zu einer primären oder sekundären Amenorrhö oder zu unregelmäßigen anovulatorischen Zyklen (hypothalamisch bedingt). Falls doch eine Schwangerschaft eintrat, so war das Risiko für Mutter und Kind hoch: Die Müttersterblichkeit lag bei ca. 50%, die kindliche perinatale Mortalität bei 70–80%. Nach Einführung der Insulintherapie konnte die Müttersterblichkeit drastisch gesenkt werden, die perinatale Mortalität war jedoch noch immer erhöht. Erst in den siebziger Jahren erkannte man, daß die Hyperglykämie für den größten Teil der Komplikationen der diabetischen Schwangerschaft verantwortlich war. In den achtziger Jahren konnte dann gezeigt werden, daß unter den Bedingungen einer Normoglykämie die Risiken einer Schwangerschaft bei einer Diabetikerin sich denen bei Stoffwechselgesunden annähern. Eine weitere Reduktion der Risiken kann nachweislich erreicht werden, wenn sich die schwangere Diabetikerin in einem spezialisierten Zentrum behandeln läßt, in dem alle beteiligten Ärzte (Fachbereiche Diabetologie, Gynäkologie, Ophthalmologie und Perinatologie) im Umgang mit diabetischen Schwangeren erfahren sind.

In den neunziger Jahren entspricht die Müttersterblichkeit der schwangeren Diabetikerin der bei stoffwechselgesunden Schwangeren. Für das Kind liegt die perinatale Mortalität jedoch mit ein bis zwei Prozent noch über der von Kindern nichtdiabetischer Mütter (0.6% in der Perinatalerhebung Nordrhein 1988–1996). Bei Typ-1-Diabetikerinnen ist die perinatale Mortalität bei über der Hälfte der Fälle durch Mißbildungen bedingt. Ein erhöhtes perinatales Mortalitätsrisiko besteht auch bei unentdecktem Gestationsdiabetes.

Die Schwangerschaft einer Diabetikerin ist auch heute noch als *Risikoschwangerschaft* zu sehen.

14.1
Risiken für die diabetische Mutter

Folgende Komplikationen können bei einer schwangeren Diabetikerin häufiger als bei Nichtdiabetikerinnen auftreten:

1. Die Rate der *Spontanaborte* in der Frühschwangerschaft beträgt bei gut eingestellten Diabetikerinnen etwa 15%, bei schlechter Stoffwechseleinstellung ist die Rate höher.

2. Bei hohen Blutzuckerwerten kommt es gehäuft *zu Harnwegsinfek*ten, die, unbehandelt, zu akuten Pyelonephritiden mit hohem Fieber führen können. Komplizierend können dabei Frühgeburtsbestrebungen eintreten.

3. Der Insulinbedarf steigt während der Schwangerschaft kontinuierlich an (s. unten). Bei nicht ausreichender Insulindosisanpassung kann es schneller als im nichtschwangeren Zustand zu einer *Ketoazidose* kommen. Andererseits besteht in der Frühschwangerschaft eine verstärkte Hypoglykämieneigung.

4. An der Plazenta kommt es bei schlechter Blutzuckereinstellung, und bei Diabetikerinnen mit Nephropathie auch bei guter Einstellung, zu Veränderungen an der Plazenta, die den Nährstoffaustausch mit dem Fetus behindern. Diese Plazentainsuffizienz begünstigt das Auftreten einer Schwangerschaftsgestose *(Präeklampsie)* und kann zu einer Wachstumsretardierung des Feten und zu Frühgeburtsbestrebungen führen.

5. Ein Hydramnion entwickelt sich häufiger bei schlechter Stoffwechseleinstellung. Ein Hydramnion ist oft mit einer Gestose, einem vorzeitigen Blasensprung sowie mit Frühgeburtlichkeit assoziiert.

Bei Normoglykämie sind die o. g. Komplikationen nicht häufiger als bei Nichtdiabetikerinnen. Bei Diabetikerinnen mit Nephropathie besteht allerdings trotz Normoglykämie ein erhöhtes Risiko intrauteriner Wachstumsverzögerung und ein erhöhtes Risiko der Frühgeburtlichkeit mit allen assoziierten Komplikationen.

14.2
Risiken für das Kind der diabetischen Mutter

Die Blutglukose der Mutter geht diaplazentar in den Kreislauf des Kindes über. Das Insulin kann die Plazentaschranke jedoch nicht passieren. Eine Hyperglykämie der Mutter bedingt somit eine Hyperglykämie beim Kind.

Dies kann schwerwiegende Folgen für den Embryo oder Fetus haben. Folgende Komplikationen können beim ungeborenen Kind der schwangeren Diabetikerin auftreten:

1. Bis zur ca. 12. Woche der Schwangerschaft ist der Embryo noch nicht in der Lage, eigenes Insulin zu bilden. Eine Hyperglykämie in der Zeit der Organentwicklung (5. bis 8. Schwangerschaftswoche *post menstruationem*) erhöht das Risiko für *Mißbildungen*. Das Mißbildungsrisiko liegt 3fach höher als bei Kindern nichtdiabetischer Mütter, im Mittel bei 6 bis 10 Prozent, bei sehr schlechter Stoffwechseleinstellung bis 25%. Bei präkonzeptionell und in der Phase der Organentwicklung normoglykämischer bzw. nahezu normoglykämischer Stoffwechseleinstellung ist die Rate der Mißbildungen bei Kindern diabetischer Mütter nicht mehr gegenüber stoffwechselgesunden Müttern erhöht.

2. Mißbildungen sind in der Regel für Aborte in der Frühschwangerschaft verantwortlich. Entscheidend für die Spontanaborthäufigkeit scheint die Stoffwechseleinstellung zum Zeitpunkt der Konzeption zu sein. Die Fehlgeburtenrate beträgt bei präkonzeptionell gut eingestellten Diabetikerinnen 15% gegenüber 12% bei Stoffwechselgesunden.

3. Zirka ab der 12. Woche beginnt die kindliche Bauchspeicheldrüse, Insulin zu bilden. Ein erhöhter Blutzuckerspiegel der Mutter führt jetzt zu einer erhöhten Insulinproduktion des Feten. Der Fetus versucht, längerfristig erhöhte Blutzuckerspiegel durch eine erhöhte Insulinsekretion zu normalisieren, deshalb kommt es zur Hyperplasie und Hypertrophie der B-Zellen des fetalen Pankreas. Der fetale Hyperinsulinismus führt zur *Makrosomie* des Feten. Diese Makrosomie führt häufig zu Frühgeburtsbestrebungen.

4. Ein Hyperinsulinismus und eine Makrosomie des Feten führen auch zur Hemmung der Surfactantsynthese der fetalen Lunge. Das für das Gestationsalter zu große Kind wird mit einer unreifen Lunge geboren. Dadurch kam es früher gehäuft zum Auftreten des *Atemnotsyndroms* bei Neugeborenen diabetischer Mütter.

5. Besteht kurz vor der Entbindung eine Hyperglykämie der Schwangeren, kommt es zu einer *postpartalen Hypoglykämie* des Neugeborenen (plötzlich unterbrochener Blutzuckerstrom über die Nabelschnur von der Mutter bei hohem Insulinspiegel des Neugeborenen). Das Neugeborene benötigt dann unmittelbar nach der Geburt die Frühfütterung, ggf. eine Glukoseinfusion. Die Hypoglykämien können auch prolongiert verlaufen, daher kann eine längere klinische Beobachtung der Neugeborenen für mehrere Tage erforderlich werden.

6. Der früher oft beschriebene *intrauterine Fruchttod* in der 32.–36. Schwangerschaftswoche ist heute bei guter Blutzuckereinstellung der Schwangeren genauso selten wie bei Stoffwechselgesunden.

14.3
Besonderheiten des Insulinbedarfs in der Schwangerschaft

Der Insulinbedarf ändert sich im Verlauf der Schwangerschaft. In den ersten 8 Wochen der Schwangerschaft kommt es zu einer verbesserten Insulinwirkung. Diabetikerinnen benötigen in dieser Zeit häufig weniger Insulin als vor der Schwangerschaft. Ab ca. der 22. Woche entwickelt sich zunehmend eine Insulinresistenz. Deshalb steigt zwischen der 22. und 27. SSW der Insulinbedarf deutlich an. Dies ist durch die kontrainsulinäre Wirkung der Plazentahormone bedingt. Im 3. Trimenon der Schwangerschaft besteht physiologischerweise eine ausgeprägte Insulinresistenz. Es gibt Diabetikerinnen, deren Insulinbedarf sich bis zur Entbindung fast verdoppelt. Ein in der Schwangerschaft nicht ansteigender Insulinbedarf kann ein Hinweis auf eine Plazentainsuffizienz sein. Kurz vor der Entbindung (ca. 10–14 Tage) beobachtet man häufig eine Abnahme des Insulinbedarfs: die Konzentration der von der Plazenta gebildeten Hormone sinkt wieder ab. Bei eingeschränkter Nierenfunktion steigt der Insulinbedarf oft nicht wesentlich an.

14.4
Die normoglykämische Blutzuckereinstellung im Schwangerschaftsverlauf

14.4.1
Was bedeutet Normoglykämie in der Schwangerschaft?

Die Therapieziele in der Frühschwangerschaft (und in der Phase der Planung einer Schwangerschaft) unterscheiden sich von den Therapiezielen in der späteren Schwangerschaft (2. und 3. Trimenon). In der Frühschwangerschaft (und präkonzeptionell) ist es ausreichend, mittlere Blutzuckerwerte von 90–130 mg/dl anzustreben. Der HbA1c-Werte sollte unter 6.5%

liegen, gemessen mit der HPLC-Methode (Referenzbereich bis 6.1%). Kurzfristige postprandiale Blutzuckerspitzen bis 170 mg/dl gehen offenbar nicht mit einem erhöhten Mißbildungsrisiko einher. Im zweiten und dritten Trimenon der Schwangerschaft sind strikt normoglykämische Blutzuckerwerte anzustreben, nämlich 60 bis 100 mg/dl präprandial und bis um 130 mg/dl 1½ Stunden postprandial. Das HbA1c sollte im mittleren Normbereich liegen, das d.h. um 5.5%, gemessen mit der HPLC-Methode. Jetzt sind auch postprandiale Blutzuckererhöhungen über 140 mg/dl relevant für die Ausbildung einer Fetopathie.

14.4.2
Wie kann diese normoglykämische Einstellung erreicht werden?

1. Alle jungen Diabetikerinnen sollten über die Bedeutung der präkonzeptionellen Stoffwechseloptimierung informiert werden, da 30 bis 40% aller Schwangerschaften auch bei Diabetikerinnen ungeplant eintreten. Spätestens bei Feststellung der Schwangerschaft muß die Diabetikerin umgehend in der selbständigen Insulindosisanpassung auf der Basis häufiger Blutzuckerselbstmessungen geschult werden. (s. Kap. 11 und 12)
2. Abweichend von den üblichen Regeln einer intensivierte Insulintherapie sind mehr als 4 Blutzuckermessungen täglich erforderlich. Zusätzlich zu den präprandialen Messungen wird ein bis eineinhalb Stunden nach Beginn einer Mahlzeit der Blutzuckerspiegel gemessen, da Werte um 130 mg/dl nicht wesentlich überschritten werden sollten.
3. Bei postprandialen Blutzuckerwerten über 150 mg/dl kann, über 160 mg/dl soll postprandial mit einer kleinen Menge Normalinsulin (1 bis 3 E) der Blutzucker korrigiert werden.
4. Um die postprandialen Blutglukoseanstiege gering zu halten, kann es notwendig sein, die pro Mahlzeit eingenomme Kohlehydratmenge auf 2 bis 4 BE zu beschränken. Es sollten dann 6 kleine Mahlzeiten über den Tag verteilt werden. Im Einzelfall kann es ausreichend sein, nur die frühmorgentliche Kohlehydratmenge zu begrenzen oder das Frühstück auf zwei kleine Mahlzeiten aufzuteilen.
5. Wenn diese Maßnahmen nicht ausreichen, kann es hilfreich sein, bei präprandialen Blutzuckerwerten über 90 mg/dl einen Spritz-Eß-Abstand einzuhalten.

6. Im Nachtverlauf sollte gelegentlich der Blutglukosespiegel um 3–4 Uhr morgens kontrolliert werden. Die nächtliche Dosis des Verzögerungsinsulins wird so gewählt, daß der Blutglukosespiegel zwischen 3 und 4 Uhr morgens um 80 mg/dl liegt.

7. Kommt es trotz idealer Werte in der Nacht zu morgendlich erhöhten Nüchternblutzuckerspiegeln, ist Frühaufstehen oder eine Unterbrechung der Nachtruhe erforderlich, um zwei Stunden vor dem erwarteten Blutzuckeranstieg Verzögerungsinsulin oder im Anstieg Normalinsulin zu spritzen.

8. In der 22.–26. SSW steigt der Insulinbedarf. In dieser Zeit ist es erforderlich, besonders die Basalinsulindosis drastisch zu erhöhen. Es sollte darauf geachtet werden, daß das Verzögerungsinsulin mindestens 50% des täglichen Insulinbedarfs ausmacht.

9. Eine routinemäßige Umstellung intensiviert behandelter Diabetikerinnen auf eine Insulinpumpentherapie ist nicht erforderlich. Im Einzelfall kann eine Umstellung hilfreich sein (s. Kap. 13). Pumpenbehandelte Patientinnen können in der Spätschwangerschaft die Katheternadel auch in den Oberarm oder das obere Gesäß legen.

10. Die Unbedenklichkeit von Insulinanaloga in der Schwangerschaft ist nicht erwiesen. (s. Kap. 5). Andererseits ist ein relevanter Vorteil der Kunstinsuline für die Stoffwechselführung nicht belegt. Bei der Planung, spätestens nach Bekanntwerden des Eintritts einer Schwangerschaft sollte umgehend auf Humaninsulin umgestellt werden.

Zusätzlich notwendige Erhebungen während der Schwangerschaft bei Frauen mit Diabetes mellitus sind: Körpergewicht, Blutdruck, Ödeme, Harnstatus und Sediment (Proteinurie, Bakteriurie) im Abstand von 2 Wochen, HbA1c im Abstand von 3 bis 4 Wochen, Augenhintergrundskontrollen alle 3 Monate (bei Komplikationen häufiger).

14.5
Hypoglykämien in der Schwangerschaft

Die erhöhte Insulinsensitivität in den ersten 8 Schwangerschaftswochen ist verantwortlich für die Neigung zu Hypoglykämien in der Frühschwangerschaft.

Es gibt keine Hinweise dafür, daß häufigere leichte Hypoglykämien und vereinzelte schwere Hypoglykämien eine besondere Gefahr für das Kind darstellen. Leichte Hypoglykämien müssen in Kauf genommen werden, um das Therapieziel Normoglykämie zu erreichen, schwere Hypoglykämien sind wegen der schädlichen Auswirkung für die Mutter zu vermeiden. Bei vielen Schwangeren kommt es während der Schwangerschaft zu einer ausbleibenden oder verspäteten Wahrnehmung der Hypoglykämiesymptome („hypoglycemia unawareness", s. Kap. 12). **Cave:** Autofahren! Auf die erhöhte Gefahr schwerer Hypoglykämien während der Schwangerschaft müssen die schwangere Diabetikerin und deren Angehörige unbedingt und nachdrücklich hingewiesen werden. Es muß sichergestellt werden, daß Angehörige praktisch in der Verabreichung von Glukagon unterwiesen worden sind.

14.6
Hyperemesis gravidarum

Morgendliche Übelkeit und Erbrechen in der Frühschwangerschaft betreffen auch manche Diabetikerin. Dabei kann die schwangere Diabetikerin unterzuckern, wenn sie erbricht, nachdem das mahlzeitenbezogene Normalinsulin gegeben wurde. In diesem Fall sollte nach dem Erbrechen eine größere Kohlenhydratmenge in Form von flüssigen Kohlenhydraten oder Dextroseplättchen eingenommen werden. Ist mit Schwangerschaftserbrechen zu rechnen, kann vor der Mahlzeit eine reduzierte Insulinmenge gegeben werden. Wird das Frühstück dann nicht erbrochen, kann mit wenigen Einheiten Normalinsulin postprandial korrigiert werden. Prinzipiell empfiehlt sich in dieser Situation, eine geringe Kohlehydratmenge für die erste Mahlzeit einzuplanen, verträglicher sind auch oft Kohlehydrate in flüssiger Form.

14.7
Therapie mit Fenoterol oder Cortison

Zur Behandlung von Frühgeburtsbestrebungen werden β-Mimetika, z.B. Feneterol (z.B. Partusisten), eingesetzt. β-Mimetika erhöhen den Insulinbedarf drastisch. Bei vorzeitiger Entbindung erfolgt oft eine Therapie mit einem Cortison (Betamethason, z.B. Celestan Depot), um ein Atemnotsyndrom des Neugeborenen zu verhindern. Das Cortison wird der Schwangeren verabreicht, um die Lungenreifung des Kindes zu stimulieren. Cortison erhöht ebenfalls den Insulinbedarf durch Ausbildung einer Insulinresistenz. Die zusätzliche Dosis Normalinsulin von etwa 10–20 E, gegeben jeweils 3 bis 4 Stunden nach Injektion oder oraler Aufnahme des Cortisonpräparats, mahlzeitenunabhängig, kann den cortisonbedingten Blutglukoseanstieg bei der Schwangeren verhindern. Bei zweimal täglicher Gabe des langwirksamen Betamethason oder Dexamethason ist erfahrungsgemäß eine Erhöhung der Insulintagesdosis um 20–30% erforderlich.

14.8
Insulintherapie vor, während und nach der Entbindung

Bei einer geplanten vaginalen Entbindung oder einer Sectio muß die Diabetikerin morgens nüchtern bleiben und sollte zwei Drittel der bisherigen Dosis des Verzögerungsinsulins sowie einige Einheiten Normalinsulin spritzen. Es wird eine 5 bis 10%ige Glukoseinfusion angelegt und so dosiert, daß der Blutzucker zwischen 80 und 140 mg/dl liegt, z.B. 50 bis 200 ml/Stunde. Falls erforderlich, kann mit Normalinsulin korrigiert werden.

Kurz vor Einsetzen der Wehen und unter der Geburt sinkt der Insulinbedarf sofort dramatisch ab.

Die Diabetikerin benötigt nach der Geburt etwa ein Drittel der bisherigen Insulindosis. Dabei sollte vor allem die Dosis des Verzögerungsinsulins schon unter der Geburt auf 50 bis 75% reduziert werden. Mit diesem Vorgehen kann die in der nachgeburtlichen Periode häufig beobachtete Hypoglykämiefrequenz deutlich reduziert werden. Meist pendelt sich der Insulinbedarf innerhalb von ein bis zwei Wochen wieder auf den Insulinbedarf ein, der vor der Schwangerschaft bestand (Beispiel siehe Tabelle 8)

Es ist sehr wichtig, wegen der raschen Insulinbedarfsänderung, daß die Diabetikerin auch nach der Entbindung weiter mindestens viermal am Tag den Blutzucker mißt und die Insulindosis entsprechend anpaßt. Die postprandialen Kontrollen entfallen. Auch Diabetikerinnen sollte empfohlen werden, ihr Kind zu stillen. Stillen hat keinen Einfluß auf den Insulinbedarf und keinen negativen Effekt auf die Stoffwechselkontrolle. Zur Vermeidung von Hypoglykämien sind regelmäßige kohlenhydrathaltige Zwischenmahlzeiten empfehlenswert, die Einnahme in flüssiger Form (z.B. Milch) ist gleichzeitig günstig für das Stillen.

Tabelle 8.

Vor der Schwangerschaft bestand ein Insulinbedarf von 45 E Insulin/Tag:			
Morgens	Mittags	Abends	Spät
10/14 E	6 E	5 E	10 E

Kurz vor der Entbindung waren zur normoglykämischen Blutzuckereinstellung 68 E/Tag Insulin erforderlich:			
Morgens	Mittags	Abends	Spät
16/20 E	12 E	10 E	10 E

Am Morgen der Entbindung wurden 2/3 der Insulindosis des Verzögerungsinsulins vom Vortag sowie acht E Normalinsulin gespritzt. In den ersten zwei Tagen nach der Geburt sind nur 26 E/Tag erforderlich:			
Morgens	Mittags	Abends	Spät
6/6 E	4 E	4 E	6 E

Nach einer Woche liegt der Insulinbedarf wieder bei 45 E/Tag:			
Morgens	Mittags	Abends	Spät
10/14 E	6 E	5 E	10 E

14.9
Schwangerschaft bei fortgeschrittenen Folgeschäden des Diabetes

Das Risiko für Mutter und Kind ist bei bereits fortgeschrittenen diabetischen Folgeschäden der Mutter deutlich größer. Es kann durch gute Stoffwechseleinstellung während der Schwangerschaft nicht vollständig reduziert werden. Eine präkonzeptionelle Beratung dieser Diabetikerinnen ist daher besonders wichtig.

Bei Diabetikerinnen mit fortgeschrittenen mikrovaskulären Folgeschäden (dazu gehören die Retinopathie und die Nephropathie), kommt es auch zu mikrovaskulären Veränderungen an der Plazenta. Besonders bei Diabetikerinnen mit Nephropathie führen diese Veränderungen zu Durchblutungsstörungen in der Plazenta, dies führt zu einem verminderten Nährstoffaustausch zwischen mütterlichem und kindlichem Kreislauf und somit zu einer Wachstumsretardierung des Feten und vorzeitigen Wehen führen (*small for date babies*). Eine weitere Komplikation ist das Auftreten einer Gestose.

Eine Retinopathie schreitet in der Schwangerschaft häufiger fort, diese schwangerschaftsbedingten Veränderungen können sich nach der Geburt zurückbilden. Dies gilt nicht für das Vorliegen einer proliferativen Retinopathie. Hier sollte die Diabetikerin schon bei Planung einer Schwangerschaft Laserkoagulationen durchführen lassen und die Behandlung vor Eintritt der Schwangerschaft abgeschlossen haben. Während der Schwangerschaft ist eine engmaschige (monatliche) Kontrolle des Fundus durch einen netzhauterfahrenen Ophthalmologen erforderlich, bei Vorliegen eines schlechten HbA1c-Wertes auch dann, wenn eine Retinopathie ohne Gefäßproliferation vorliegt. Bei Befundverschlechterung kann auch während der Schwangerschaft eine Laserbehandlung durchgeführt werden.

Bei Diabetikerinnen mit Nephropathie und eingeschränkter Nierenfunktion sollte der Blutdruck bereits vor Eintritt der Schwangerschaft über längere Zeit normoton eingestellt gewesen sein (RR < 135/85 mmHg). Im Verlauf der Schwangerschaft steigt bei Patientinnen mit Nephropathie der Blutdruck meist an. Wenn durch körperliche Schonung Blutdruckwerte unter 140/90 mmHg nicht erreicht werden können, sollte eine medikamentöse Therapie eingeleitet werden. Unbedenkliche Medikamente in der Schwangerschaft sind Dihydralazin (z.B. Nepresol), alpha-Methyldopa (z.B. Methyldopa STADA, Dopegyt) sowie β-Blocker (Metoprolol und Atenolol). Letztere werden in manchen Kliniken im Rahmen von Gestosen nicht gerne gegeben und durch erstere ersetzt, sichere klinische Untersuchungsergebnisse gibt es aber dazu nicht.

Eine konsequente normotone Blutdruckeinstellung und normoglykämische Blutzuckereinstellung kann das Risiko der Entwicklung einer Gestose senken; es ist jedoch höher als bei Diabetikerinnen ohne Nephropathie.

14.10
Gestationsdiabetes

Unter Gestations (Schwangerschafts-)diabetes verstand man früher die erstmalige Feststellung eines Diabetes in der Schwangerschaft. Heute ist der Gestationsdiabetes (GD) definiert als erstmals in der Schwangerschaft festgestellte gestörte Glukosetoleranz mit Hyperglykämie variabler Ausprägung bis zur Insulinabhängigkeit. Dabei schließt diese Definition traditionsgemäß einen schon vor der Schwangerschaft bestehenden, aber bisher unerkannten Diabetes mellitus ein.

Die Definition des Gestationsdiabetes umfaßt deshalb 3 Krankheitsbilder:
1. Glukosetoleranzstörungen, bisher nicht bekannt bzw. durch die metabolisch-hormonellen Veränderungen in der Schwangerschaft hervorgerufen
2. Typ-2-Diabetes, bisher unerkannt bzw. durch die metabolisch-hormonellen Veränderungen unter der Schwangerschaft manifestiert
3. Bisher unerkannter Typ-1-Diabetes, der sich möglicherweise in einer frühen Phase der Erkrankung befand und nun in der Schwangerschaft insulinpflichtig wird.

Die erste Gruppe, d.h. die Glukosetoleranzstörungen, macht den größten Teil der Gestationsdiabetikerinnen aus. 85 bis 90% aller Gestationsdiabetikerinnen haben keine Insulin- oder Inselzellantikörper, nur 4% bleiben nach der Entbindung insulinpflichtig. Bei den übrigen Schwangeren mit GD normalisieren sich die Blutglukosespiegel wieder nach der Entbindung.

Der GD entwickelt sich meist am Ende des zweiten Drittels der Schwangerschaft. Wegen des späten Auftretens einer diabetischen Stoffwechsellage kommt bei Gestationsdiabetikerinnen keine erhöhte kindliche Mißbildungsrate vor. Dem gegenüber führt der erhöhte Blutglukosespiegel in der späteren Schwangerschaft zur Ausbildung einer fetalen Hyperinsulinämie mit allen bekannten Folgen (Makrosomie, Lungenunreife, Frühgeburtlichkeit). Deshalb muß bei Gestationsdiabetikerinnen genau wie bei Typ-1-Diabetikerinnen eine streng normoglykämische Blutzuckereinstellung angestrebt werden.

Da die Patientinnen im allgemeinen beschwerdefrei sind, kann der Gestationsdiabetes nur durch gezieltes Suchen (Screening) gefunden werden. Nur bei schätzungsweise 2–4% aller Schwangeren tritt ein Gestationsdiabetes auf. Deshalb ist es umstritten, alle Schwangeren im Rahmen eines Screening-Verfahrens zu untersuchen. Schwangere, die folgende Merkmale (Hoch-Risiko-Gruppe) aufweisen, sollten in die Suche einbezogen werden:
– Lebensalter > 30 Jahre,
– Vorkommen von Typ-2-Diabetes bei Verwandten ersten Grades,
– Übergewicht (BMI > 27 kg/m^2) und erhöhte Blutfettwerte (Triglyceride > 250mg/dl, HDL-Cholesterin < 35 mg/dl),
– bekannte gestörte Glukosetoleranz (nach Glukosebelastungstest),
– bei früheren Schwangerschaften Makrosomie, Totgeburt, oder Gestationsdiabetes,
– zusätzliches Vorliegen einer Hypertonie.

Als erste Screeninguntersuchung in der 24. SSW eignet sich eine einmalige Blutglukosebestimmung 60 Minuten nach oraler Einnahme von 50 g Glukose (in 200 ml Wasser gelöst, getrunken über 5 Minuten). Liegt der Blutzucker im kapillären Vollblut, > 140 mg/dl, besteht der Verdacht auf eine gestörte Glukosetoleranz, > 200 mg% besteht schon ein Diabetes mellitus. Bei Werten zwischen 140 mg% und 200 mg% soll in der 24.-28. SSW ein oraler Glukosetoleranztest (oGGT) mit 75 g Glukose durchgeführt werden. Ein Gestationsdiabetes liegt vor, wenn 2 bis 3 Glukosewerten im kapillären Vollblut, gemessen mit einer standardisierten Labormethode, folgende Grenzwerte überschreiten:

– nüchtern 90 mg/dl
– nach 60 Minuten 190 mg/dl
– nach 120 Minuten 160 mg/dl

Eine HbA1c-Bestimmung ist zur Entdeckung eines Gestationsdiabetes ungeeignet, da bei HbA1c-Erhöhung schon längere Zeit eine Hyperglykämie mit Folgen für den Fetus bestanden haben.

Jede Schwangere mit positivem Screeningtest sollte sofort ihre Ernährung umstellen: auf zuckerhaltige Nahrungsmittel und Getränke verzichten, komplexe Kohlehydrate und Ballaststoffe bevorzugen und die Kohlehydrate auf 6 tägliche Mahlzeiten verteilen. Nach 14 Tagen kann ein unklar ausgefallener oGGT wiederholt werden. Bestätigt sich dabei eine gestörte Glukosetoleranz, sollte die Diabetikerin neben der Ernährungsberatung auch eine Schulung zur Blutzuckerselbstmessung erhalten. Innerhalb einer Woche nach Ernährungsumstellung sollte die Schwangere in der Lage sein, ein Blutzuckertagesprofil zu erstellen mit 3 präprandialen und 3 postprandialen Werten. Therapieziel sind Nüchternblutzuckerwerte < 90 mg/dl und postprandiale Werte <140 mg/dl 1 Stunde nach der Mahlzeit und < 120 mg/dl nach 2 Stunden. Im Tagesmittel sollte der Blutzucker zwischen 90 und 100 mg/dl liegen. Werden diese Zielwerte erreicht, wird die Diabetesdiät fortgeführt. Werden die Werte überschritten, ist innerhalb einer Woche eine Insulintherapie einzuleiten. Bei vielen Gestationsdiabetikerinnen läßt sich der Blutzucker mit einigen Einheiten Normalinsulin vor den Mahlzeiten normalisieren. Der Insulinbedarf ist variabel: im Anfang kann eine Tagesdosis von 0.7 E /kg KG ausreichen. Der Insulinbedarf nimmt zu und erreicht in der 32.-34. SSW ein Maximum. Ein Insulinbedarf von 1 Einheit/kgKG ist nicht selten, bei übergewichtigen Diabetikerinnen können Tagesdosen von 100 E Insulin erforderlich sein. Nächtliches Verzögerungsinsulin wird erforderlich, wenn in der Nacht

(3 bis 4 Uhr) Nüchternglukosewerte von 90 mg/dl überschritten werden. Am Tage muß Verzögerungsinsulin zusätzlich eingesetzt werden, wenn der Bedarf an Normalinsulin Dosen von 15–20 E pro Mahlzeit überschreitet. Auch hier sollte der Anteil des Verzögerungsinsulins 50% der Tagesdosis ausmachen.

Auf keinen Fall sollte die Gestationsdiabetikerin orale Antidiabetika (wie z.B. Sulfonylharnstoffpräparate) einnehmen. Bei Normalisierung des Stoffwechsels nach der Geburt hat die Gestationsdiabetikerin ein Risiko von 40%, in ihrer nächsten Schwangerschaft wieder einen Gestationsdiabetes zu entwickeln; abhängig vom Ausmaß der Glukosetoleranzstörung ist auch ohne eine weitere Schwangerschaft das Risiko, in den nächsten Jahren einen Typ-2-Diabetes zu entwickeln, sehr hoch; so wird für die Insulin-behandelte Gestationsdiabetikerin dieses Risiko innerhalb von 2 Jahren mit 50% angegeben. Darauf sollten die Patientinnen unbedingt hingewiesen werden.

Literatur

Arbeitsgemeinschaft Diabetes und Schwangerschaft der Deutschen Diabetes Gesellschaft (1993) Diabetes und Schwangerschaft. Frauenarzt 1:13–17

Berk MA, Miodovnik M, Mimouni F (1988) Impact of pregnancy complications of insulin-dependent diabetes mellitus. Amer J Perinat 5:359–367

Best RM, Chakraravarthy U (1997) Diabetic retinopathy in pregnancy. Brit J Ophthal 81:249–251

Combs CA, Gunderson E, Kitzmiller JL, Gavin LA, Main EA (1992) Relationship of fetal macrosomia to maternal postprandial glucose control during pregnancy. Diabetes Care 15:1251–1257

Deparade C (1994) Ich bin Diabetikerin und freue mich auf mein Kind, 3. Aufl. Verlag Kirchheim. Mainz

Drury MI (1986) Management of the pregnant diabetic patient – are the pundits right? Diabetologia 29:10–12

Fuhrmann K, Reiher H. Semler K et al (1983) Prevention of congenital malformations in infants of insulin-dependent diabetic mothers. Diabetes Care 6:219–223

Hanson, U, Persson B, Thunell S (1990) Relationship between haemoglobin A1c in early type 1 (insulin-dependent diabetes) pregnancy and the occurrence of spontaneous abortion and fetal malformation in Sweden. Diabetologia 33:100–104

Jovanovic L, Petersen CM, Fuhrmann K (1986) Diabetes and pregnancy: teratology, toxicity and treatment. Praeger, New York

Kimmerle R, Abholz HH (2000) Gestationsdiabetes. In: Berger M (Hrsg) Diabetes mellitus, 2. Auflage. Urban & Fischer, München Jena, pp 719–727

Kimmerle R, Fuhrmann K (2000) Schwangerschaft bei Diabetes mellitus Typ 1. In: Berger M (Hrsg) Diabetes mellitus, 2. Aufl. Urban & Fischer, München Jena, pp 702–718

Kimmerle R, Heinemann L, Delecki A, Berger M (1992) Severe hypoglycaemia incidence and predisposing factors in 85 pregnancy of Type 1 diabetic women. Diabetes Care 15:1034–1037

Kimmerle R, Zaß RP, Cupisti S, Somville T, Bender R, Pawlowski B, Berger M (1995) Pregnancies in women with diabetic nephropathy. Longterm outcome for mother and child. Diabetologia 38:227–235

Kitzmiller JL, Gavin LA, Gin GD (1991) Preconception care of diabetes: glycemic control prevents congentital abnormalities. J Amer Med Ass 265:731–736

Landon MB, Gabbe SG, Piana R, et al (1987) Neonatal morbidity in pregnancy complicated by diabetic mellitus: Predictive value of maternal glycemic profiles. Amer J Obstet Gynecol 156:1089–1095

Langer O, Cohen WR (1991) Prevention of macrosomia. Baillieres's Clin Obstet Gynecol 5:333–347

Mills JL. Simpson JL. Driscoll SG (1988) Incidence of spontaneous abortion among normal women and insulin-dependent diabetic women whose pregnancies were identified within 21 days of conception. N Engl J Med 319:1617–1623

Molsted-Pedersen L, Kühl C (1986) Obstetrical management in diabetic pregnancy: the Copenhagen experience. Diabetologia 29:13–16

Rosenn B, Miodovnik M, Combs A, Khoury J, Siddiqi TA (1994) Glycemic threshold for spontaneous abortian and congentital malformations in insulin-dependent diabetes mellitus. Obstet Gynecol 84:515–520

Willmann SP, Leveno KJ, Guzick DS et al (1986) Glucose threshold for macrosomia in pregnancy complicated by diabetes mellitus. Am J Obstet Gynecol 154:470–475

KAPITEL 15

Diabetisches Koma

15.1
Einleitung

Die Inzidenz an Coma diabeticum ist einer der wesentlichen Gradmesser für die Qualität der medizinischen Versorgung von Diabetikern in einem Gesundheitswesen; an ihm kann man unschwer die Verbesserung der medizinischen Standards festmachen. So konnten durch die Einführung strukturierter Therapie- und Schulungsprogramme für Typ-1-Diabetiker die Inzidenz des Coma diabeticum/Diabetische Ketoazidose in den achtziger Jahren in Bukarest von ca. 0,17 Fällen pro Patient pro Jahr (Mühlhauser 1987) und Anfang der neunziger Jahre in Moskau von ca. 0,20 Fällen pro Patient pro Jahr praktisch auf Null reduziert werden (Starostina 1994). Eine Nachuntersuchung von fast 8.000 Typ-1-Diabetikern, bei denen durch Kliniken der Arbeitsgemeinschaft Strukturierte Diabetestherapie (ASD) der Deutschen Diabetes Gesellschaft in den neunziger Jahren eine intensivierte Insulintherapie eingeleitet worden war, ergab eine Inzidenz von Ketoazidosen von 0,02 Fälle pro Patient und Jahr (Müller 2000). In einer versorgungsepidemiologischen Untersuchung im Ärztekammerbezirk Nordrhein ergab sich für eine repräsentative Stichprobe von Patienten mit Typ-1-Diabetes eine Inzidenz der Ketoazidose von 0,03 Fälle pro Patient pro Jahr (Berger 1998). Diese erfreuliche Reduktion der Inzidenz des Coma diabeticum ist eine Folge der Verbesserung der medizinischen Betreuung und der Schulung der Patienten zur Selbstkontrolle und Eigentherapie; aber auch das sog. Manifestations-Koma ist (vielleicht von der Kinderheilkunde abgesehen) sehr selten geworden, da die Diagnose eines Diabetes mellitus heute in aller Regel viel früher gestellt wird als noch vor zwei Jahrzehnten – zum erheblichen Teil auch deswegen, weil die Kardinalsymptome der Diabetesmanifestation Polyurie/Polydipsie/Gewichtsverlust als solche in der Bevölkerung weitgehend bekannt sind und die Betroffenen sehr häufig schon selber die (Verdachts-)Diagnose stellen und frühzeitig ärztliche Hilfe aufsuchen.

So ist das Coma diabeticum heute aufgrund der Fortschritte der Diabetologie und des Gesundheitswesens insgesamt in unseren Breiten einer Seltenheit geworden – dies führt andererseits dazu, daß der einzelne Arzt immer weniger auf eigene Erfahrungen in der Diagnostik und Therapie der ketoazidotischen Stoffwechselentgleisung zurückgreifen kann und sich in einer entsprechenden Notfallsituation schwer tun mag.

15.2
Definition

Das diabetische Koma ist eine schwere Stoffwechselentgleisung, die durch Insulinmangel entsteht. Mit dem Begriff „diabetisches Koma" faßt man häufig die *diabetische Ketoazidose* und das *hyperosmolare-anazidotische Koma* oder *Syndrom* zusammen. Die wenigsten der Patienten mit einem diabetischen Koma sind tatsächlich komatös.

Bei der *diabetischen Ketoazidose* führt der Insulinmangel über die Bildung von Ketonkörpern zu einer schweren metabolischen Azidose. Weiterhin entsteht eine Hyperglykämie mit osmotischer Diurese und folgender Exsikkose. Letztere ist auch als Ursache der zerebralen Funktionsausfälle bis hin zum Koma anzusehen. Als Definition der diabetischen Ketoazidose wird üblicherweise eine Standard-Bikarbonat von < 8–10 mmol/l oder eine Ketonaemie von > 5mmol/l bei einer Hyperglykämie von > 300 mg/dl angegeben. In epidemiologischen Untersuchungen wird die diabetische Ketoazidose/Coma diabeticum auch häufig als eine hyperglykämische Stoffwechselentgleisung mit der Notwendigkeit der Klinikeinweisung definiert.

Beim *hyperosmolaren Koma* bzw. Syndrom, welches hauptsächlich bei älteren Diabetikern auftritt, entsteht ebenfalls durch einen Insulinmangel eine Hyperglykämie mit Exsikkose. Die Ketogenese wird jedoch durch das noch vorhandene eigene Insulin unterdrückt. Die Hyperglykämie ist zumeist exzessiv, nicht selten > 1000 mg/dl.

Das Vollbild des diabetischen Koma ist eine lebensbedrohliche Erkrankung! Die Mortalität liegt noch immer zwischen 5 und 20%. Die Behandlung und Überwachung der Patienten hat nach den Bedingungen der internistischen Intensivmedizin zu erfolgen.

15.3
Pathophysiologie

Insulinmangel führt zu der dramatischen Entgleisung des Stoffwechsels des ketoazidotischen Coma diabeticum – bei älteren Patienten ggf. auch zu einem nichtketoazidotischen (hyperosmolaren) Coma diabeticum (s.u.). Pathophysiologisch entwickeln sich bei Insulindefizit einerseits über die Hyperglykämie und die osmotischen Diurese eine schwere Exsikkose und andererseits die diabetische Ketoazidose. Mit zunehmender Ketoazidose und Hyperosmolarität entwickeln sich dann die klinische Symptomatik und die neurologischen Ausfälle, bis hin zum Praecoma und zum klassischen Koma (diabeticum). Bezüglich der klinischen Symptomatik und der neurologischen Ausfälle fallen dabei immer wieder erhebliche Diskrepanzen zum Ausmaß der aktuellen biochemischen Veränderungen auf.

Die lebensbedrohende Exsikkose geht auf die osmotische Diurese zurück. Übersteigt der Blutglukosespiegel die Nierenschwelle kommt es zur Glukosurie; entsprechend den osmotischen Grundsätzen wird mit der Glukose im Verhältnis Wasser ausgeschieden, es resultiert die Zwangs-Polyurie. Kann der Patient nicht mehr entsprechend trinken, so kommt es zu einem erheblichen Verlust an Körperwasser, in Größenordnungen bis zu 12 und mehr Litern! Ein derartiger Wasserverlust (entsprechend ca. 10 bis 15% des Körpergewichts und 20 bis 25% des Gesamtkörperwassers) führt zu allgemeiner zellulärer Dehydratation. Die Dehydratation wirkt sich vor allem im Intrazellulärraum aus: die Bewußtseinstörung bei diabetischer Ketoazidose ist durch die Exsikkose der Gehirnzellen bedingt. Die Exsikkose betrifft aber auch den Extrazellulärraum; sie verringert das zirkulierende Plasmavolumen in der diabetischen Ketoazidose um bis zu 25% ab, senkt den zentralen Venendruck, und kann bis zur hypovolämischen Kreislaufinsuffizienz führen. Reaktiv kommt es zu einer Erhöhung der Katecholamine und des Aldosterons – um das zirkulierende Plasmavolumen zu konservieren, wird Natrium retiniert, zu Lasten einer vermehrten Kaliumausscheidung. Die Urinproduktion geht – final – zurück, und die Folge ist ein terminales, rapides Ansteigen der Glukose- und Ketonkörperkonzentrationen im Blut.

Die Geschwindigkeit, mit der sich die diabetische Ketoazidose/das Coma diabeticum entwickelt, ist abhängig vom Grad des Insulinmangels, dem Anstieg der kontra-insulinären Hormone und der Entwicklung des Flüssigkeitsdefizits. So kann sich perioperativ bei Aussetzen der Insulinsubstitution innerhalb von 12 Stunden eine Ketoazidose entwickeln; auch bei

Unterbrechung der Insulinpumpentherapie, z.B. durch einen Katheterde-
fekt, kommt es rasch zur Ketoazidose. Bei relativem Insulinmangel im Zusammenhang mit einem Infekt und Versäumnis der Insulindosiserhöhung
(oder gar deren Erniedrigung) entwickelt sich die diabetische Ketoazi-
dose/das Coma diabeticum mit kontinuierlicher Zunahme der Symptome
etwa über ein bis mehrere Tage.

15.4
Symptome des diabetischen Komas

Grundsätzlich kann jede Störung des Allgemeinbefindens für den Patienten ein erstes Zeichen einer diabetischen Ketoazidose sein; über die Selbst-
bestimmung von Blutglukose und Urinaceton kann der Patient in dieser
Situation bereits ein sehr frühes Stadium einer diabetischen Stoffwechselentgleisung im Sinne der Entwicklung einer diabetischen Ketoazidose feststellen bzw. ausschließen. Bei Unterlassen von Diagnostik und Intervention entwickeln sich dann in regelhafter Folge die Symptome der diabetischen Ketoazidose – wobei die Verschlimmerung des Krankheitsbildes
durchaus kontinuierlich und nicht aktuell-dramatisch verläuft.

*Polyurie, Durst ⇒ Schwäche, Adynamie, Müdigkeit ⇒ Azeton-Foetor ex ore
⇒ Inappetenz, Übelkeit, Erbrechen ⇒ große Kußmaulsche Atmung ⇒ Aus-
trocknung/Exsikkose ⇒ Benommenheit, Sehstörungen, Eintrübung, Praecoma, Koma*

Bei diabetischer Ketoazidose oder hyperosmolarem Koma entwickeln die
Patienten in Abhängigkeit von der Ausprägung einer Ketoazidose bzw. einer Hyperglykämie folgende *häufige Symptome*:

Ketoazidose	Übelkeit, Appetitlosigkeit ⇒ Bauchschmerzen Erbrechen
Hyperglykämie mit Exsikkose	Durst, Polyurie ⇒ Müdigkeit, Schwäche, Adynamie, Stupor, Koma

Übelkeit und *Erbrechen* sind als Hauptsymptome der ketoazidotischen
Entgleisung zu werten, sie treten in mindestens 80% der Fälle auf. Über

Bauchschmerzen klagen 30 bis 50% der Patienten mit Ketoazidose. Die diabetische Ketoazidose ist immer auch von einer Hyperglykämie begleitet, so daß sich – in Abhängigkeit von der Dauer des Krankheitsbildes – auch die Symptome der Exsikkose mehr oder weniger ausbilden.

Bei vielen älteren Typ-2-Diabetikern fehlen die Symptome einer Ketoazidose: Bei ihnen finden sich im Rahmen eines hyperosmolar-anazidotischen Komas mit (nahezu) fehlender Ketonämie nur die Symptome der Exsikkose. Generell gilt, daß sich beim hyperosmolaren Krankheitsbild die Symptome schleichend innerhalb von Tagen bis Wochen einstellen, während sie sich bei der diabetischen Ketoazidose innerhalb von Stunden bis Tagen entwickeln.

Bei der *körperlichen Untersuchung* finden sich häufig folgende Zeichen:

Diabetische Ketoazidose	Hyperosmolares Koma
• Kussmaulsche Atmung,	• verminderter Hautturgor,
• Azetonfoetor ex ore,	• weiche Bulbi,
• schmerzhaft gespannte Bauch- decken, fehlende Darmgeräusche,	• Hypotonie, Tachykardie,
• Pseudoperitonitis diabetica	• neurologische Herd- • symptomatik, Krämpfe.

Bei diabetischer Ketoazidose kann eine „Pseudoperitonitis diabetica" ein akutes Abdomen vortäuschen; sehr häufig bestehen in diesen Fällen gleichzeitig schmerzhaft gespannte Bauchdecken, aufgehobene Darmgeräusche, eine Leukozytose, und eine Erhöhung der Serum-Amylase – so daß es immer wieder zu Fehldiagnosen und sogar zu chirurgischen Interventionen gekommen ist. Auch in Notfällen bei akutem Abdomen sollte daher stets durch eine Blutglukose- und eine Urinazeton-Bestimmung eine diabetische Ketoazidose ausgeschlossen werden.

Das zuweilen im Vordergrund der Symptomatik der diabetischen Ketoazidose stehende Erbrechen hat immer wieder einmal akut zu unnötigen Gastroskopien geführt, bevor durch geeignete Stoffwechseltests die Ursache geklärt wurde. – Im Gegenteil ist das Erbrechen als ein Hauptsymptom der diabetischen Ketoazidose zu werten, welches bei Diabetikern stets und unverzüglich zu einer Überprüfung der Stoffwechsellage zu führen hat. Fatal ist es, wenn Patient und/oder Arzt das Erbrechen als Symptom einer Gastroenteritis mißdeuten und daraufhin, um Hypoglykämien zu vermeiden, gar eine Reduktion der Insulindosierung durchführen – ein Fehlverhalten, welches die Entwicklung des Coma diabeticum beschleunigt.

15.5
Ursachen des diabetischen Komas

Das Coma diabeticum wird durch einen kritischen Mangel an Insulin verursacht. Eine derartige Situation kann heutzutage auch in unseren Breiten durchaus noch unter folgenden Umständen eintreten:

– „Manifestations-Koma" bei Patienten (besonders im Kindesalter), bei denen der Diabetes vorher nicht diagnostiziert worden ist;

– Irrtümliches Absetzen oder drastische Verminderung der Insulintherapie – insbesondere in Phasen erhöhten Insulinbedarfs (s.o.). Dies erfolgt durch mangelhaft informierte Patienten und Ärzte z.B. bei Erbrechen oder Inappetenz in der irrigen Vorstellung, Unterzuckerungen vorbeugen zu müssen. Leider ist immer wieder festzustellen, daß ein nicht unerheblicher Anteil der heute noch verbliebenen Inzidenz an Coma diabeticum/diabetischer Ketoazidose iatrogen bedingt ist, z.B. durch die Verkennung des Erbrechens oder der Symptomatik des „akuten Bauchs" als Symptome der diabetischen Ketoazidose. Hier ist auch die Reduktion oder irrtümliche Unterbrechung der Insulinsubstitution im Zusammenhang mit chirurgischen Eingriffen oder Verlegungen diabetischer Patienten von einer Krankenhausabteilung in eine andere zu nennen.

– Unterlassung der Steigerung der Insulindosierung bei Zuständen gesteigerten Insulinbedarfs, wie bei Infektionen, nach einem Trauma, perioperativ, nach einem Myokardinfarkt, bei Hyperthyreose, bei Kortikoidtherapie u.a.m.

– Irrtümliche Unterbrechung der intravenösen Insulinzufuhr z.B. bei perioperativer Insulinperfusor-Behandlung; hier kann sich wegen des resultierenden absoluten Insulinmangels bei hohen Spiegeln kontrainsulinärer Hormone innerhalb einiger Stunden ein Coma diabeticum entwickeln

– Unterbrechung der Insulinzufuhr bei der kontinuierlichen subkutanen Insulinpumpentherapie (CSII); hier kann es wegen des Fehlens eines subkutanen Depots an Verzögerungsinsulin bei Unterbrechung der Normalinsulininfusion innerhalb von wenigen Stunden zu einer diabetischen Ketoazidose kommen, ein Umstand der bei der Instruktion der Patienten, die sich mit Insulinpumpen behandeln, größte Beachtung erfordert.

– artifizielle Provokation einer diabetischen Ketoazidose (bei vermeintlichem Brittle-Diabetes) im Rahmen von Münchhausen-Syndromen oder andersartigen psychopathologischen Erkrankungen.

Über den Insulinmangel kommt es zur Hyperglykämie, Ketoazidose und Hyperosmolarität, die spätestens dann bedrohlich wird, wenn dem Flüssigkeitsdefizit durch zunehmendes Trinken von Flüssigkeit nicht mehr gegengesteuert werden kann (so bei Erbrechen oder zunehmender Schwäche der Patienten). Auch bei dem klassischen ketoazidotischen Coma diabeticum liegt unbedingt eine Hyperosmolarität vor.

Trotzdem wird eine Sonderform des Coma diabeticum, insbesondere bei älteren Patienten, das *nichtketoazidotische, hyperosmolare Coma diabeticum* unterschieden (Kitabchi und Murphy, 1988). Hier geht man davon aus, daß noch genügend Insulinwirkung vorhanden ist, um die Enthemmung von Lipolyse/Ketogenese/Ketoacidose zu verhindern, andererseits aber Hyperglykämie/Hyperosmolarität in Form einer hypertonen Dehydratation im Vordergrund stehen und die erhebliche Letalität dieser Stoffwechselentgleisung bedingen. Auslösende Ursachen sind hier häufig gastrointestinale Infekte, Wasserverlust durch Durchfälle, Erbrechen, fieberhafte Infektionen, Diuretika, Cortisontherapie oder Komplikationen von Dialyseverfahren. Bei diesen Fällen sind wiederholt Blutglukosewerte von 1000 bis 2000 mg/dl dokumentiert worden.

Nicht immer sind die beiden Formen, das ketozidotische und das nichtketoazidotisch hyperosmolare Coma diabeticum, streng voneinander abtrennbar; die Übergänge sind durchaus fließend, wobei dann jeweils das Ausmaß der vorhandenen Ketoazidose bzw. der Hyperosmolarität im Vordergrund stehen.

15.6
Diagnosestellung

Die Diagnose einer diabetischen Ketoazidose wird durch die Messung von Blutzucker und Urinazeton gestellt.

Bei jedem Patienten mit Beeinträchtigung der Bewußtseinslage stellt die Unterlassung der Blutglukosebestimmung einen Kunstfehler dar (wiewohl es hier zahlenmäßig häufiger um die Diagnose/den Ausschluß einer Hypoglykämie als einer hyperglykämischen Stoffwechselentgleisung geht). Bei hohem Blutzucker ist der Urin auf Azeton zu untersuchen.

Die trockenchemischen Tests für Blutzucker und Urinazeton sind an jedem Ort rasch durchführbar. Wegen der Einfachheit der Handhabung und Zuverlässigkeit der Durchführung ist diesen Streifentests in der Notfalldiagnostik der Vorzug zu geben gegenüber trockenchemischen oder anderen Schnellmethoden, die auf die Verwendung von Kleingeräten wie Reflektometern angewiesen sind.

Teststreifen für **Blutzuckerbestimmung:**
Haemo Glukotest 20–800® (ROCHE DIAGNOSTICS)
Teststreifen für **Azetonbestimmung:**
Ketur-Test® (ROCHE DIAGNOSTICS)
Ketostix-Streifen® (BAYER DIAGNOSTIKA)

Kann kein Urin zur Azetonbestimmung gewonnen werden, ist der Nachweis einer Ketose auch mit Patientenserum möglich. Dazu gibt man einen Tropfen Patientenserum unverdünnt auf einen Ketonteststreifen und liest das Ergebnis anhand der Farbskala ab.

> Eine *diabetische Ketoazidose* liegt dann vor, wenn der *Blutzucker mindestens 300 mg/dl* beträgt und der *Ketonkörpernachweis* im Urin ++/+++ ist.

15.7
Notfalltherapie, Erstversorgung in der Praxis

Die Therapie beginnt unmittelbar nach der Diagnosestellung. Bereits für den Transportweg in die Klinik wird eine intravenöse Infusion mit physiologischer Kochsalzlösung mit einer Infusionsgeschwindigkeit von ca. 1 Liter pro Stunde. 20 E Normalinsulin werden i.m. injiziert. Bei einem diabetischen Koma sollte man sich nicht auf die Wirkung von subkutaner Insulingabe verlassen: die Absorption ist in diesem Zustand eventuell völlig unzureichend. Für die Klinik wird ein kurzes Protokoll der diagnostischen und therapeutischen Maßnahmen geschrieben. Die Einweisung in die Klinik erfolgt unverzüglich; denn die Dauer des Coma diabeticum gehört zu den gesicherten ungünstigen Prädiktoren für die Prognose. Trotzdem sind die o.g. drei therapeutischen Sofortmaßnahmen unverzichtbar.

> **Erstversorgung bei Coma diabeticum**
> 1. Normalinsulin 20 IU i.m.
> 2. NaCl-Lösung 0,9% ein Liter pro Stunde i.v.

3. Mit Kurz-Brief (zu Diagnostik und Therapie) $\Rightarrow$ Noteinweisung in stationäre Betreuung

15.8
Vorgehen in der Klinik

Üblicherweise wird der Patient mit Coma diabeticum wegen des komplexen Zusammenbruchs des gesamten Stoffwechsel und der hohen Letalität dieses Krankheitsbildes auf der (internistischen) Intensivstation betreut.

Zur **detaillierten Labordiagnostik** sind die Blutglukose, Natrium, Kalium, Serum-Kreatinin, Harnstoff, das Blutbild und die venöse Blutgasanalyse einschließlich des pH-Wertes zu bestimmen und zunächst stündlich zu kontrollieren. Die Serum-Osmolarität läßt sich nach folgender Formel berechnen:

Serum-Osmolarität in mosmol/l (Normalwert 280–300 mosmol/l)

$$= 2 \, ([Na+ \ mval/l] + [K+ \ mval/l]) + \frac{[Glukose] \ mg/dl}{18} + \frac{[Harnstoff] \ mg/dl}{6}$$

Dabei ist zu berücksichtigen, daß man sowohl beim anazidotisch-hyperosmolaren wie auch beim ketoazidotischen Coma diabeticum eine Steigerung der Serumosmolarität auf mindestens 340 mosmol/l zu erwarten hat. Liegt die Serumosmolarität bei einem hyperglykämischen komatösen Patienten unterhalb dieser Grenze, sollte man nach zusätzlichen Gründen für die Bewußtlosigkeit suchen.

Leider sind gelegentlich immer noch nichtenzymatische, unspezifische Kreatininbestimmungsmethoden (unter Verwendung von Pikrinsäure) in Verwendung, die bei erhöhten Ketonkörperkonzentrationen falschhohe Serumkreatininspiegel anzeigen und damit dem irrtümlichen Verdacht auf ein Nierenversagen Vorschub leisten. Auch falsch-hohe Serum Amylase-Werte können bei Ketoazidose auftreten und zu Fehlinterpretationen führen.

Laborauffälligkeiten bei diabetischer Ketoazidose und hyperosmolarem Koma

- Blutzucker: über 300 mg/dl, bis 2000 mg/dl
- Natrium: Bei Ketoazidose und hyperosmolarem Koma kann das Serumnatrium niedrig, normal oder erhöht sein, das Gesamtkörpernatrium ist jedoch durch Verluste über die Niere immer erniedrigt.
- Kalium: Das Serumkalium ist durch die schwere Azidose bei Ketoazidose oft erhöht oder noch normal, trotzdem aber ist das Gesamtkörperkalium sowohl bei der Ketoazidose als auch beim hyperosmolaren Koma durch Verluste über die Niere (Aktivierung des Renin-Angiotensin-Aldosteron-Systems) erniedrigt.
- BGA: Bei der diabetischen Ketoazidose ist der pH-Wert und das Serumbikarbonat in Abhängigkeit von der Ketonämie erniedrigt. Auch beim hyperosmolaren Koma pH-Erniedrigung möglich, z.B. durch Anfall von Laktat bei schlechten Kreislaufverhältnissen.
- Osmolarität: Bei diabetischem Koma über 340 mosmol/l.
- Leukozyten: Zumeist *Leukozytose und u. U. sogar Linksverschiebung* mit Zahlen von 15–40 000/ml. Bei diabetischer Ketoazidose ist eine Leukozytose deshalb *kein* Infektionshinweis:
- Amylase, Lipase, GOT, GPT: Können bei diabetischer Ketoazidose in Abhängigkeit vom Ausmaß der Ketoazidose falsch-positiv erhöht sein.
- Kreatinin: Bei Labors mit unspezifischer, nichtenzymatischer Kreatininbestimmungsmethode (Methode nach Jaffé mit Pikrinsäure) kommt es bei erhöhten Blutzucker- und Ketonkörperspiegeln zu falsch erhöhten Kreatininwerten, da beide Moleküle als sog. Pseudokreatinin mitreagieren. Bei enzymatischen Methoden existiert dieses Problem nicht.

Zu den **allgemeinen intensivmedizinischen** Maßnahmen gehören die Sicherung der Atmungs- und der Kreislauffunktionen, der zentralvenöse Zugang mit der Dokumentation des zentralen Venendrucks, EKG Monitor, die Flüssigkeitsbilanzierung, Magensonde und Blasenkatheter, Thromboseprophylaxe. Diese allgemein-intensivmedizinischen Maßnahmen richten sich nach der Schwere des Krankheitsbildes, der (auslösenden) Begleiterkrankungen, dem Alter des Patienten und sollen hier nicht weiter dargestellt werden.

Verlaufsdiagnostik

- **Labor:**
  ein- bis viermal pro Stunde: Blutzucker, Natrium, Kalium, venöse BGA, 12- bis 24stündlich: Kreatinin, Harnstoff, 24stündlich: Blutbild, Lipase, Amylase, GOT, GPT, AP, Gamma-GT, Phosphat,
- **EKG:**
  kontinuierliches EKG-Monitoring,
- **Flüssigkeitsbilanzierung:**
  kontinuierlich;
  initial zweistündlich mit ZVD,
  ggf. Urinkatheteranlage zur Bilanzierung und Magensonde, je nach Klinik.

Wegen der peripheren Kreislaufinsuffizienz besteht bei den komatösen Patienten bei unsachgemäßer Lagerung im Rahmen der intensivmedizinischen Betreuung die Gefahr von Hautläsionen und Dekubitalgeschwüren, z.B. an der Ferse oder auch durch Druckbelastung von Decken an den Zehenspitzen, besonders wenn bereits diabetische Folgeschäden vorliegen. Auf diese Gefahrenquellen ist bei Patienten mit Coma diabeticum besonders sorgfältig zu achten.

Die **spezifischen Therapiemaßnahmen** bei Coma diabeticum richten sich auf die Substitution von Insulin, Flüssigkeit und Elektrolyten. Von Bedeutung ist es, daß keine zu aggressiv-rasche Normalisierung der Stoffwechsel- und Elektrolytparameter angestrebt wird, da es darunter zu einer Umkehr der osmotischen Gradienten zwischen intra- und extrazerebralen Kompartimenten und folglich zum Hirnödem kommen kann.

Dabei kommt der *Infusionsbehandlung* angesichts der lebensbedrohlichen Exsikkose primäre Bedeutung zu: zunächst wird man mit körperwarmer physiologischer Kochsalzlösung 1000 ml in der ersten Stunde und dann 500 bis 1000 ml pro Stunde je nach Urinausscheidung und zentralem

Venendruck beginnen. Der exsikkierte Organismus darf nicht zu rasch rehydriert werden. Um dies zu vermeiden, sollte die infundierte Kochsalzlösung das Volumen der stündlichen Urinproduktion nicht um mehr als 500 bis maximal 1000 ml/h überschreiten. Bei Serum-Na-Spiegeln von > 150 mmol/l ist halbisotone Kochsalzlösung (0.45%) zu infundieren.

Flüssigkeitsersatz bei Coma diabeticum

Zeit	Infusionsmenge/h	Art der Lösung
1.–2. Stunde	1 l	0,9% NaCl Lösung (bei Na > 150 mval: 0,45% Lsg.)
3.–6. Stunde	500 ml (bis 1000 ml)	0,9% NaCl
7.–24. Stunde	250 ml (bis 500 ml) (Mengen an ZVD und Urinproduktion orientieren.)	0,9% NaCl (Bei BZ-Werten von 250 mg/dl teilweiser Ersatz der Flüssigkeit als 5%ige Glukoselösung mit 250 ml/h.)

Bei gestörter Nierenfunktion muß ebenfalls darauf geachtet werden, nicht zuviel Natrium zuzuführen und dadurch ggf. eine hyperchloraemische Azidose und eine weitergehende Natriumretention auszulösen.

Auf eine ausreichende Kaliumsubstitution ist zu achten; die Aldosteronbedingte, vermehrte Kaliumausscheidung kann bei gebesserter Stoffwechsellage zu gefährlichen Hypokaliaemien führen. Bei erhaltener Diurese sollte daher schon bei Therapiebeginn (und auch bei normalem Serum-Kalium) Kalium kontinuierlich zugeführt werden. In jedem Falle erfolgt bei einem Serum-Kalium von unter 4.5 mval/l eine Dauerinfusion von 10–40 mval/h KCl über einen Perfusor.

Kaliumsubstitution bei Coma diabeticum

- Kalium im Serum zwischen 4,5 und 5,0 mval/l: 5–10 mval/h i.v.
- Kalium im Serum zwischen 3,5 und 4,5 mval/l: 10–20 mval/h i.v.
- Kalium im Serum unter 3,5 mval/l: mind. 20 mval/h i.v.

Die theoretisch attraktive Gabe von Kalium-Phosphat zur gleichzeitigen Substitution des Phosphatdefizits und zur Steigerung der 2,3-Diphsopho-Glycerin-Spiegel der Erythrozyten hat sich in praxi nicht als hilfreich erwiesen.

Die *Insulintherapie* wird mit 10 E Normalinsulin i.v. eingeleitet und mit einem Insulinperfusor 4 bis 8 E Normalinsulin pro Stunde fortgesetzt. Um die Absorption des Insulins am Plastikmaterial zu verhindern und damit sicherzustellen, daß die beabsichtigte Insulindosis auch den Patienten erreicht, kann man der Insulinlösung Humanalbumin (oder auch einige ml. Patientenplasma) zusetzen. Wir führen diese Maßnahme nicht mehr durch, sondern erhöhen die Insulininfusionsrate ggf. entsprechend der Wirkung auf die Blutglukosespiegel. Stündliche Messungen der Blutglukosekonzentration sind zur Erfolgskontrolle erforderlich. Die Dosierung des Insulins erfolgt entsprechend dem Blutglukoseverhalten.

Dosierung der Insulintherapie bei Coma diabeticum:

initial: Bolus von 10 E Normalinsulin i.v.
kontinuierlich: 4–8 E Normalinsulin/h i.v.
Senkung des Blutzuckers um maximal 100 mg/dl pro Stunde.

Der Blutglukosespiegel sollte nicht schneller als 100 mg/dl pro Stunde gesenkt werden. Ein rascheres Absenken der Blutglukose hätte eine Umkehr des osmotischen Gradienten zwischen Intra- und Extrazellulärraum zur Folge. Es entstünde ein sog. osmotisches Dysequilibrium-Syndrom mit Ödemen, und besonders mit einem Hirnödem. Um optimal wirksame Seruminsulinspiegel zu erreichen (50 bis 100 μU/ml) ist eine kontinuierliche Infusion von 4 bis 8 E Normalinsulin pro Stunde erforderlich. Seruminsulinspiegel in dieser Höhe hemmen die Lipolyse, fördern die Glykogensynthese und hemmen die hepatische Glukoseproduktion. Damit behandeln sie die beiden Hauptursachen der diabetischen Ketoazidose: die ungehemmte hepatische Glukoseproduktion und die ungehemmte Ketogenese. Die Insulinbehandlung in dieser Dosierung wird auch als „low-dose"-Insulintherapie bezeichnet – im Gegensatz zu den früher generell verwendeten zigfach höheren Dosierungen. Es ist erwiesen, daß die low-dose-Insulintherapie des Coma diabeticum weniger Risiken bietet als die früher üblichen hohen Insulindosierungen. Der Grund liegt in der dosisabhängigen Wirkung des Insulins. Eine low-dose-Insulin-Therapie des Coma diabeticum ist aus folgenden Gründen zu empfehlen: (a) Unter hohen Insulindosierungen besteht die Gefahr einer zu schnellen Absenkung der Blutglukose, da zusätzlich die periphere Glukoseutilisation stimuliert und die Glukoneogenese gehemmt wird. (b) Unter rapidem Blutglukoseabfall ist die Gefahr der Hypokaliämie verstärkt.

Es hat sich als günstig erwiesen, den Blutglukosespiegel bei Behandlung der diabetischen Ketoazidose vorerst nicht unter 250 mg% abzusenken. Sobald dieser Wert erreicht ist, wird 5%ige Glukose-Lösung (z.B. 250 ml/h) bei fortgesetzter Insulininfusion infundiert. Die Gabe von Glukose ist nun auch für den Energiehaushalt der Patienten zweckmäßig – nach Behandlung der Ketoazidose ist bei dem Patienten der Anteil der Glukoseoxidation an der Energiegewinnung wieder von ca. 15% (im Zustand des Insulinmangels) auf die normalen 40% angestiegen. Aus der Blutglukose kann dieser Bedarf nicht gedeckt werden. Die Gabe von Glukoselösung plus Insulin ist also jetzt energetisch notwendig.

Nach überstandener Ketoazidose soll der Patient nicht tagelang mit Infusionen behandelt werden. Sobald es ihm klinisch wieder gut geht, soll er wieder essen und je schneller er auf eine subkutane Insulintherapie umgestellt werden kann, desto besser. Wenn auch bei Rekompensation des Glukosestoffwechsels noch eine Azetonurie bestehen bleibt, ist das kein Grund zur Panik. Die völlige Beseitigung der Ketonämie kann durchaus noch 2 bis 3 Tage andauern; sie braucht weder durch übergroße Insulindosen noch durch die altertümlichen „Hafertage" forciert zu werden (*„Kartoffelbrei plus Insulin tut's auch"*).

Die *Behandlung der Azidose* erfolgt primär im Rahmen der Insulintherapie. Vor der bis vor 15 Jahren allgemein üblichen Gabe von Bikarbonat wird heute – von Ausnahmesituation abgesehen – nachdrücklich gewarnt, da Bikarbonat eine paradoxe ZNS-Azidose auslösen kann und darüber hinaus das Auftreten von Hypokaliaemien begünstigen soll. Die metabolische Azidose ist durch die Akkumulation von Ketonkörpern im Blut infolge des Insulinmangels entstanden. Die Insulinsubstitution (initial ohne, später mit begleitender Glukosezufuhr) ist die kausale Behandlung dieser Azidose. Ein Ausgleich der Azidose mit Natrium-Bikarbonat-Lösung hat sich in der Behandlung der diabetischen Ketoazidose als äußerst risikoreich erwiesen; es ist daher dringend davon abzuraten. Es gibt keine metabolische Indikation für den Einsatz intravenöser Bikarbonat-Lösungen in der Behandlung der diabetischen Ketoazidose (Hale 1984; Stagnaro-Green 1990).

NaHC03-Lösungen dürfen erst infundiert werden, wenn die Azidose wegen ihrer negativ inotropen, arrhytmogenen, peripher vasodilatorischen und hypotonisierenden Wirkungen sowie ihrer Effekte auf die respiratorischen Funktionen ein vital bedrohliches Ausmaß erreicht. So wird bei einem aktuellen pH-Wert von <6.9 bzw. einem Standard-Bikarbonat von < 5 mmol/l empfohlen, NaHCO3 in einer Dosierung von 1 mmol/kg zu infundieren, bis der pH-Wert von 7.0 erreicht wird.

15.9
Komplikationen bei diabetischer Ketoazidose und hyperosmolarem Koma

An folgende mögliche Komplikationen sollte man im Verlauf der Behandlung denken und entsprechend diagnostisch oder therapeutisch aktiv werden:
- Infektionen: besonders Harnwegsinfekte, Pneumonien,
- Thrombose: venöse und arterielle (durch disseminierte intravasale Gerinnungsneigung und Exsikkose, fehlende Thromboseprophylaxe); Mikrozirkulationsstörungen;
- Elektrolytstörungen, insbesondere Hypokaliaemie als Ursache für Herzrhythmusstörungen
- Hirnödem: durch Umkehr der osmotischen Gradienten bei zu aggressiver Senkung der Serum-Osmolarität/Hyperglykämie. Bei Kindern erhöht eine Flüssigkeitszufuhr von mehr als 4 l/m^2 Körperoberfläche das Risiko eines Hirnödems. Diese Komplikation tritt besonders häufig bei Jugendlichen unter 20 Jahren auf und hat eine Mortalität von 60 bis 80%. Die Symptomatik kann ca. 2–24 h nach Therapiebeginn in Form von Kopfschmerzen und Verhaltensauffälligkeiten beginnen.

15.10
Das nicht-azidotische Coma diabeticum (hyperosmolares Koma)

Bei dieser Form des diabetischen Koma besteht keine Azidose; es ist gekennzeichnet durch besonders ausgeprägte Ausmaße der Hyperglykämie (zumeist über 1000 mg/dl Glukose und mehr), der Dehydratation und der Hyperosmolarität. Zumeist sind ältere Typ-2-Diabetker betroffen. Häufig sind Nebenerkrankungen wie Infektionen, apoplektische Insulte, Pankreatitis, Diarrhöen oder auch medikametöse Behandlungen etwa mit Diuretika, Phenytoin, Steroiden oder Cimetidin auslösende bzw. begünstigende Faktoren. Die Ausbildung des hyperosmolaren Koma erfolgt oft schleichend über längere Zeit mit zunehmender Verschlechterung der Stoffwechsellage, Polyurie, Durst und allgemeiner körperlicher Schwäche. Die Patienten bemerken die allmähliche Dehydratation nicht, ihr Durstgefühl läßt nach, die ausreichende Flüssigkeitszufuhr bleibt aus.

Pathophysiologisch kann man sich die Entwicklung des hyperosmolaren Komas in etwa so vorstellen: Es liegt hier kein absoluter Insulinmangel vor; die Insulinsekretion reicht noch aus, um die Lipolyse zu hemmen – sie reicht aber nicht mehr aus, um die hepatische Glukoseproduktion zu bremsen. Die überschießende Glykogenolyse und Glukoneogenese führen zur zunehmenden Hyperglykämie und über die osmotische Diurese zur Dehydratation ohne Azidose. Klinisch stehen im Vordergrund die extreme Dehydratation und Exsikkose, periphere Kreislaufinsuffizienz oft mit Oligurie oder gar Anurie.

Die Behandlung erfolgt im wesentlichen wie bei ketoazidotischem Koma diabeticum; bestimmte Besonderheiten sind allerdings zu beachten. So steht die Infusionsbehandlung ganz im Vordergrund. Initial kann sogar auf eine Insulingabe verzichtet werden, etwa so lange wie der Blutglukosespiegel unter der reinen Infusionstherapie um etwa 50 mg/dl pro Stunde abfällt. Insgesamt ist der Insulinbedarf ausgesprochen niedrig; und es ist darauf zu achten, daß der Blutglukosespiegel nicht um mehr als 100 mg/dl pro Stunde und die Osmolarität nicht um mehr als 10 mmosmol/l pro Stunde abfallen. Bei diesen Patienten ist die Umkehr des osmotischen Dysequilibriums durch zu aggressive Therapiemaßnahmen besonders groß. Auch ist bei diesen Patienten besonders zu berücksichtigen, daß das kardiovaskuläre System nicht durch eine zu aggressive Flüssigkeitssubstitution überlastet wird (Kontrolle von Blutdruck, Urinvolumen und des zentralen Venendrucks). Häufig können die Patienten später wieder ohne Insulin erfolgreich behandelt werden.

15.11
Laktatazidose

Bei Diabetikern kann es zu Steigerungen des Blut-Laktat Spiegels kommen, die nicht durch Gewebshypoxie bedingt sind, sondern metabolische Ursachen haben. So wurden erhöhte Laktat-Spiegel im Rahmen der diabetischen Ketoazidose beschrieben, insbesondere im Zusammenhang mit den früher üblichen exzessiv hohen Insulindosierungen. Laktatazidosen mit Blut-Laktat-Spiegeln von >5mmol/l können auch auftreten infolge toxischer Wirkungen (z.B. nach Alkohol, Methanol, der parenteralen Gabe von Zuckeraustauschstoffen) oder bei erblichen Stoffwechselstörungen. Für die Diabetologie sind in diesem Zusammenhang die Laktatazidosen durch Biguanid-Behandlung von besonderer Bedeutung. Wiewohl es offenbar unter Metformin-Therapie – im Gegensatz zu Phenformin und Buformin – wenn die lange Liste der Kontraindikationen streng beachtet wird, weniger häufig zu Laktatazidosen kommt, so ist mit einer *„Renaissance der Biguanide"* in Deutschland leider auch eine *„Renaissance der Laktatazidosen"* zu befürchten. Dabei ist zu berücksichtigen, daß die Mehrzahl der Laktatazidosen wohl nicht diagnostiziert wird, da die apparativen Einrichtungen für eine Blut-Laktat-Bestimmung relativ selten vorhanden sind und die Letalität der Laktatazidose bei diesen meist älteren Patienten sehr hoch ist. Eine wirksame Therapie der Laktatazidose ist nicht verfügbar; falls die Diagnose tatsächlich rechtzeitig gestellt wird, mag eine aggressive Infusionstherapie unter Einsatz von Bikarbonat sinnvoll sein. Die Bikarbonatdosierung sollte ausreichen, um das Plasma-Bikarbonat auf 8–10 mmol/l und den pH-Wert auf > 7.1 zu halten, ohne zu einer Flüssigkeitsretention zu führen. In schweren Fällen kann eine Dialysetherapie mit einer Bikarbonat-gepufferten Flüssigkeit erforderlich werden. Die Therapie der Laktatazidose mit Dichlorazetat, welches die Aktivität der Pyruvat-Dehydrogenase steigert, ist als experimentell anzusehen.

Literatur

Berger M, Mühlhauser I, Jörgens V (1998) Versorgungsqualität bei Typ-1-Diabetes mellitus. Dt Ärztebl 95:A-2770–A-2774

Beigelman PM (1971) Severe diabetic ketoacidosis (diabetic „coma"), 482 episodes in 257 patients; experience of three years. Diabetes 20:490–500

Carroll P, Matz R (1983) Uncontrolled diabetes mellitus in adults: experience in treating diabetic ketoacidosis and hyperosmolar nonketotic coma with low-dose insulin and a uniform treatment regimen. Diabetes Care 6:579–585

Cohen AD, Vance VK, Runyan JW, Hurwitz D (1960) Diabetic acidosis: an evaluation of the cause, course and therapy of 73 cases. Ann Int Med 52:55–86

Davidson JK (2000) Diabetic ketoacidosis and the hyperglycemic hyperosmolar state. In: Davidson JK (ed) Diabetes mellitus. A problem oriented approach, 3rd edn. Thieme-Stratton, New York, USA, pp 479–498

Duck SC, Wyatt DT (1988) Factors associated with brain herniation in the treatment of diabetic ketoacidosis. J Pediatr 113:10–14

Fisher JN, Kitabchi AE (1983) A randomized study of phosphate therapy in the treatment of diabetic ketoacidosis. J Clin Endo Metab 57:177

Foster DW, McGarry JD (1983): The metabolic derangements and treatment of diabetic ketoacidosis. N Engl J Med 509:159–169

Hale PJ, Crase J, Natrass M (1984) Metabolic effects of bicarbonate in the treatment of diabetic ketoacidosis. Brit Med J 289:1035–1038

Kitabchi AE, Murphy MB (1988) Diabetic ketoacidosis and hyperosmolar hyperglycemic nonketotic coma. Med Clin N Amer 72:1545–1563

Krane EJ, Rockoff MA, Wallmann JK, Wolfsdorf JI (1985) Subclinical brain swelling in children during treatment of diabetic ketoacidosis. N Engl J Med 312:1147–1151

Morris LR, Murphy MB, Kitabchi AE (1986) Bicarbonate therapy in severe diabetic ketoacidosis. Ann Int Med 105:836–840

Mühlhauser I, Bruckner J, Berger M et al (1987) Evaluation of an intensified insulin treatment and teaching programme as routine management of Typ 1 (insulin-dependent) diabetes. The Bucharest-Düsseldorf Study. Diabetologia 30:681–690

Müller UA, Köhler S, Femerling M (2000) HbAIc und schwere Hypoglykämien nach intensivierter Behandlung und Schulung von Patienten mit Typ-1-Diabetes als klinische Routine: Ergebnisse eines deutschlandweiten Qualitätszirkels 1992–1999. Diabetes & Stoffwechsel 9:67–81

Rosenbloom AL (1990) Intracerebral crises during treatment of diabetic ketoacidosis. Diabetes Care 13:22–33

Schade DS, Eaton RP, Alberti KGMM, Johnston DG (1981) Diabetic coma: ketoacidotic and hyperosmolar. New Mexico, University of New Mexico Press

Snorgard O, Eskildsen PC, Vadstrup S, Nerup J (1989) Diabetic ketoacidosis in Denmark: epidemiology, incidence rates, precipitating factors and mortality rates. J Intern Med 226:223–228

Stagnaro-Green A (1990) Diabetic ketoacidosis: in search of zero mortality Mount Sinai J Med 57:3–8

Starostina EG, Anstiferov M, Galstyan GR et al (1994) Effectiveness and cost-benefit analysis of intensive treatment and teaching programmes for Type 1 (insulin-dependent) diabetes mellitus in Moscow – blood glucose versus urine glucose self-monitoring. Diabetologia 37:170–176

Vignati L, Asmal AC, Black WL, Brink SJ, Hare JW (1985) Coma in diabetes. In: Marble A, Krall LP, Bradley RF, Christlieb AR, Soeldner JS (eds) Joslin's Diabetes mellitus. Leo & Febiger, Philadelphia

KAPITEL 16

Die perioperative Betreuung des Diabetikers

Wegen der Unterbrechung seiner Behandlungsroutine, des Stoffwechsel-stresses und der Anästhesie bedarf der Patient mit Diabetes mellitus peri-operativ besonderer Beachtung. Chirurgische Eingriffe wie z.b. Nieren-transplantationen, kardiovaskuläre oder glaskörperchirurgische Eingriffe werden bei Diabetikern häufiger vorgenommen. Wegen der hohen Präva-lenz des Diabetes mellitus und auch wegen der Multimorbidität bei diabe-tischen Patienten ist davon auszugehen, daß alle operativen Fachgebiete kontinuierlich mit der Problematik zu operierender Diabetiker konfron-tiert sind. Sowohl die Operateure als auch die beteiligten Anästhesisten und das Pflegepersonal müssen entsprechende Grundkenntnisse zur Be-treuung der Diabetiker aufweisen, und ein diabetologisch erfahrener Inter-nist oder Anästhesist muß verfügbar sein. Bei dieser perioperativen Be-treuung geht es nicht allein um die Stoffwechselführung, sondern auch um die Berücksichtigung der vaskulären und neurologischen Folgeschäden des Diabetes.

16.1
Auswirkungen des Operationsstresses auf den Stoffwechsel und die Zirkulation

Perioperativ bzw. posttraumatisch kommt es über das sogenannte „*Post-aggressionssyndrom*" auch beim Stoffwechselgesunden zu einer hormo-nell und sympathisch gesteuerten Stimulation des Katabolismus und da-mit zu einem Überwiegen kontrainsulinärer Faktoren und einer abgestuf-ten Insulinresistenz. Dies führt zu einem erhöhten Insulinbedarf, der vom Stoffwechselgesunden (bis zu einem gewissen Grade) ausgeglichen wer-den kann, so daß die Entwicklung einer Hyperglykämie verhindert wird. Grundlegende Elemente des Postaggressionsmetabolismus und damit der

perioperativen Stoffwechselprobleme sind in Abb. 40 schematisch dargestellt. Angesichts dieser kontrainsulinär wirkenden Einflüsse bedarf es einer adäquaten Insulinsubstitution, um in der perioperativen Phase einen
Proteinkatabolismus, eine exzessive Lipidmobilisation und eine hyperglykämiebedingte Hyperosmolarität zu verhindern. Andererseits ist unbedingt darauf zu achten, Hypoglykämien perioperativ zu vermeiden. Eine
normoglykämische Stoffwechseleinstellung ist deshalb perioperativ nicht
erforderlich. Blutglukosewerte zwischen 150 und 200 (bis ca. 250) mg/dl
sind anzustreben und sollten durch engmaschige Kontrollen des Blutglukosespiegels sowie entsprechende Therapieanpassung gewährleistet werden. Aufgrund von Regulationsstörungen der Makro- oder Mikrozirkulation mögen die Diabetiker in erhöhtem Maße auf perioperativen Blutdruckabfall oder Blutverlust mit peripherer Mangeldurchblutung und
Hypoxie reagieren. Ob bei Diabetikern eine Störung der Hämostase oder
ein erhöhtes postoperatives Thromboserisiko vorliegt und ob dies ggf. besondere präventive Maßnahmen erforderlich macht, wird kontrovers beurteilt.

Abb. 40. Perioperative
Stoffwechselprobleme

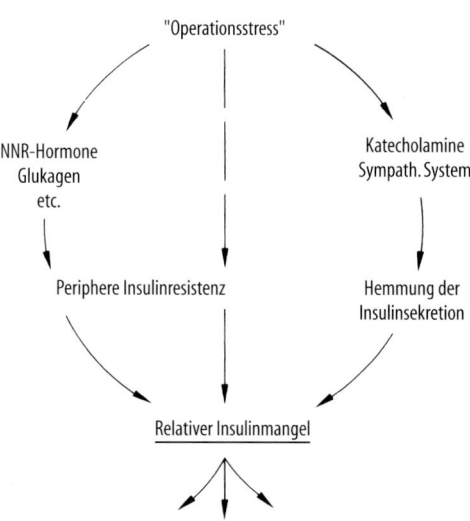

16.2
Operationsrisiko

Bei adäquater Stoffwechseleinstellung – und wenn keine besonderen Risiken durch vaskuläre oder neuropathische Folgeschäden bestehen – läßt sich nach neueren Untersuchungen für Diabetiker keine Erhöhung der perioperativen Morbidität oder Mortalität mehr nachweisen. Auch Wundheilungsstörungen und die postoperative Infektionsgefahr sind unter diesen Bedingungen nicht mit mehr Risiken belastet als bei Stoffwechselgesunden. Zu beachten sind bei Diabetikern die überproportional häufig auftretenden kardiovaskulären Operationsrisiken; zusätzlich sind Probleme zu berücksichtigen, die im Zusammenhang mit einer autonomen Neuropathie verschiedener Organsysteme auftreten können. Aufgrund von Regulationsstörungen der Makro- oder Mikrozirkulation reagieren diese Patienten in erhöhtem Maße auf operativen Blutdruckabfall oder Blutverlust mit peripherer und myokardialer Mangeldurchblutung und Hypoxie und bedürfen daher einer besonders engmaschigen Kreislaufüberwachung. Eine Verlängerung der QT-Zeit im EKG ist grundsätzlich als Indikator für eine erhöhte kardiovaskuläre Mortalität zu werten. Inwieweit sich dieser Befund auf eine perioperative Situation auswirkt, wurde bisher nicht systematisch untersucht; jedoch ist eine besondere Erhöhung des operativen Risikos für diabetische Patienten mit einer verlängerten QT-Zeit wahrscheinlich. Ob bei Diabetikern wegen einer Störung der Hämostase ein erhöhtes postoperatives Thromboserisiko vorliegt und ob dies ggf. besondere präventive Maßnahmen erforderlich macht oder rechtfertigt, wird kontrovers beurteilt.

Es sollte streng darauf geachtet werden, daß Patienten mit einer koronaren Herzkrankheit oder einem besonders hohen koronaren Risiko perioperativ nicht mit Sulfonylharnstoffen oder mit Repaniglide behandelt werden – da davon auszugehen ist, daß diese Medikamente über die Blockierung der ATP-abhängigen Kaliumkanäle den Schutzmechanismus des *ischaemic preconditioning* behindern.

16.3
Anästhesie

Besonders wichtig ist die präoperative Visite durch den Anästhesisten. Sie dient der Abschätzung der möglichen besonderen perioperativen Risiken und der Planung der perioperativen Stoffwechselführung. Die Einleitung der Vollnarkose trägt über die Steigerung der sympathischen Aktivität und der Serumspiegel von Noradrenalin, Cortisol und Wachstumshormon wesentlich zur Initiierung des Postaggressionssyndroms, zur peripheren Insulinresistenz und zur Hemmung der Insulinsekretion bei. Da die entsprechenden Effekte deutlich geringer ausfallen, wird bei Diabetikern grundsätzlich der Regional- oder Epiduralanästhesie der Vorzug gegeben. Vor der Durchführung von hohen spinalen oder epiduralen Anästhesien wird bei Patienten mit ausgeprägten autonomen Neuropathien gewarnt. Bei Patienten mit diabetischer Gastroparese mag der Magen auch nach 6- bis 12stündiger Nahrungskarenz noch nicht entleert sein, was besonderer Aufmerksamkeit des Anästhesisten bedarf.

Die Lagerung des diabetischen Patienten in der perioperativen Phase bedarf besonderer Beachtung. Wegen der erhöhten Vulnerabilität peripherer Nerven bei diabetischer Neuropathie kommt es durch Fehllagerung durch Überextension oder Kompression bei Diabetikern perioperativ überproportional oft zu Nervenläsionen. Auch ist auf das besondere Risiko von Dekubital-Ulcera (insbesondere im Bereich der Ferse) bei Patienten mit diabetischen Folgeschäden zu achten.

16.4
Perioperative Stoffwechselführung

Die perioperative Führung des Stoffwechsels hat die präoperative Therapie und die voraussichtliche Schwere des Eingriffs zu berücksichtigen.

Kleinere Eingriffe, die in Lokalanästhesie durchgeführt werden, wie z.B. Nagelextraktionen, die keine besondere Vorbereitung des Patienten (wie Nahrungskarenz) erforderlich machen, können auch beim insulinbehandelten Diabetiker ohne Veränderungen der laufenden Therapie durchgeführt werden. Eine stationäre Aufnahme nur wegen des Diabetes ist in diesen Fällen nicht notwendig.

Vor größeren Operationen sollten Diabetiker nicht erst am präoperativen Tag, sondern etwa zwei Tage vor dem geplanten Eingriff stationär aufgenommen werden. Der Stoffwechsel ist zu stabilisieren, und die präoperativ erforderlichen Untersuchungen können in Ruhe durchgeführt werden. Biguanide sind **unbedingt** mehrere Tage vor der Operation abzusetzen, da sonst perioperativ die Gefahr einer Laktatazidose bestünde. Eine Übersicht über die Vorgehensweise bei leichteren, mittelschweren und schweren Operationen gibt Tabelle 9. Generell sollte bei nicht notfallmäßig durchgeführ-

Tabelle 9. Perioperative Behandlung von Patienten mit Diabetes mellitus

---

1. Leichte Operation (Typ: Schrittmacherimplantation) bzw. diagnostischer Eingriff

Diätetisch eingestellter Diabetes	Blutglukosekontrollen
Mit Sulfonylharnstoffen eingestellter Diabetes	Aussetzen der Therapie; Blutglukosekontrollen; Wiederaufnahme der Sulfonylharnstoffbehandlung vor der ersten postoperativen Mahlzeit
Insulinbehandelter Diabetes	Präoperativ kein Frühstück, 50 % der üblichen Insulindosis als Verzögerungsinsulin; vor, während und nach der Operation 5 % Glukose i.v.; Blutglukosekontrollen; vor der ersten postoperativen Mahlzeit Wiederaufnahme der s.c.-Insulintherapie. Frühmorgens operieren!

2. Mittelschwere Operation (Typ: Hüftgelenksendoprothese)

Diätetisch eingestellter Diabetes	5 %ige Glukose i.v.; bis zur ersten postoperativen Mahlzeit; Blutglukosekontrollen
Mit Sulfonylharnstoffen eingestellter Diabetes	5 %ige Glukose i.v.; Wiederaufnahme der Sulfonylharnstofftherapie vor der ersten postoperativen Mahlzeit; Blutglukosekontrollen; Insulin in Bereitschaft
Insulinbehandelter Diabetes	Vor der Operation kein Frühstück, 50 % der üblichen Insulindosis als Verzögerungsinsulin; 5 bis 10 %ige Glukose i. v. (150–200 g/Tag). Blutglukosekontrollen. Vor der ersten postoperativen Mahlzeit Wiederbeginn der s.c.-Insulintherapie; Dosis angepaßt an Blutglukose und Nahrungsaufnahme. Frühmorgens operieren (alternativ wird auch für diese Fälle zunehmend das Vorgehen mittels einer Insulininfusion bevorzugt)

3. Schwere Operation mit anschließender parenteraler Ernährung für mehrere Tage (Typ: Darmresektion)

Diätetisch eingestellter Diabetes	Ausreichende parenterale Ernährung; Insulin in Bereitschaft; Blutglukosekon trollen
Mit Sulfonylharnstoffen eingestellter Diabetes	Präoperative Umstellung auf Insulintherapie
Insulinbehandelter Diabetes	Umstellung auf Insulininfusion (ggf. am Abend vorher die Hälfte der üblichen s.c.-Insulindosis); engmaschige Blutglukosekontrollen; mit Beginn der oralen Ernährung Wiederaufnahme der s.c.-Insulintherapie

Alle oralen Antidiabetika (Acarbose, Glitazone, Sulfonylharnstoffe einschließlich Repaniglide) sind perioperativ abzusetzen; eine Biguanid-Therapie soll bereits mehrere Tage vor einer Operation abgesetzt werden.

ten Operationen vor dem Eingriff eine Stabilisierung des Stoffwechsels, des Elektrolythaushalts und des Hydratationszustandes erfolgen.

16.5
Diabetiker als Erste operieren

Um bei leichteren Eingriffen die orale Ernährung und die Diabetestherapie nicht unnötig lange zu unterbrechen, sollten Diabetiker möglichst frühmorgens als Erste operiert werden. Bei schwereren Eingriffen, die ohnehin eine längere parenterale Behandlung notwendig machen, ist eine solche zeitliche Planung nicht erforderlich.

Perioperativ kann eine transitorische Insulintherapie notwendig werden. Es gibt heute keinerlei Grund mehr, eine solche zeitweise Insulintherapie nicht durchzuführen, wenn dies zur Erreichung der gewünschten Stoffwechselsituation notwendig scheint. Vor vielen Jahren scheute man eine solche transitorische Insulintherapie, weil die damals weniger gereinigten, nicht pH-neutralen Insulinpräparate evtl. später zu einem **Booster-Effekt** hinsichtlich immunologischer Nebenwirkungen, wie der Bildung zirkulierender Antikörper oder von Allergien, hätten führen können. Derartige Bedenken sind heute nicht mehr zeitgemäß.

16.6
Praktische Durchführung
der perioperativen Insulintherapie

Die Insulintherapie ist am präoperativen Tag zu planen. Dabei ist die präoperative Ernährung zu berücksichtigen und die Dosierung der subkutanen Insulintherapie entsprechend anzupassen. Abgesehen von leichten oder mittelschweren operativen Eingriffen, wie z.B. an den Extremitäten, ist heute eine perioperative Insulininfusionsbehandlung zu bevorzugen. Diese ist durch regelmäßige Glukosebestimmungen leicht steuerbar. Am Morgen des Operationstages entfällt die übliche Insulininjektion. Noch auf der Station werden nach Bestimmung der Blutglukose (per trockenchemischem Schnelltest) ein i.v.-Insulinperfusor und eine 10%ige Glukoselösung als intravenöse Infusion angelegt. Deren Wirkung wird perioperativ über Blutglukosebestimmungen (z. B. mit Schnelltests) alle 60 bis 90 min kontrolliert. Der Zielbereich für die Blutglukoseeinstellung liegt zwischen 150

und 250 mg/dl. Korrekturen erfolgen über Veränderungen der Infusions-
raten für Insulin bzw. Glukose.

Die intravenöse Insulinzufuhr erfolgt über einen Perfusor. In die Spritze
des Perfusors gibt man auf 50 ml Volumen 50 E Normalinsulin in 0,9%iger
NaCl-Lösung. Dies entspricht einer Konzentration von einer Einheit Insu-
lin/ml Infusionslösung. Parallel wird die Infusion von 10%iger Glukose
(bis zu einer Tagesdosierung von 150 bis 200 g) durchgeführt. Die Insulindosierung geht von dem präoperativen Insulinbedarf des Patienten aus.
Die Tagesdosis wird initial um 50% erhöht und entsprechend über die kontinuierliche Infusion auf 24 h berechnet. Dies ist lediglich eine sehr grobe
Dosierungsfaustregel für den Beginn der Insulininfusion. Wie Insulinsensitivität und -bedarf ist die erforderliche Insulindosierung einer Vielzahl
von Faktoren unterworfen und schwankt in der perioperativen Phase erheblich. Entsprechend häufige Kontrollen der Blutglukose und Anpassungen der Insulindosierung sind erforderlich. Wir empfehlen ausdrücklich
nicht, Albumin der Insulinlösung zuzusetzen (früher wurde dies wegen der
Adsorptionsverluste an Infusionsschläuchen propagiert). Etwaige Adsorptionsverluste von Insulin werden unkompliziert durch entsprechende Do-
sissteigerungen ausgeglichen; ohnehin erfolgt die Dosierung nach der Wirkung des Insulins auf den Blutglukosespiegel.

Bei Fortsetzung der Insulininfusion unter einer postoperativen parenteralen Ernährung mit höheren Glukosemengen und gesteigertem Insulinbedarf können höhere Insulinkonzentrationen zweckmäßig sein; auch unter diesen Bedingungen sind regelmäßige Blutglukosekontrollen (etwa in
4- bis 6stündigen Abständen) und die Überprüfung des Serumkaliumspie-
gels notwendig. Für die parenterale Ernährung bzw. eine etwaige spätere
Sondenernährung gelten die allgemeinen Regeln und Empfehlungen, ohne
daß für Diabetiker hier gesonderte Gesichtspunkte zu beachten wären. Es
ist aber unbedingt eine *kontinuierliche* Zufuhr von Insulin *und* Glukose
sicherzustellen!

Wir warnen nachdrücklich vor dem Einsatz von Infusionslösungen mit
Fruktose und anderen Zuckerersatzstoffen! Für Patienten mit Diabetes haben diese Infusionslösungen keinerlei Vorteile, ganz im Gegenteil ist dies
mit erheblichen Risiken verbunden. Infusionslösungen mit Fruktose oder
anderen Zuckerersatzstoffen sollten ganz aus dem Repertoire der parenteralen Ernährung entfernt werden – sofern sie in den Krankenhausapothe-
ken überhaupt noch verfügbar sind!

Postoperativ ist die intravenöse Insulin- und Glukosegabe so lange fort-
zusetzen, bis der Patient wieder selbst essen und trinken kann. Man be-

endigt die Insulininfusion morgens vor dem Frühstück und beginnt sofort wieder mit der subkutanen Insulintherapie. Die Dosis der subkutanen Injektionen orientiert sich am Insulinbedarf des Vortages, dem aktuellen Blutglukosespiegel und der geplanten Kohlenhydrataufnahme.

16.7
Besondere Operationssituation

Bei *Operationen am offenen Herzen* ist der präoperative Insulinbedarf besonders groß, da die kardioplegischen Lösungen häufig glukosehaltig sind und weil adrenerge Medikamente und/oder die Bedingungen der Hypothermie die Insulinresistenz noch zusätzlich steigern.

Bei *Kaiserschnittoperationen* ist besonders darauf zu achten, daß der Insulinbedarf durch vorherige Tokolyse und Glukokortikoidgaben (zur Steigerung der Lungenreife) zusätzlich erhöht worden ist. Mit der Plazentalösung fällt dieser Insulinbedarf drastisch, und die Insulindosis ist entsprechend basierend auf kurzfristigen Blutglukosekontrollen rechtzeitig zu vermindern. Geschieht dies nicht, so besteht erhebliches Risiko von schweren Hypoglykämien.

Bei *Notfalloperationen,* deren Anlaß nicht selten auch zu einer Entgleisung des Stoffwechsels geführt hatte, ist eine präoperative Rekompensation im Sinne eines Ausgleichs von Azidose, Elektrolythaushalt und Hyperosmolarität über die Infusion von Insulin und Flüssigkeiten, ggf. Kaliumlösungen, durchzuführen.

Die Qualität der perioperativen Betreuung des Diabetikers in der Routine einer chirurgischen Klinik hängt von der reibungslosen Zusammenarbeit zwischen dem ärztlichen und nichtärztlichen Personal der beteiligten Disziplinen, Fachabteilungen und Stationen ab. Die routinemäßige Überwachung und Kontrolle des Stoffwechsels des Diabetikers aufgrund eines schematischen Vorgehens ist für die Praxis entscheidend. Die Qualität der Blutglukoseschnelltestverfahren muß einer systematischen Kontrolle unterzogen werden. Für den Bedarfsfall muß ein diabetologisch-internistischer Konsiliarius verfügbar sein und auch gerufen werden.

Leider kommt es perioperativ bei der Betreuung von Diabetikern zu Problemen, die in der Folge auch juristische Konsequenzen mit sich bringen. Auf Grund unserer Erfahrungen als Gutachter in vielen Verfahren der letzten Jahre können wir nur ausdrücklich bitten, in chirurgischen Abteilungen ein Schema zur Betreuung von Diabetikern zu implementieren, seine Beachtung regelmäßig zu kontrollieren und die Zusammenarbeit mit einem diabetologisch erfahrenen Internisten zu pflegen.

Fortbildungen zum Thema der perioperativen Betreuung von Diabetikern sollten unbedingt auch das Pflegepersonal chirurgischer Abteilungen einschließen.

Geschulte Diabetiker machen sich aufgrund eigener oder fremder Erfahrungen oft große Sorgen um ihre Diabetestherapie im Zusammenhang mit einer Operation. Sie erkundigen sich daher oft bereits vor der stationären Aufnahme über die Bedingungen in einer chirurgischen Klinik, z.B. hinsichtlich der Verfügbarkeit eines diabetologischen Konsilarztes, der Möglichkeit der Blutglukosebestimmung auf der Station etc. Es ist wichtig, den Patienten bei diesen verständlichen Bestrebungen nach Informationen entgegenzukommen. Viele dieser Patienten haben gelernt, sich im Alltag recht erfolgreich selbst zu behandeln. Diese Fähigkeiten und Erfahrungen sollten auch in der postoperativen Phase genutzt werden, so daß die Patienten schon bald nach der Operation ihre Injektionen und Selbstkontrollmessungen wieder selbst vornehmen können.

Literatur

Sawicki PT (1996) Prolonged QT interval as a predictor of mortality in diabetic nephropathy. Diabetologia 39:77–81

Treiman GS, Treiman RL, Foran RF et al (1994) The influence of diabetes mellitus on the risk of abdominal aortic surgery. Amer Surg 60:436–440

Webb JM, Hammonds WD (2000) Anesthesia for the diabetic patient. In: Davidson JK (ed) Diabetes mellitus. A problem oriented approach, 3nd edn. Thieme-Stratton, New York, pp 727–736

Insulinbehandlung bei Niereninsuffizienz, Sehbehinderung und autonomer Neuropathie

17.1
Niereninsuffizienz

Bei Langzeitdiabetikern kann sich als Folgeschaden eine Niereninsuffizienz auf dem Boden einer diabetischen Nephropathie entwickeln. Selbstverständlich kann bei Diabetikern auch eine Niereninsuffizienz durch rezidivierende Pyelonephritiden, Glomerulonephritiden oder andere Ursachen auftreten. Diese Ursachen kommen beim Diabetiker aber nicht häufiger vor als in der übrigen Bevölkerung. Die Einschränkung der Nierenfunktion bis hin zur terminalen Niereninsuffizienz kann erhebliche Auswirkungen auf die Insulinbehandlung des Diabetikers haben und stellt eine besondere Herausforderung für eine gemeinsame Behandlung dieser Patienten durch Diabetologen und Nephrologen dar.

Folgende Aspekte sind für die Behandlung niereninsuffizienter Diabetiker von praktischer Bedeutung:
1. Der Insulinbedarf ändert sich, weil sich bei Niereninsuffizienz Insulinkinetik und Insulinwirksamkeit ändern.
2. Beginn und Form der Nierenersatztherapie müssen frühzeitig geplant werden.

17.1.1
Veränderungen der Insulinkinetik und Wirksamkeit bei Niereninsuffizienz

Die Nieren sind neben der Leber Hauptort der Elimination des Insulins. Die Leber baut im gesunden Organismus (wegen der hohen Insulinkonzentration im Pfortaderblut) ca. 80% des Insulins ab – die Nieren eliminieren nur die restlichen 20%. Anders sind die Verhältnisse beim insulinbehandelten Diabetiker: Leber und Nieren sind dabei ähnlichen Konzentrationen an Insulin ausgesetzt und eliminieren jeweils ca. die Hälfte des gesamten Insulins. Eine Störung der Nierenfunktion hat deshalb beim insulinbehandelten Diabetiker im Vergleich zum Nierengesunden einen langsameren Insulinabbau zur Folge.

Beim Gesunden beträgt die Halbwertszeit des Seruminsulins ca. 4 Minuten; bereits bei einer Verminderung der Kreatininclearance auf etwa 50 ml/min. nimmt die renale Insulinclearance ab und die Halbwertszeit des zirkulierenden Insulins deutlich zu. Mit zunehmender Verschlechterung der Nierenfunktion verringert sich die renale Insulinclearance weiter bis auf ein Minimum in der präterminalen Phase der Niereninsuffizienz.

Wegen der verlängerten Halbwertszeit sind bei Niereninsuffizienz erhöhte Insulinspiegel zu erwarten; die Insulinsensitivität ist allerdings – wahrscheinlich über einen Postrezeptordefekt – herabgesetzt. Zudem besteht bei chronischer terminaler Niereninsuffizienz (wie auch bei akuter Niereninsuffizienz) eine Erhöhung der Plasmakatecholaminspiegel. Auch der Glukagonspiegel im Serum ist erhöht. Diese Hormone sind Antagonisten des Insulins. Glykogenolyse und Glukoneogenese werden durch diese Hormone gefördert. Die Wirkung des Insulins ist durch zwei Mechanismen beeinträchtigt: Erhöhung der dem Insulin entgegenwirkenden Hormone und jenseits des Insulinrezeptors lokalisierte Stoffwechselstörungen (Postrezeptordefekt).

Die Abnahme der Wirksamkeit des Insulin bei zunehmender Dekompensation der Niereninsuffizienz führt dazu, daß der Effekt der abnehmenden Insulinclearance (Verringerung des Insulinbedarfs, Hypoglykämie-Risiko) teilweise wieder aufgehoben wird und es im Stadium des präterminalen Nierenversagens wieder zu einem Ansteigen des Insulinbedarfs kommt.

17.1.2
Praktische Konsequenzen für die Insulintherapie

Für die Insulinbehandlung von Diabetikern mit Niereninsuffizienz läßt sich keine allgemeingültige Empfehlung geben. Die Insulindosierung hängt vom Stadium der Niereninsuffizienz, von der Art der Nierenersatztherapie und wie bei allen anderen Patienten von körperlicher Aktivität, interkurrenten Infekten, z.B. Harnwegsinfekten, und Nahrungszufuhr ab.

Im Stadium der kompensierten Retention macht sich vor allem die verzögerte renale Elimination des Insulins bemerkbar, was zu einer massiven

Erhöhung des Risikos schwerer Hypoglykämien führt (Mühlhauser 1991). Bei diesen Patienten kann daher eine erhebliche Verminderung der Insulindosis erforderlich werden. Eine rechtzeitige Dosisverminderung des Insulins ist bei diesen Patienten auch deshalb wichtig, weil sie durch Hypoglykämien bei gleichzeitig vorhandener koronarer Herzkrankheit und arterieller Hypertonie besonders gefährdet sind.

Bei deutlich verzögerter Insulinelimination durch eine Niereninsuffizienz bietet die Behandlung mit präprandialer Gabe von Normalinsulin besondere Vorteile. Normalinsulin hat eine kurze Halbwertszeit und läßt sich daher auch bei Niereninsuffizienz dem Insulinbedarf besser anpassen. Trotzdem kann bei diesen Patienten die Elimination und die Steuerbarkeit des subkutan injizierten Insulins in dem Ausmaß gestört und dadurch das Hypoglykämierisiko derart gesteigert sein, daß eine (Nahezu-)Normoglykämie nicht angestrebt werden sollte.

Aufgrund theoretischer Überlegungen mag der Einsatz von raschwirksamen Insulinanaloga (z.B. Insulin Lispro) wegen der gegenüber Normalinsulin verkürzten Halbwertszeit unter diesen Bedingungen hilfreich sein; eine systematische Untersuchung zu dieser Hypothese steht allerdings leider noch aus.

Mit zunehmender Dekompensation der Niereninsuffizienz treten bei urämischen Diabetikern wieder Faktoren in den Vordergrund, die die Insulinwirksamkeit an Muskulatur und Fettgewebe verschlechtern. In diesem Stadium kann wieder eine Erhöhung der Insulindosis erforderlich werden. Die terminale Niereninsuffizienz macht schließlich den Einsatz einer Form der Nierenersatztherapie – Hämodialyse, kontinuierliche ambulante Peritonealdialyse (CAPD) oder Nierentransplantation – erforderlich. Je nach Therapieverfahren sind einige Besonderheiten zu beachten.

Unter Hämodialyse erhöht sich das Risiko für Hypoglykämien einerseits, wenn Dialyselösungen mit relativ niedriger Glukosekonzentration verwendet werden, und andererseits, weil die Insulinsensitivität unter Hämodialyse zunehmen kann. Dialysierbarkeit von Insulin und Glukose müssen berücksichtigt werden. Bei Patienten, die mit der Hämodialyse behandelt werden, ist daher meist eine Reduktion der Insulindosis am Dialysetag zur Vermeidung von Hypoglykämien erforderlich. Für die vormittägliche Dialyse ist oft die Reduktion des morgendlichen Normalinsulins ausreichend; bei nachmittäglicher Dialyse kann auch mit zusätzlicher Gabe von Kohlenhydraten ausgeglichen werden. Üblicherweise wird das Problem allerdings heute durch Verwendung glukosehaltiger Dialysate gelöst.

Bei Patienten, die mit der chronischen ambulanten Peritonealdialyse (CAPD), behandelt werden, muß dagegen eher an eine Steigerung der Insulindosis gedacht werden, da ein Teil der im Dialysat enthaltenen Glukose über das Peritoneum in die Zirkulation gelangt. Die Menge der so ins Blut diffundierenden Glukose ist um so höher, je höher die Glukosekonzentration im Dialysat ist. Die Insulindosis muß daher nicht nur den Mahlzeiten, sondern auch den Glukosemengen im Dialysat angepaßt werden. Das erfordert eventuell vom üblichen Zeitschema abweichende Insulininjektionen mit Normalinsulin.

Der Glukosegehalt der Peritonealflüssigkeit liegt entweder bei 1,36% oder bei 3,86% Glukose im Dialysat. Üblicherweise erfolgen vier Dialysatwechsel mit nierigen Glukosekonzentrationen und bei einem Teil der Patienten drei Dialysatwechsel mit niedriger und ein Dialysatwechsel mit hoher Glukosekonzentration. Die Dialysatmenge kann pro Wechsel 1,5 – 2 Liter betragen. Bei einer Gesamtdialysatmenge von 4.5 l mit 1.36% Glukose und 1.5 l mit 3.8% Glukose gelangen pro Tag 120 g Glukose in die Bauchhöhle – d.h. für dieses Beispiel 3 Portionen von je 20 g und eine Portion von 60 g. Davon werden im Mittel 70% resorbiert. Für die niedrige Glukosekonzenztration ergeben sich damit pro Resorptionsmenge 1 bis 1½ KE und für die hohe Glukosekonzentration ca. 4 KE. Da das Dialysat meist vor den Hauptmahlzeiten und zur Nacht gewechselt wird, decken sich die Resorptionszeiten für Glukose aus der Nahrung und dem Peritoneum in etwa. Das erleichtert die Insulinanpassung insofern, als keine zusätzlichen Injektionszeiten erforderlich werden. Allerdings kann eine Insulindosisanpassung an die vermehrte Glukosezufuhr notwendig werden.

Für den Therapieerfolg ist es nach unserer Meinung nicht entscheidend, ob das Insulin bei der CAPD wie üblich subkutan oder über die Dialysatbeutel appliziert wird. Wegen des geringeren Peritonitisrisikos bevorzugen wir die subkutane Applikation.

Zur Immunsuppression bei nierentransplantierten Diabetikern werden u.a. Kortikosteroide verwendet. Dadurch erhöht sich bei diesen Diabetikern der Insulinbedarf. Meist ist eine Steigerung des Verzögerungs- und des Normalinsulins erforderlich. Langfristig läßt sich die Insulindosis bei guter Rehabilitation des Patienten und Reduktion der Kortikosteroiddosis auf ein Minimum wieder deutlich reduzieren. Für den Patienten gelten die gleichen Regeln für die Insulindosisanpassung wie für jeden anderen insulinpflichtigen Diabetiker ohne Niereninsuffizienz.

Die Inzidenz schwerer Hypoglykämien ist nach eigenen Beobachtungen bei allen Nierenersatztherapieverfahren etwas höher als bei nierengesunden Diabetikern, aber deutlich niedriger im Vergleich zu dem hohen Risiko von schweren Hypoglykämien bei Diabetikern mit kompensierter Niereninsuffizienz.

17.1.3
Besonderheiten der Behandlung
der Niereninsuffizienz bei Diabetikern

Die Behandlung niereninsuffizienter Diabetiker darf sich nicht nur auf die Insulintherapie und die Kontrolle des Kreatinins beschränken. Eine intensive Behandlung der Hypertonie sowie eine gezielte antibiotische Therapie von Harnwegsinfekten verlangsamen die Progression der Niereninsuffizienz. Damit läßt sich der Beginn einer Nierenersatztherapie in erheblichem Maße hinauszögern. Insbesondere konnte von unserer Arbeitsgruppe wiederholt gezeigt werden, daß durch intensive Therapie- und Schulungsprogramme zur Normalisierung der arteriellen Hypertonie und intensivierten Insulintherapie sowie eine langfristige Betreuung der Patienten in einer Spezialambulanz eine durchaus dramatische Verbesserung der Prognose erreicht werden kann. In einer kürzlich publizierten prospektiv-kontrollierten 10-Jahres Studie an nephropathischen Typ-1-Diabetikern konnte durch eine derartige Intervention die Gesamtmortalität von 48% auf 16% gesenkt werden; gleichzeitig wurden erhebliche Reduzierungen für die Inzidenzraten von terminalem Nierenversagen, Erblindung und Amputationen erreicht (Trocha 1999).

Der zusätzliche Nutzen einer Einschränkung des täglichen Proteinkonsums z.B. auf 0.5 bis 0.6 g/kg Körpergewicht ist nach wie vor umstritten; da auch Meta-Analysen zu dieser Frage keine einheitlichen Ergebnisse zeigten. In dieser Situation sollte man den Patienten die entsprechenden Daten im einzelnen vorlegen. Bei der Entscheidung des Patienten für oder gegen die Durchführung einer Eiweißbeschränkung werden neben den fraglichen Erfolgsaussichten aber auch die enormen Schwierigkeiten im täglichen Leben mit der Einhaltung einer derartigen Kost zu berücksichtigen sein.

Im Vergleich zu Nichtdiabetikern sollte mit der Nierenersatztherapie bei Diabetikern früher begonnen werden. Diese Forderung begründet sich in der größeren Neigung der Diabetiker zur Flüssigkeitsretention, ihrer schlechteren linksventrikulären Funktion bei Hypertonie und ihrer geringeren Toleranz gegenüber erhöhten Harnstoff- und Kreatinin-Konzentrationen.

Wenn Sie bei einem jugendlichen Diabetiker die Entwicklung einer Niereninsuffizienz feststellen, zögern Sie bitte nicht, den Patienten alsbald in einem nephrologischen Zentrum vorzustellen!

Ein schlechtes Maß für die Indikationsstellung einer Nierenersatztherapie ist das Serumkreatinin. Allein betrachtet gibt es nicht genügend Informationen über den Zustand des terminal niereninsuffizienten Diabetikers. Während bei Nichtdiabetikern meistens erst bei einem Serumkreatinin von 7 bis 10 mg/dl eine Nierenersatztherapie indiziert erscheint, sollte diese bei Diabetikern bereits bei einem Serumkreatinin von 4 bis 7 mg/dl erwogen werden. Finden sich bei einem Serumkreatinin von 4 mg/dl eine nicht mehr einstellbare Hypertonie und eine zunehmende, nicht mehr beherrschbare Flüssigkeitsretention, muß mit der Nierenersatztherapie begonnen werden.

Indikation zur Nierenersatztherapie bei Diabetikern:
- Serumkreatinin 4 bis 7 mg/dl
- Hypertonie nicht mehr einstellbar
- Rasche Zunahme der Flüssigkeitsretention

Für den Patienten ist es sehr wichtig, die möglichen Verfahren der Nierenersatztherapie früh genug kennenzulernen. „Früh genug" heißt: ein halbes bis ein Jahr vor Beginn dieser Behandlung. Außer medizinischen Gründen können auch persönliche Gesichtspunkte des Patienten für die Auswahl des Verfahrens entscheidend sein.
- Die Hämodialyse hat bis vor einigen Jahren bei Diabetikern schlechte Ergebnisse gezeigt. Heute ist sie hinsichtlich der Lebenserwartung den anderen Verfahren ebenbürtig. Die Lebenserwartung ist daher kein Grund mehr, Diabetikern von der Hämodialyse abzuraten.
- Die CAPD stellt im Vergleich zur Hämodialyse die für Diabetiker bevorzugte Form der Nierenersatztherapie dar. Gründe dafür sind die bessere Einstellbarkeit des Diabetes und die geringeren Schwankungen im Flüssigkeitshaushalt, die sich günstig auf die Einstellbarkeit einer vorhandenen Hypertonie und die Progredienz einer Retinopathie auswirken.
- Einer möglichst frühzeitigen Nierentransplantation sollte von den vorhandenen Möglichkeiten der Nierenersatztherapie der Vorzug gegeben werden, da damit in vielen Fällen eine gute Rehabilitation der Patienten erreicht werden kann. Transplantationen können aber nur im Rahmen

der begrenzten Zahl verfügbarer Spenderorgane erfolgen. Daher erfolgt bisher das eigentliche Ziel, die Durchführung einer Primärtransplantation, in der Bundesrepublik Deutschland leider nur in Einzelfällen.

Zu den Möglichkeiten und der Problematik der simultanen Nieren- und Pankreas-Transplantation verweisen wir auf Kapitel 21.

Zum Schluß noch eine wichtige Besonderheit:
Bei bestehender Ketoazidose kann fälschlicherweise ein zu hoher Serumkreatininwert bestimmt werden. Die Kenntnis dieses Laborartefakts kann Sie vor Fehleinschätzungen im Verlauf der Niereninsuffizienz Ihrer Patienten bewahren.

17.2
Sehbehinderung

Die diabetische Retinopathie ist die häufigste Ursache der Erblindung im Erwachsenenalter. Dementsprechend häufig wird der Arzt mit Problemen konfrontiert, die sich durch eine Sehbehinderung des diabetischen Patienten ergeben. Die Betreuung solcher Patienten erfordert zusätzliche medizinische und allgemeine Kenntnisse. Von manchen Blindenzentren werden sehr hilfreiche Schulungskurse für Sehende im Umgang mit Blinden angeboten.

Bei bereits eingeschränkter Sehkraft ist zu prüfen, ob der Patient noch selbst exakt Insulin aufziehen und visuell Stoffwechselselbstkontrollen durchführen kann.

Bei noch vorhandener Restsehkraft kann dem Patienten beim Aufziehen eventuell eine Lupe helfen, die als Aufsatz auf Insulinspritzen erhältlich ist. Für Insulinspritzen von BECTON DICKINSON wird eine solche Skalenlupe für sehbehinderte Patienten auf Anforderung kostenfrei geliefert (BECTON DICKINSON, Tullastr. 8–12, 69126 Heidelberg; Abb. 41). Eine normale Lupe hilft beim Aufziehen von Insulin nicht, weil der Patient dafür keine Hand frei hat. Stark sehbehinderte Patienten können in der Spritze vorhandene Luftblasen nicht sehen, und eventuell ziehen sie auch falsche Dosierungen auf.

Die Insulindosierung ist jedoch mit der Einführung der Pens sehr viel einfacher geworden. Dabei ist es erforderlich, blinde Patienten im korrekten Gebrauch eines Pens zu schulen. Pens mit Normal- und Verzögerungs-

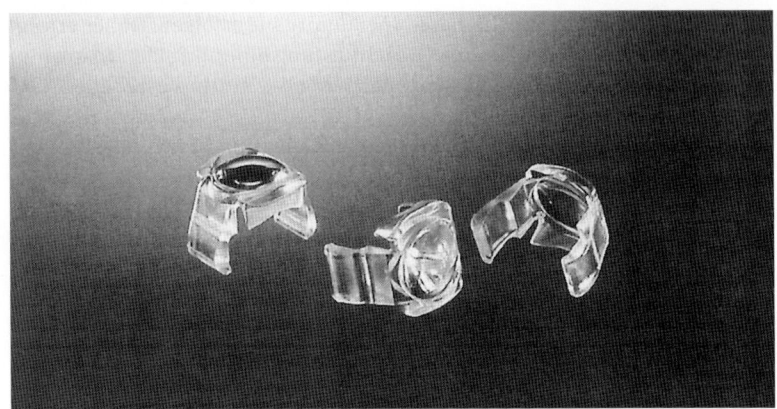

Abb. 41. Lupe für Insulinspritze

insulin müssen fühlbar (z.b. durch einen Heftpflasterstreifen) unterschiedlich gekennzeichnet werden.

Neben Problemen mit der Insulininjektion bestehen bei sehbehinderten
Diabetikern vor allem Schwierigkeiten in der Durchführung von Stoffwechselselbstkontrollen. Solche regelmäßigen Kontrollen sind für diese
Patienten besonders wichtig, vor allem um niedrige Blutzuckerkonzentrationen rechtzeitig erkennen und geeignete Gegenmaßnahmen ergreifen zu
können. Heute werden Reflektometer mit zusätzlicher akustischer Wert-
ausgabe angeboten, die nach entsprechender Schulung sicher von den Patienten gehandhabt werden. Probleme bietet (bei Geräten ohne Licht-
schrankenkontrolle) nach wie vor die korrekte Plazierung des Blutstropfens
auf dem Teststreifen, wobei die Geräte bei fehlendem Blut sehr niedrige
Blutzuckerkonzentrationen signalisieren. In einem solchen Fall ist die
Messung zu wiederholen, und bei erneutem niedrigem Wert muß der Patient auch bei fehlenden Warnsymptomen von einer drohenden Hypoglykämie ausgehen und sich entsprechend verhalten. Wir haben zeigen können, daß nach adäquater Schulung Blinde sehr zuverlässig die Blutglukose-
selbstmessung mit dem Gerät one-touch talk® beherrschen (Windecker
1997).

Sehr häufig ist die schwere Visuseinschränkung von einer diabetischen
Nephropathie und Hypertonie begleitet. Die dabei erforderliche Therapie
basiert auf Blutdruckselbstkontrollen, die mit einem Blutdruckmeßgerät

mit Sprachausgabe (Firma BOSO, Jungingen, BOSO-Prestige-Automatik mit Sprachausgabe) möglich werden. Die Packungen der unterschiedlichen antihypertensiven Medikamente sollen fühlbar gekennzeichnet werden. Unter Anwendung dieser Maßnahmen kann eine erfolgreiche Therapie auch bei blinden Typ-1-Diabetikern mit diabetischer Nephropathie durchgeführt werden (Sawicki 1990).

Entscheidend wichtig sind begleitende Rehabilitationsmaßnahmen, wie Umgebungstraining, Brailleunterricht und ggf. Umschulungsmaßnahmen. Eine entsprechende Beratung der Patienten gehört zusammen mit der Vermittlung des Umgangs mit Hilfsgeräten zu einer vollständigen medizinischen Betreuung blinder Diabetiker.

17.3
Diabetische autonome Neuropathie

Bei diesem Krankheitsbild kommt es zu einem mehr oder minder ausgeprägten, letztlich irreversiblen Funktionsausfall der sympathischen und parasympathischen Fasern des autonomen Nervensystems. Dadurch kann es zu Motilitätsstörungen des Magen-Darm-Traktes kommen, durch die der Verdauungsprozeß verzögert wird. Der Blutzuckeranstieg nach Kohlenhydrataufnahme kann bei diesen Patienten in kaum vorhersehbarer Weise verändert erfolgen – ein Problem, das die Stoffwechseleinstellung dieser Patienten erschwert. Bei diesen Patienten ist eine „bedarfsorientierte" Insulintherapie mit mahlzeitenbezogener Dosierung von Normalinsulin oft nicht möglich! Sie sollten eher eine konventionelle Insulintherapie betreiben mit häufigen kleinen, ballaststoffarmen Mahlzeiten.

Literatur

Mogensen CE (1994) The kidney and hypertension in diabetes mellitus. Kluver Academic Publ, Boston, USA

Mühlhauser I, Toth G, Sawicki PT, Berger M (1991) Severe hypoglycemia in Type-1-diabetic patients with impaired kidney function. Diabetes Care 14:344–346

Sawicki PT, Didjurgeit U, Mühlhauser I et al (1990) Near-normotension and near-normoglycaemia in blind type I diabetic patients with overt diabetic nephropathy. J Diabetic Compl 4:179–183

Sawicki PT, Didjurgeit U, Mühlhauser I, Berger M (1990) Near-normoglycemia and near-normotension in blind Type 1 diabetic patients with overt diabetic nephropathy. J Diab Compl 4:179–183

Schmitz O (1989) Insulin action and insulin therapy in uremic insulin-dependent diabetic patients. J Diabet Compl 3:49–55

Trocha AK, Schmidtke C, Didjurgeit U et al (1999) Effects of intensified antihypertensive treatment in diabetic nephropathy: mortality and morbidity results of a prospective controlled 10-year study. J Hypertension 17:1497–1503

Weadon C (1989) Managing kidney disease: A challenge for the blind patient. Journal of Visual Impairment and Blindness. Jan. 5–9

Windecker R, Heinemann L, Sawicki PT (1997) Self-monitoring of blood glucose in blind diabetic patients. Diabetic Medicine 14:703–706

KAPITEL 18

Komplikationen der Insulintherapie

In diesem Kapitel soll nicht die Rede von der häufigsten Komplikation der Insulintherapie sein, der Hypoglykämie. Diese stellt ja keine Nebenwirkung im eigentlichen Sinne, sondern vielmehr die Hauptwirkung des Insulins dar, das im Falle der Unterzuckerung iatrogen relativ oder absolut überdosiert worden ist. Die hier abzuhandelnden Insulinunverträglichkeiten stellen im wesentlichen allergische Immunreaktionen des Organismus auf die exogene Zufuhr des antigen-wirksamen Insulinmoleküls bzw. seiner Adjuvantien dar. Abhängig von der Reinigungsqualität des Insulinpräparates, seiner galenischen Herstellung, seiner Spezies einerseits und in Abhängigkeit von genetischen Eigenschaften und dem Alter des behandelten Patienten andererseits löst eine subkutane Dauersubstitutionstherapie mit Insulin immunologische Abwehrmechanismen unterschiedlicher Intensität aus. Diese sind mit zunehmender Reinigung der Insuline und dem vermehrten Einsatz von pH-neutralen Insulinen bis auf ein Mindestmaß zurückgegangen. In der Tat spielen Insulinallergien, immunologisch bedingte Insulinresistenzen und Insulinödeme heute klinisch kaum noch eine Rolle. Lipohypertrophien beobachtet man auch heute noch häufig, besonders wenn auf das Wechseln der Injektionsstellen nicht geachtet wird.

18.1
Immunologisch bedingte Komplikationen

Immunologisch bedingte Abwehrreaktionen des menschlichen Körpers können gegen das Insulin, aber auch gegen Verzögerungsstoffe und Adjuvantien, die in den verschiedenen Insulinlösungen enthalten sind, gerichtet sein. Es ist wahrscheinlich, daß Verzögerungsstoffe wie Zink, Protamin und Surfen, Pufferstabilisatoren und Bakteriostatika in den Insulinlösungen eine Immunreaktion gegen das heterologe Insulinmolekül begünstigen oder verstärken. Die *Immunreaktionen* gegen das subkutan injizierte Insulin sind daher verständlicherweise von einem ganzen Spektrum von Faktoren beeinflußbar. So bestehen deutliche Speziesdifferenzen zwischen den einzelnen Insulinpräparationen: Das *Rinderinsulin* ist erheblich immunogener als das *Schweineinsulin*. Dieser nachteilige Effekt des *Rinderinsulins* kommt auch bei der Verwendung von Mischinsulinen aus *Rinder-* und *Schweineinsulin* zum Tragen. Für manchen überraschend war die Beobachtung, daß es auch bei Verwendung von *Humaninsulin* zur Antikörperbildung bei Patienten mit Diabetes mellitus kommt. Die Ursache für diese, allerdings sehr schwache Immunabwehr auch gegen ein homologes Protein kommt am ehesten dadurch zustande, daß ein gewisser Anteil des Insulins an der Injektionsstelle – teilweise enzymatisch – abgebaut wird, Bruchstücke des Insulins sich mit anderen – körpereigenen – Proteinen verbinden und dadurch zu „Fremdproteinen" werden, die ihrerseits eine Antikörperproduktion auslösen können. Diese Antikörper dürften dann auch mit dem Humaninsulin (kreuz-)reagieren. In jedem Falle ist es jedoch so, daß das Ausmaß dieser Antikörperbildung bei der Therapie mit hochgereinigten Insulinpräparaten sehr gering ist, häufig daher lediglich mit sehr subtilen Analyseverfahren nachweisbar ist und nur in sehr seltenen Fällen zu klinisch relevanten Phänomenen führt. Zwischen der Antikörperbildung bei Behandlung mit hochgereinigten Schweineinsulinen und mit Humaninsulin ergeben sich – wenn überhaupt – nur sehr geringfügige Unterschiede.

Neben der Speziesspezifität und der bereits mehrfach erwähnten Reinigungsqualität sind die Immunreaktionen gegen die subkutane Therapie mit Insulin auch von physikalisch-galenischen Zubereitungsverfahren abhängig. So geht man davon aus, daß pH-neutrale Insulinpräparate weniger immunogen sind als pH-saure Insuline und daß kurzwirkende Insuline weniger immunogen sind als langwirkende.

Theoretisch wären auch gegen das Protamin als Fremdeiweiß immunologische Abwehrreaktionen in Form von zirkulierenden Antikörpern oder auch als Lokalreaktionen zu erwarten (s. Kap. 4). Klinische Berichte über derartige Phänomene wurden aber nur in Ausnahmefällen bekannt. Es mag aber durchaus sein, daß man diesen Phänomenen bisher zu wenig Aufmerksamkeit gewidmet hat.

Die immunologischen Abwehrreaktionen gegen die Insulintherapie können laborchemisch qualitativ und quantitativ durch den Nachweis zirkulierender Antikörper belegt werden. Die Antikörper können prinzipiell allen fünf Hauptimmunglobulinklassen angehören. Von Bedeutung sind dabei aber lediglich Antikörper der IgG- und der IgE-Klasse. Während letztere vorwiegend bei Diabetikern mit allergischen Reaktionen erhöht gefunden werden, sind Antikörper der IgG-Klasse bei nahezu allen Diabetikern nachweisbar, die mehr als 4 Wochen mit Insulin behandelt worden sind. Zu den Antikörpern der IgG-Klasse sind vor allem die sogenannten insulinbindenden Antikörper zu rechnen. Sie führen zu einer reversiblen Inaktivierung eines Teils des subkutan injizierten Insulins. Bei besonders hohen zirkulierenden Antikörperspiegeln kann eine Insulinresistenz (s. unten) auftreten; unter der Therapie mit Humaninsulin Präparaten sind derartige Fälle so extrem selten geworden, daß man bei einem klinischen Verdacht in dieser Richtung zunächst an andere Ursachen denken sollte. Der quantitative Nachweis zirkulierender Insulinbindender Antikörper ist über radio-immunologische Verfahren und ggf. mit der ELISA Technik in Speziallaboratorien zu führen.

Man hat früher immer wieder darüber diskutiert, ob eine gewisse Menge von zirkulierenden, insulinbindenden Antikörpern nicht von Vorteil für die Stabilität der Stoffwechseleinstellung sei, da es dadurch zu einem gewissen Schutz vor abrupten Veränderungen des Seruminsulinspiegels komme. Diese These ist allerdings niemals bewiesen worden. Heute nehmen wir eher einen entgegengesetzten Standpunkt ein: Mit der Wiederentdeckung der Vorteile des Normalinsulins versucht man eher, die Halbwertszeit des injizierten Insulins möglichst kurz zu halten und sucht alles zu vermeiden, was eine Verzögerung von Wirkungseintritt und Wirkungsabfall des Normalinsulins verursachen könnte.

18.1.1
Insulinresistenz

In seltenen Fällen kann das Ausmaß der Insulinbindung des Serums durch zirkulierende Insulinantikörper so erheblich sein, daß eine *immunologische Insulinresistenz* hervorgerufen wird. Davon spricht man meist, wenn der Insulinbedarf eines Patienten 150–200 E/Tag übersteigt und gleichzeitig das Vorliegen stark erhöhter Titer zirkulierender Insulinantikörper nachgewiesen werden kann.

Es muß an dieser Stelle hervorgehoben werden, daß bei der überwiegenden Mehrzahl von Patienten, die einen besonders hohen Insulinbedarf haben (Insulinresistenz), z.B. über 1,5 E/kg KG, andere als immunologische Gründe dafür verantwortlich sind. Bevor man also das Serum des Patienten in ein Speziallaboratorium zur Bestimmung von Insulinantikörpern oder der insulinbindenden Eigenschaften des Serums einschickt (und dann üblicherweise wochenlang auf das Ergebnis warten muß), sollte man die sehr viel häufigeren Ursachen für eine Insulinresistenz ausschließen, wie z.B. Übergewicht, Exsikkose, Hyperlipoproteinämie, Inaktivität, Postaggressionsstreß, chronische oder akute Infektion, Überinsulinierung.

Bei Verdacht oder Nachweis einer immunologisch bedingten Insulinresistenz sollte die Insulintherapie auf Humaninsulin umgestellt werden. Zeichnet sich darunter auch nach 2 bis 4 Wochen keine Reduktion des Insulinbedarfs oder Verbesserung der Stoffwechseleinstellung ab, so sollte der Patient an eine Diabetes-Spezialabteilung weiterverwiesen werden.

18.1.2
Insulinallergie

In den ersten Jahren der Insulintherapie waren allergische Reaktionen gegen das subkutan injizierte Insulin an der Tagesordnung, und es wurde eine Inzidenz dieser Erscheinungen bis zu 100% angegeben. Die Reinigung der Insulinpräparationen und die Einführung des Humaninsulins haben diese Komplikation der Insulintherapie heute nahezu vollständig eliminiert.

Klinisch kann man eine Frühreaktion der Insulinallergie von einer verzögerten Reaktion unterscheiden – und manche Autoren glauben, noch eine „verzögerte Sofortreaktion" beschreiben zu müssen. Diese allergischen Phänomene werden durch sessile Antikörper, T-Lymphozyten und andere zelluläre Immunabwehrmechanismen ausgelöst. Histologisch ergeben sich typische zelluläre Infiltrationen für die verschiedenen allergischen Reaktionsmuster; im Serum finden sich – zumindest bei Patienten mit der Reaktion vom Soforttyp – erhöhte Spiegel von IgE-Immunproteinen.

Die *Sofortreaktion* tritt nach 5–120 min an der Insulininjektionsstelle auf und besteht aus einer unscharf begrenzten Hautrötung und -infiltration; sie geht häufig mit Juckreiz einher und verschwindet nach wenigen Stunden. Die Reaktion tritt meist zu Beginn der Insulintherapie auf und verschwindet spontan nach einigen Wochen – sie kann aber auch einmal bereits nach Jahren der Behandlung mit demselben Präparat eintreten. Seltener nehmen die Erscheinungen an Intensität zu und können zu generalisierten Reaktionen führen, wie dem generalisierten flüchtigen Erythem, aber auch schwere Allgemeinreaktionen wie generalisierte Urtikaria, Gelenkschwellungen und sogar Quincke-Ödem oder anaphylaktischer Schock sind beschrieben worden. Extrem selten sind allergische Frühreaktionen von Arthus-Typ mit der Ausbildung lokaler Nekrosen an der Injektionsstelle.

Die *lokale verzögerte Reaktion* ist das häufigere allergische Lokalphänomen; es tritt meist etwa ein bis zwei Wochen nach Beginn der Insulintherapie (oder -umstellung) auf und besteht in derben, dunkelroten, brennenden Infiltraten von 3 bis 5 cm Durchmesser, die sich ca. 18–48 h nach der Injektion ausbilden.

Der größte Teil der allergischen Reaktionen an der Insulininjektionsstelle, die heute noch beobachtet werden, sind nicht auf das Insulin selber, sondern auf seine Verzögerungs- bzw. Adjuvantiensubstanzen zurückzuführen. So hat man besonders häufig allergische Reaktionen bzw. Unverträglichkeitsphänomene gegen Surfen beobachtet; aber es sind in einzelnen Fällen auch Reaktionen gegen Bakteriostatika, Protamin und sogar gegen Zn-Ionen beschrieben worden.

Früher hat man zur Differentialdiagnose der allergischen Hauterscheinungen nach Insulininjektion großangelegte Hauttestungen der verschiedensten Insulinpräparationen, -lösungsmittel, -adjuvantien etc. durchgeführt; und häufig wurden zur genaueren Analyse gar noch Biopsien positiv reagierender Hautareale vorgenommen, um eine histologische Analyse durchführen zu können. In alten Lehrbüchern sieht man noch die Rücken von Patienten mit bis zu 30 derartigen Injektionsstellen. Diese Verfahren erscheinen in der Mehrzahl der Fälle heute überflüssig: Aufgrund der oben dargestellten Ursachen für die immunologischen Abwehrreaktionen mit den Hautallergien sollte man unabhängig von der Art der Hautreaktion den Patienten auf ein Humaninsulinpräparat mit neutralem pH-Wert umstellen. In der überwiegenden Zahl der Fälle ist damit die Problematik überwunden. Falls sich unter dieser Maßnahme jedoch die allergischen Phänomene fortsetzen, sollte der Patient an eine Diabetesabteilung verwiesen werden.

18.2
Lokale Reaktionen an der Insulin-Injektionsstelle – Lipodystrophien

Zu Beginn einer Insulintherapie kann an der Injektionsstelle ein leichtes Erythem entstehen, das nur wenige Stunden anhält und dann spontan verschwindet. Diese eher harmlose, nach wenigen Wochen vorübergehende Lokalreaktion ist als Reizung des Gewebes durch die subkutan injizierte Insulin-Lösung zu verstehen (unabhängig von der Sorte des Insulins). Ebenso können manchmal nach dem Einstich der Kanüle, während der Insulininjektion in das Gewebe, ziehende Schmerzen auftreten.

Schwerwiegender sind die bleibenden Lokalreaktionen, die sog. Insulin-Lipohypertrophie und die Insulin-Lipoatrophie.

Die *Lipohypertophie* ist in Wirklichkeit eine Hyperplasie des subkutanen Fettgewebes an Orten häufiger Insulininjektionen. Diese Hyperplasie kann auch heute noch bei jüngeren Typ-1-Diabetikern vorkommen und ist nur sehr selten bei älteren Typ-2-Diabetikern, was auf altersabhängige Risikofaktoren hinweist. Ursache scheint eine lokale stimulierende Wirkung des subkutan applizierten Insulins auf die Fettzellen zu sein, möglicherweise vermittelt durch Zytokine, wie TNF-alpha, oder lokale Wachstumsfaktoren. Diese lokale Fettgewebswucherung ist zum einen kosmetisch störend (Abb. 42), zum anderen ist in diesen „Beulen" die Insulinabsorption beeinträchtigt.

Leider beobachten wir zunehmend häufig, daß junge Diabetiker immer wieder in die selbe Stelle injizieren, vielleicht um den Injektionsschmerz zu minimieren. Dadurch kommt es zu Lipohypertrophien und durch die Störung der Insulinabsorption zu Verminderungen der Insulinwirkung, d.h. vermeintlichen Insulinresistenzen.

Bei hohem Insulinbedarf und labiler Blutzuckereinstellung immer die Einstichstellen untersuchen!

Abb. 42. Liphypertrophie an Insulin-Injektionsstellen

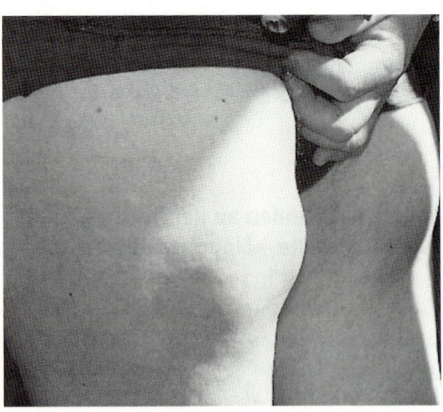

Durch striktes Vermeiden von Insulininjektionen in diese hyperplastischen Areale kann manchmal eine (zumindest teilweise) Rückbildung erreicht werden; effektiver ist die operative Entfernung, am besten zur Vermeidung störender Narbenbildung mittels (der nicht völlig risikolosen) Liposuktionstechnik.

Sehr viel seltener als die Lipohypertrophie/-plasie ist die *Insulin-Lipoatrophie*, ein lokaler, progressiver Fettgewebsschwund, der als immunologische Reaktion auf kristalline Substanzen zu verstehen ist. Alle Patienten mit Lipoatrophie weisen Antikörper gegen Insulin auf und – bei Vorbehandlung mit NPH-Insulin – Immunreaktionen gegen Protamin. Die Insulin-Lipoatrophie kommt daher eher bei Verzögerungsinsulinen vor, deren Kristalle entweder schon in der Ampulle oder erst im Subkutangewebe ausfallen. Lipoatrophie bei ausschließlicher Verwendung von Normalinsulin wurde nicht berichtet. Vergleichbare Gewebereaktionen nach i.m.- oder s.c.-Injektion anderer kristalliner Zubereitungen (Penicillin, Cortison) sind bekannt. Die ausschließliche Verwendung von Normalinsulin (mittels Insulinpumpe) konnte in Einzelfällen die Progression der Lipoatrophie stoppen. Um Verwechslungen vorzubeugen: Lipoatrophien bei Diabetikern haben nichts mit dem extrem seltenen lipoatrophischen Diabetes zu tun. Dies ist eine Sonderform des Diabetes mellitus mit generalisierter Lipoatrophie, Insulinresistenz, Hypermetabolismus und Lebererkrankung.

Sonstige schwerwiegende kutane Begleitreaktionen auf Insulin wurden in letzter Zeit nur bei vermutlich verunreinigten Insulinchargen beobachtet; in drei von uns beobachteten Fällen handelte es sich dabei um NPH-Insuline der Fa. Novo Nordisk, die zu großflächigen konfluierenden Erythemen am gesamten Integument führten, bzw. zur nekrotisierenden Vaskulitis am Injektionsort in Form des Arthus-Phänomens. Nach Umsetzen auf NPH-Insuline anderer Hersteller verschwanden die Phänomene in diesen Fällen.

Insgesamt ist die Häufigkeit der Lipodystrophien an den Injektionsstellen in den letzten zwanzig Jahren mit zunehmender Reinigung der Insulinpräparate zurückgegangen. Dadurch wird die Hypothese einer ursächlichen Mitbeteiligung immunologischer Prozesse oder toxischer Effekte unterstrichen.

18.3
Insulinödeme

Selten kommt es beim Beginn der Insulintherapie zu Insulinödemen, vor allem im Bereich der unteren Extremitäten; sie treten in den ersten Wochen der Insulinbehandlung auf und bilden sich spontan nach einigen Monaten zurück. Sie können zu Gewichtszunahmen von mehreren Kilogramm führen. Diese Störungen des Wasserhaushalts sollten nicht mit Saluretika behandelt werden; denn sie bilden sich spontan zurück. Wahrscheinlich sind die Ursachen dieser Ödeme eine Retention von Natrium (und Wasser) aufgrund des Insulins und ein durch die vorhergegangene Dehydratation bedingter sekundärer Hyperaldosteronismus. Solche Ödeme können auch bei jungen Frauen mit Anorexia nervosa auftreten, die Ursache ist hierbei das wiederholte Absetzen der Insulinbehandlung durch die Patientinnen. Nicht selten treten diese Ödeme in der Phase der Rekompensation nach einer diabetischen Ketoazidose auf; und sind dann Ausdruck der noch bestehenden Elektrolyt-Imbalanzen; eine Therapie ist nicht erforderlich.

Trotz oder gerade wegen der Seltenheit dieser Komplikation ist es wichtig, daß der Arzt sie kennt, um seinen Patienten gegebenenfalls kompetent beruhigen zu können.

Vielleicht stehen die Insulinödeme auch pathophysiologisch in Bezug zu den transitorischen Refraktionsanomalien zu Beginn der Insulintherapie. Durch osmotische Phänomene kommt es zu einer Änderung des Quellungszustandes der Linse – die Patienten werden vorübergehend hyperop, und es stellen sich Probleme beim Lesen ein. Auch diese Phänomene können bis zu einigen Wochen andauern und bilden sich spontan zurück. Die Patienten sollten dies wissen, damit sie sich keine Brille kaufen.

Auch die häufig von Nephrologen berichteten ätiologisch bisweilen unklaren passageren Ödeme bei Patienten mit diabetischer Nephropathie, die spontan nach Tagen bis wenigen Wochen zurückgehen, könnten auf Insulinnebenwirkungen auf den Wasserhaushalt zurückzuführen sein; oder auch Folgen der autonomen Neuropathie sein. Wenn möglich, sollte man hier ebenfalls auf eine aggressive Therapie des ohnehin passageren Phänomens verzichten.

18.4
Spritzenabszesse

In praxi eine ausgesprochene Rarität sind Spritzenabszesse als Folge der subkutanen Insulininjektionstherapie. Die wenigen Spritzenabszesse bei Diabetikern, die wir in den letzten Jahren gesehen haben, waren nicht durch fehlerhafte Spritzentechnik, Wiederverwendung von Einmalspritzen oder Unsauberkeit seitens der Patienten entstanden, sondern waren bei Patienten, die wegen anderweitiger schwerer Erkrankungen stationär behandelt werden mußten, während des Krankenhausaufenthaltes entstanden.

Entscheidend für die Prävention von Spritzenabszessen scheint eine hierzulande übliche Körperhygiene zu sein. Darüber hinausgehende Desinfektionsmaßnahmen, z.B. mit Alkohol, sind erwiesenermaßen nicht erforderlich; sie können im Gegenteil wegen der chronischen Reizung der Haut eher schädlich sein.

18.5
Verschlechterung der diabetischen Retinopathie

Von der Intensivierung der Insulintherapie erhoffte man sich in den frühen achtziger Jahren unter anderem eine Rückbildung diabetischer Spätschäden durch Stoffwechselnormalisierung. Doch schon bald wurde erkannt, daß diese Hoffnung unrealistisch war. Zwar ist der Schutz vor der klinischen Manifestation diabetischer Folgeschäden durch eine normnahe Blutzuckereinstellung gut belegt, eine Verlangsamung der Progression diabetischer Folgeschäden aber weniger gut belegt. Insbesondere führt die Rückkehr von langfristig stark überhöhten zu nahezu-normalen Blutzuckerwerten („normoglycaemic re-entry") nicht automatisch zu geringeren Folgeschäden – das Gegenteil kann der Fall sein. Dies wurde überraschend deutlich an manchen Patienten mit umgehender und vollständiger Blutzuckernormalisierung durch Pankreastransplantation, bei denen im Gefolge der Blutzuckerbesserung eine diabetische Retinopathie zu proliferieren begann (Ramsey et al. 1988). Wenn mikroangiopathische diabetische Folgeschäden ein bestimmtes Ausmaß erreicht haben, ist in der Regel durch Blutzucker-Normalisierung eine Besserung nicht zu erzielen – von Ausnahmen abgesehen. Dieser „point-of-no-return" scheint individuell unterschiedlich zu sein; Studienergebnisse liegen dazu nicht vor.

Die mögliche Verschlimmerung der Retinopathie durch Verbesserung der Blutzuckerlage ist ein Paradoxon, das lange von der Ophthalmologie und der Diabetologie verharmlost (Chantelau 1999; DCCT 1998) und erst mit der DCCT Studie bewiesen worden ist (DCCT 1998).

Wie kommt es zu diesem Paradoxon? Das lange unerkannte Bindeglied zwischen der Stoffwechselnormalisierung und der Retinopathie-Progression ist wahrscheinlich die daraus folgende, zeitgleiche Normalisierung von Wachstumsfaktoren (Chantelau 1999; Eggert 2000). Bei Insulinmangel wird zuwenig IGF-1 in der Leber gebildet; die Wiederherstellung einer suffizienten Insulinwirkung fördert umgehend die IGF-1 Bildung. IGF-1 zirkuliert mit dem Blut (Spranger et al. 2000) an die durch chronische Hypoxie vorgeschädigte Netzhaut, deren Empfänglichkeit für die Wirkungen des IGF-1 (z.B. die Aktivierung des Gefäßwachtumsfaktors VEGF) gesteigert ist. Ergebnis ist die Neubildung von Gefäßen (proliferative Retinopathie) mit den bekannten Folgen: Blutungen aus diesen – fragilen – Äderchen in den Glaskörper, Erblindung.

Was kann man tun? Erstens müssen die besonders gefährdeten Patienten herausgefunden werden – es sind vor allem diejenigen mit relativ langer Diabetesdauer und langfristig extrem schlechter Diabeteseinstellung, insbesondere dann, wenn sie schon erste Zeichen der Mikroangiopathie aufweisen (Frühstadien der Retinopathie bzw. Mikroalbuminurie). Solche Patienten stellen sich meist wegen beginnender schmerzhafter Neuropathie vor; die dann angestrebte abrupte Stoffwechselbesserung brächte den Augen die Katastrophe. Eine besondere Risikogruppe bilden Diabetikerinnen, bei denen wegen Schwangerschaft eine vorbestehende chronische Hyperglykämie abrupt normalisiert werden muß (DCCT 2000). – Zweitens muß eine Strategie der Vorbeugung bzw. Behandlung entwickelt werden. Da es keine Ergebnisse aus kontrollierten Studien zu diesen Fällen gibt, können zur Therapie nur Vermutungen formuliert werden. Am sichersten erscheint die „vorzeitige" Laserkoagulation in einem Frühstadium der Retinopathie (Chantelau 2000), möglichst vor dem Auftreten eines Makulaödems (der schwersten Komplikation der „vorzeitigen Retinopathieverschlechterung"). Die etablierte Indikation zur Laserkoagulation berücksichtigt diese besondere Verlaufsform der Retinopathie nicht; daher sind die etablierten Therapiekriterien hier nicht anzuwenden! Ist erst einmal ein Teil der Sauerstoffverbrauchenden Retina durch Laserkoagulation „amputiert", normalisiert sich die Empfänglichkeit der restlichen Retina für IGF-1 und andere Wachstumsfaktoren: Laserkoagulation reduziert VEGF in der Netzhaut (Spranger 2000). Nach erfolgter Laserkoagulation müßte also die Gefahr der Retinopathie-

Progression durch Blutzuckersenkung geringer bzw. ausgeschlossen sein und die Diabetestherapie könnte gefahrlos intensiviert werden. Einzelbeobachtungen stützen diese Therapie. Ein anderer Weg wäre die ganz allmähliche Blutzuckerbesserung mit einer mittleren Blutzucker-Absenkung um ca. 20 mg/dl pro Monat (d.h. weniger als 0.5% HbAIc-Absenkung pro Monat) unter der Vorstellung, daß dadurch die hepatische IGF-1 Bildung nur minimal gesteigert würde. Eine dritte Möglichkeit besteht in der (passageren?) pharmakologischen Unterdrückung der IGF-1 Bildung durch Suppression eines seiner Regulatoren, des Wachstumshormons STH z.B. mit Somatostatin (Grant 2000). Diese Therapieform wurde früher mittels Hypophysektomie praktiziert,die sehr wirksam die Progression der Retinopathie stoppte, heute jedoch wegen der Nebenwirkungen nicht mehr angewandt wird.

Literatur

Chantelau EA, Welge E, Eggert H, Lemmen KD (2000) Early worsening of diabetic retinopathy – efficiency of laser coagulation treatment (abst.). Exp Clin Endocrinol Diab 108, Suppl 1:S-121

Chantelau EA (1999) Verschlechterung der Retinopathie nach Blutzuckerbesserung – ein diabetologisches Paradox wird enträtselt. Diabetes & Stoffwechsel 8:177–181

Chantelau E, Reuter M, Schotes S, Starke AA. (1993) A case of lipoatrophy with human insulin therapy. Exp Clin Endocrinol Metab 101:194–196

Davidson JK, Anderson JHJ, Chance RE (2000) Insulin Allergy. In: Davidson JK (ed) Clinical Diabetes Mellitus. A Problem Oriented Approach, 3rd edn. Thieme-Stratton, New York, USA, pp 380–390

DCCT Research Group (1998) Early worsening of diabetic retinopathy in the Diabetes Control and Complications Trial. Arch Ophthalmol 116:874–886 (Corr.: Arch Opthalmol 116:1469)

DCCT Research Group (2000) Effect of pregnancy on microvascular complications in the Diabetes Control and Complications Trial. Diabetes Care 23:1084–1091

Eggert H (2000) Wann ist eine Verschlechterung der diabetischen Retinopathie bei Blutzuckersenkung zu befürchten. Literaturübersicht und Darstellung eigener Fälle. Diabetes & Stoffwechsel 9:267–273

Grant MB, Names RM, Fitzgerald C (2000) The efficiency of octreotide in the therapy of severe non-proliferative and early proliferative diabetic retinopathy. Diabetes Care 23:504–509

Ramsey RC, Goetz FC, Sutherland DE et al (1988) The progression of diabetic retinopathy after pancreas transplantation for insulin-dependent diabetes mellitus. New Engl J Med 318:208–214

Rajab A, Molaverdikhani A, Chantelau E (1997) Insulin lipoatrophy and liphypertrophy in a boy with IDDM. Endokrynologia, Diabetologia i Chorob Przemiany Materii Wieku Rozwojowego 3:75

Spranger J, Bühnen J, Jansen V et al (2000) Systemic levels contribute significantly to increased intraocular IGF-1, and IGF-2, and IGFB-3 in proliferative diabetic retinopathy. Horm Metab Res 32:196

Spranger J, Bühnen J, Schatz H, Pfeiffer A (2000) VEGF-Effector of retinal photocoagulation (abst.) Exp Clin Endocrinol Diab 108, suppl 1:S-120

KAPITEL 19

Der „Brittle-Diabetiker"

Wenn ein Typ-1-Diabetiker optimale Stoffwechselwerte nicht erreicht, so kann dies viele Ursachen haben. In den meisten Fällen liegt der Grund für die schlechte Stoffwechseleinstellung in Behandlungsfehlern durch den Arzt oder den Patienten.

19.1
„Brittle Doctor"

Unsachgemäße Insulintherapie, falsche Anweisungen an den Patienten und das Unterlassen einer adäquaten Patientenschulung sind häufig Grund schlechter Stoffwechseleinstellung bei Diabetikern. Ohne regelmäßige Stoffwechselkontrollen ist auf Dauer keine gute Stoffwechseleinstellung erreichbar, wenn der Patient sie nicht erlernt hat, kann man ihn nicht als „Brittle-Diabetiker" bezeichnen.

Die häufigste Ursache für scheinbar unerklärliche Blutzuckerschwankungen zwischen erheblichen Hyper- und schweren Hypoglykämien liegt in einer Überinsulinierung des Patienten. In einem sehr großen Teil der Fälle findet man bei diesen Patienten Insulindosierungen von deutlich > 0,7 E/kg Körpergewicht. In sehr vielen Fällen ist die Verwendung der irreführenden, aber zur Zeit sehr weit verbreiteten „Insulindosis-Korrektur-Schemata" (s. Kap. 2) die Ursache für Überinsulinierungen und daraus resultierende massive Blutzuckerschwankungen. Sehr häufig trägt auch das „Insulin-Hopping" im Zusammenhang mit häufigen Wechseln der behandelnden Ärzte zur Instabilität der Einstellung, zur Verunsicherung und Chaos in der Insulintherapie bei.

19.2
Behandlungsfehler durch den Patienten

Wenn ein Patient zwar nachweislich gelernt hat, wie er sich behandeln sollte, seine Selbstkontrollmessungen aber unterläßt oder seine Dosierung falsch adaptiert, ist er kein „Brittle-Diabetiker". Patienten mit Noncompliance zu den zahlreichen Verhaltensweisen, die für eine gute Stoffwechselführung notwendig sind, sollten immer wieder motiviert werden, mit einer richtigen Behandlung wieder zu beginnen. Häufig machen Ärzte eine „Noncompliance" der Patienten bezüglich der Kost als Grund für schlechte Stoffwechseleinstellung verantwortlich, bei Typ-1-Diabetikern ist die Ernährung zwar wichtig, Stoffwechselselbstkontrollmessungen und adäquate Adaptation der Insulinmedikation sind aber viel wichtigere Voraussetzungen, um eine gute Stoffwechseleinstellung zu erreichen.

19.3
Besondere Form des schwer einstellbaren Diabetes mellitus bei pankreatektomierten Patienten

Bei pankreatektomierten Patienten kann es auf Grund einer Störung der Absorption von Kohlenhydraten und der fehlenden Glukagonsekretion zu erheblichen Blutzuckerschwankungen kommen. Bei diesen Patienten besteht neben der endokrinen auch eine totale exokrine Insuffizienz des Pankreas sowie eine durch die Operation bedingte Veränderung der Magen-Darm-Passage. Meist wird bei diesen Patienten eine Operation nach Whipple durchgeführt. Das bedeutet eine Resektion des Duodenums und von Teilen des Magens und die Anastomosierung von Magenrest und Jejunum. Bei der notwendigen Substitution der Pankreasfermente wird leider häufig vergessen, daß diese anatomischen Verhältnisse eine Auflösung von Kapseln durch Magensäure meist unmöglich machen. Die Substitution von Pankreasfermenten muß deshalb unbedingt mit Granulat vorgenommen werden (z.B. Pankreon Granulat). Für Pankreatektomierte gibt es eine sehr aktive Selbsthilfeorganisation, die sie empfehlen sollten: Bundesverband der Pankreatektomierten, Dormagen

19.4
Echte „Brittle-Diabetiker"

Trotz aller Bemühungen durch Arzt und Patient ist bei einer sehr geringen Zahl von Diabetikern eine gute Stoffwechseleinstellung mit den heute verfügbaren Mitteln anscheinend nicht zu erreichen. Als „Brittle-Diabetiker" sollte man einen Patienten allerdings erst dann bezeichnen, wenn trotz optimaler Mitarbeit des Patienten unter einer adäquaten Insulintherapie keine gute Einstellung zu erreichen ist.

Der Ausdruck „Brittle-Diabetiker" sollte *nicht* für Patienten gebraucht werden, die trotz hoher Dosen Insulin *konstant* hohe Blutzuckerwerte zeigen – in diesen Fällen spricht man von Insulinresistenz.

Überhaupt sollte man einen Diabetiker erst dann als „Brittle-Diabetiker" bezeichnen, wenn ein erfahrener Diabetologe konsultiert wurde. In (fast) allen Fällen stellt sich dann doch ein Komplex psychosozialer Probleme der Patienten als Ursache der Stoffwechsellabilität durch inadäquates Verhalten heraus. In der Tat wird daher von einigen Diabetologen bezweifelt, ob es einen „Brittle-Diabetes" im eigentlichen somatischen Sinne überhaupt gibt. Bei genauer Untersuchung der auch von erfahrenen Diabetologen als nichteinstellbar oder als Brittle-Diabetes überwiesenen Patienten findet sich eigentlich immer eine Ursache; zumeist handelt es sich in den extrem schwierigen Fällen dann um komplexe Verhaltensstörungen bzw. Psychopathologien, bei deren schwieriger Betreuung idealerweise ein Behandlungteam unter vorzugsweiser Beteiligung eines erfahrenen Psychiaters tätig werden sollte.

19.5
Streß als Ursache von Blutzuckerschwankungen

Häufig schuldigen Patienten und Ärzte psychische Belastungen verschiedenster Art, die auch allgemein als Streß bezeichnet werden, als Ursache für unerwartete oder unerklärbare Blutzuckeranstiege an. Beispielsweise berichten junge Diabetiker hin und wieder darüber, daß im Zusammenhang mit Klausuren, Prüfungen, beruflichen oder familiären Spannungen Blutzuckeranstiege auftraten und der Insulinbedarf vorübergehend stieg. Die Meinung, daß Streß als Auslöser von Stoffwechselentgleisungen eine wesentliche Rolle spielt, erfreut sich erstaunlich breiter Zustimmung bei Diabetikern und Ärzten. Dies überrascht um so mehr, wenn man bedenkt, daß unsere Kenntnisse über den möglichen Zusammenhang zwischen Streß und hohen Blutzuckerwerten vorwiegend auf Einzelbeobachtungen von z.T. anekdotischem Charakter beruhen, die jede systematische Untersuchung etwa folgender Fragen vermissen lassen: Kann eine Streßsituation überhaupt einen Blutzuckeranstieg auslösen? Wenn ja, hängt das dann mit Art und Stärke des Streß zusammen oder nicht? Die wenigen systematischen Untersuchungen können diese Fragen wegen methodischer Mängel nur bedingt beantworten. Sie lassen aber bereits erkennen, daß Streß als Auslöser von Stoffwechselentgleisungen nur eine untergeordnete Rolle zu spielen scheint. Wir haben eine Gruppe von Typ-1-Diabetikern und Gesunden unter standardisierten Bedingungen verschiedenen Streßsituationen ausgesetzt. Dabei zeigte sich, daß akuter, zeitlich begrenzter Streß nicht zu Blutzuckeranstiegen führt. Moberg (1994) zeigte allerdings, daß – beginnend eine Stunde nach Streßauslösung – das benutzte Streßmodell bis zu fünf Stunden lang zu einer Verminderung der Insulinsensitivität und damit zu einem Blutglukoseanstieg führt. Dies bedeutet, daß psychische Belastungen durchaus eine Auswirkung auf die Stoffwechsellage haben können. Dies sollte für die Patienten ein Grund mehr sein, basierend auf regelmäßigen Selbstmessungen die Insulindosierung anzupassen.

Literatur

Kemmer FW, Bisping R, Steingrüber HJ, Baar H, Hardtmann F, Schlaghecke R, Berger M (1986) Psychological stress and metabolic control in patients with type 1 diabetes mellitus. New Engl J Med 314:1078–1084

Moberg E, Kollind M, Lins PE, Adamson (1994) Acute mental stress impairs insulin sensitivity in IDMM patients. Diabetologia 37:247–251

Pickup JC (1995) Brittle Diabetes. Blackwell Scientific Publications. Oxford, Great Britain

Schade DS, Drumm DA, Duckworth WC, Eaton P (1985) A clinical algorithm to determine the etiology of brittle diabetes. Diabetes Care 8:5–11

KAPITEL 20

Medikamentöse Therapie bei Insulinbehandlung

Es gibt eine Reihe von medikamentösen Behandlungen, für die bei insulintherapierten Diabetikern mit ganz bestimmten Nebenwirkungen und der Notwendigkeit von Anpassungen der Insulintherapie gerechnet werden muß.

20.1
Glukokortikoidtherapie und Behandlung von Endokrinopathien

Bei Therapie mit sog. kontrainsulinären Hormonen, wie insbesondere den Kortikoiden, ist ein Anstieg des Insulinbedarfs zu erwarten. Dabei stellt ein Diabetes mellitus (ob insulinbedürftig oder nicht) selbstverständlich keine Kontraindikation gegen eine ansonsten erforderliche Kortikoidtherapie dar; man wird lediglich darauf zu achten haben, während der Behandlung mit den Kortikoiden eine zeitweilige Insulintherapie durchzuführen oder eine Steigerung der Insulindosierung vorzunehmen. Diese muß nach Absetzen der Kortikoidbehandlung wieder reduziert werden. Unter Glukokortikoidtherapie ist dabei häufig eine ausgeprägte Tendenz zur Hyperglykämie in den Nachmittagsstunden zu beobachten.

Andererseits ist zu berücksichtigen, daß bei der medikamentösen oder chirurgischen Therapie tumoröser Überproduktionen kontrainsulinärer Hormone, wie z.B. bei der Ausschaltung von Hypophysenvorderlappentumoren, Glukagonomen oder Nebennierentumoren und bei der Therapie der Hyperthyreose, bei insulinbehandelten Diabetikern eine deutliche Verminderung des Insulinbedarfs zu erwarten ist.

20.2
β-Blocker-Therapie

Bei einer großen Zahl von insulinbehandelten Diabetikern wird heute die Indikation zur β-Blocker-Therapie wegen einer Hypertonie, einer koronaren Herzkrankheit oder vielfältiger anderer Erkrankungen und Symptome gestellt. Von der Verwendung von nichtkardioselektiven β-Blockern bei insulinbehandelten Diabetikern wird schon seit Jahren abgeraten. Diese Präparate, wie z.B. Propranolol, sollen die insulininduzierte Hypoglykämie verstärken, die Symptome einer (drohenden) Unterzuckerung verändern und den spontanen Wiederanstieg des Blutglukosespiegels nach der Hypoglykämie verzögern. Alle diese Nebenwirkungen wären für insulinbehandelte Diabetiker als sehr negativ einzuschätzen. Es wird daher von der Rezeptur von nichtkardioselektiven β-Blockern, wie z.B. Propranolol oder Pindolol und Oxprenolol, bei Patienten mit einem insulinpflichtigen Diabetes abgeraten. Von vielen Autoren wird der Einsatz von nichtkardioselektiven β-Blockern bei insulinbehandelten Diabetikern als kontraindiziert angesehen.

Die erwähnten Nebenwirkungen im Zusammenhang mit Hypoglykämien treten aufgrund von Akut- und auch Langzeituntersuchungen bei der Verwendung von niedrig dosierten kardioselektiven β-Blockern nicht auf. Die Beschränkung auf diese sog. kardioselektiven β-Blocker, wie z.B. Atenolol oder Metropolol, ist daher eine durchaus effektive und nebenwirkungsarme Möglichkeit einer β-Blocker-Therapie auch bei insulinbehandelten Diabetikern. Auch bei Diabetikern ist die Therapie mit einem kardioselektiven -Blocker bei koronarer Herzkrankheit und besonders nach einem Myokardinfarkt, aber auch bei arterieller Hypertonie und Nephropathie erste Wahl (Sawicki 1999; Weyer 1998). Man sollte aber dabei bedenken, daß sich bei höheren Dosierungen die Unterschiede zwischen kardioselektiven und nichtkardioselektiven β-Blockern verwischen können, so daß unter diesen Bedingungen auch bei den ersteren Nebenwirkungen auftreten können.

20.3
Kombinationstherapie von oralen Antidiabetika mit Insulin

20.3.1
Sulfonylharnstoffe

Nachdem die in den 60er Jahren durchaus übliche Kombination einer Medikation von Sulfonylharnstoffen mit einer Insulintherapie für ca. 25 Jahre als unwirksam und obsolet angesehen wurde, kam es Anfang/Mitte der 80er Jahre zu einem mit viel Aufwand, aber wenig harten Daten betriebenem Wiederbelebungsversuch für diese Behandlungsstrategie. Dabei wurden zahlreiche Formen einer solchen Kombinationstherapie propagiert, die den theoretisch möglichen Verteilungen unterschiedlicher Insulinpräparate (Normal- und Verzögerungsinsuline, morgens, zu Mittag, vor dem Abendessen oder spätabends) und der verschiedenen Sulfonylharnstoffe (unterschiedliche Präparate und Dosierungen in wechselnden Verteilungen über den Tag) entsprachen. Man kann also nicht von einer Kombinationstherapie und deren klinisch-wissenschaftlicher Überprüfung sprechen, sondern man muß im Gegenteil von einem enorm vielfältigen Spektrum verschiedener Kombinationstherapieformen ausgehen.

Für einige dieser unterschiedlichen Behandlungsformen, aber bei weitem nicht für alle wurden klinische Kurzzeitstudien zur Überprüfung von Wirksamkeit und Nebenwirkungen durchgeführt (Johnson et al. 1996). Langzeituntersuchungen auf klinische relevante Endpunkte wurden bisher nicht vorgelegt. Dieser Vorwurf trifft leider auch auf die vielzitierten, international bekannten Vergleichsstudien zu unterschiedlichen Strategien der sog. Kombinationstherapien zu (Yki-Järvinen 1992 und 1999; Clauson 1995).

Die Zielsetzungen dieser Renaissance der Kombination von Sulfonylharnstoffen mit einer Insulintherapie waren vielfältig: Man bezweckte (1) eine Erleichterung der Stoffwechseleinstellung bei dem insulinresistenten übergewichtigen Typ-2-Diabetiker über einen putativen Direkteffekt der Sulfonylharnstoffe an der Insulin-Insulinrezeptor-Interaktion in den peripheren Geweben; (2) eine Senkung des Insulinbedarfs, der Zahl der Insulininjektionen pro Tag und damit der Akzeptanz der Insulintherapie; und (3) eine Senkung des Insulinspiegels im Serum. Von diesen attraktiven Zielen wurde in den wenigen tatsächlich validen Studien zu dieser Frage nur sehr wenig verwirklicht. Bei den Typ-1-Diabetikern, bei denen noch eine residuelle Insulinsekretion besteht, ist die Addition von Sulfonylharnstoffen zur Insulintherapie wirksam, und es kommt zu einer reproduzierbaren Verringerung des Insulinbedarfs. (Ob dies zu einer Kosteneinsparung oder -Verteuerung der Therapie führt, hängt von den Bedingungen des jeweiligen Gesundheitswesens und der Organisation des Pharmamarktes ab.) Darunter wird die Qualität der Stoffwechseleinstellung beibehalten oder verbessert sich leicht; eine Senkung der peripheren Insulinspiegel war nicht nachweisbar; von einer Zunahme des Risikos von Hypoglykämien (Stenman 1988) und einer Senkung des HDL-Cholesterins wurde wiederholt berichtet (Ratzmann 1990). Ein grundsätzliches Problem dieser Art von Kombinationstherapien besteht in der Schwierigkeit der Dosisanpassung bei unbefriedigender Stoffwechseleinstellung. Kommt es z. B. unter einer Behandlung mit einer einmaligen Injektion von NPH-Insulin am Abend und der Gabe von 7 mg Glibenclamid morgens und 3,5 mg Glibenclamid vor dem Abendessen zu Hypoglykämien vor dem Mittagessen, so wird es zumindest für den Patienten schwierig sein zu wissen, bei welcher Therapiekomponente nun eine Dosisanpassung zur Prävention der Hypoglykämien vorgenommen werden soll. Mit der Kombination von zwei grundsätzlich verschiedenen Therapieformen mit unterschiedlichen Halbwertszeiten und überlappender Wirkung entsteht ein System, welches in seiner Komplexität unübersichtlich und kaum zu steuern ist. In der Praxis ist es daher bei unsachgemäßer Anwendung derartiger Kombinationstherapien mit hohen Dosen von Insulin und Glibenclamid Ende der 80er Jahre immer wieder zu schweren Hypoglykämien gekommen. Wir raten daher von der zusätzlichen Gabe von Sulfonylharnstoffen zur Verbesserung der Stoffwechseleinstellung bei Typ-1-Diabetikern unter einer Insulintherapie ab. Wenn man überhaupt derartige Therapieversuche durchführen möchte, dann sollte man sich an dem ursprünglichen Konzept von Bachmann orientieren (Bachmann 1982): Bei tatsächlichem Sekundärversagen einer Sulfonylharnstofftherapie wird die Behandlung mit der maximalen Sulfonylharnstoffdosis (etwa Glibenclamid 2-0-l) fortgesetzt, und zusätzlich wird mit einer niedrigdosierten Insulininjektion (etwa 4–8 E eines Kombinationsinsulins aus 70 bis 75% NPH-Insulin und 25 bis 30% Normalinsulin) morgens vor dem Frühstück begonnen. Bei unbefriedigender Stoffwechseleinstellung wird die Insulindosis schrittweise in 2- bis 5tägigen Abständen maximal auf 20 (bis 24) E gesteigert. Ist eine weitergehende Dosiserhöhung des Insulins oder eine zusätzliche Insulininjektion am Abend zur Erreichung des Therapiezieles erforderlich, werden die Sulfonylharnstoffe abgesetzt. Damit wird dieses Konzept der Kombinations-Therapie durchweg in seiner Anwendung auf eine recht eng begrenzte Zeit limitiert. Bei Vorgehen nach diesem vorsichtigen Konzept braucht man nicht von einem besonderen Hypoglykämie-Risiko auszugehen; und es mag die Akzeptanz der Einleitung einer Insulintherapie für die Patienten erleichtern.

Es soll aber zusammenfassend festgehalten werden, daß die von einigen Autoren propagierte Nützlichkeit der Kombination von Sulfonylharnstoffen mit einer Insulintherapie bei Typ-2-Diabetes keineswegs gesichert ist, denn adäquat kontrollierte Langzeitstudien zur Darstellung von Nutzen und Risiken dieser Therapieform im Vergleich zu einer Standardinsulintherapie bei Diabetes mellitus Typ 2 liegen nicht vor. In dieser Situation der Ungewißheit sollte man die Entwicklung auch unter dem Gesichtspunkt kritisch verfolgen, daß sich Deutschland international bereits jetzt durch einen allgemein als exzessiv angesehenen Sulfonylharnstoffverbrauch auszeichnet. Während seriöse Studien von angemessenem Umfang und Dauer zur Dokumentation der besonderen Vorteile dieser Art von Kombinationstherapien auf klinische relevante Endpunkte derzeit wohl weder in Deutschland noch sonstwo betrieben oder angestrebt werden, scheint um das Konzept insgesamt – gerade auch im Rahmen des Marketings – seit Anfang der 90er Jahre eine zunehmende Beruhigung eingetreten zu sein. Wir führen auch weiterhin keine Sulfonylharnstoff-Insulin-Kombinationstherapien durch.

20.3.2
Andere orale Antidiabetika

Auch für die Kombinationstherapie von Insulin mit anderen oralen Antidiabetika, wie mit Metformin, Acarbose und Glitazonen gibt es unzählige Publikationen. Keine dieser Studien oder Empfehlungen ist jedoch auf die klinisch relevanten Endpunkte ausgerichtet; es handelt sich immer wieder lediglich um Kurzzeituntersuchungen zum Effekt von allen möglichen Kombinationen auf den Verlauf von Surrogatparametern, wie Stoffwechselvariable, Körpergewicht, Hinweise auf Insulinsensitivität u.a.m.

Bei einem Kombinationsversuch von Insulin- und Metformin-Therapie, welcher bei übergewichtigen Patienten besonders populär ist, sind die üblichen Nebenwirkungen und Kontraindikationen für den Einsatz von Biguaniden zu beachten.

Kombiniert man Acarbose mit einer Insulinbehandlung, ist darauf zu achten, daß (drohende) Hypoglykämien nur mit reiner Glukose behandelt werden können, u. a. wegen der nur marginalen Stoffwechselwirkung der Acarbose wird diese Kombination kaum mehr eingesetzt.

Eine Kombination des in Deutschland seit 2000 für die Kombinationstherapie mit Sulfonylharnstoffen und/oder Metformin zugelassenen Glitazone-Präparates Rosiglitazone (Avandia®) mit Insulin ist nicht indiziert (wegen der Gefahr der Herzinsuffizienz unter dieser Kombinationstherapie), das Präparat ist für diese Kombination nicht zugelassen.

Literatur

Anonymus (1988) Insulin und Sulfonylharnstoffe als Kombinationstherapie beim Typ II Diabetes. Arzneimittelbrief 22:73–74

Bachmann W (1982) Insulin plus Sulfonylharnstoff – eine (un)mögliche Kombination? Dtsch Med Wochenschr 107:163–165

Bachmann W, Lotz N, Mehnert H, Rosak C, Schöffling K (1988) Wirksamkeit der Kombinationsbehandlung mit Glibenclamid und Insulin bei Sulfonylharnstoffspätversagern. Dtsch Med Wochenschr 113:631–636

Berger M, Richter B (2000) Oral agents in the treatment of diabetes mellitus. In: Davidson JK (eds) Clinical Diabetes mellitus – a problem oriented approach, 3rd edn. Thieme & Stratton, New York, pp 415–436

Berger M, Jörgens V, Mühlhauser I (1999) Rational for the use of insulin therapy alone as the pharmacological treatment of type 2 diabetes. Diabetes Care 22, suppl 3:671–675

Clauson P, Karlander S, Stehen L, Efendic S (1996) Daytime glibenclaimde and bedtime NPH insulin compared to intensive insulin treatment in secondary sulphonylurea failure: a 1-year follow-up. Diabetic Medicine 13:471–477

Johnson J, Wolf S, Kubadi U (1996) Efficacy of insulin and sulfonylurea combination therapy in Type II diabetes. Arch Intern Med 156:259–264

Ratzmann KP, Berger M (1990) Kombinationstherapie Insulin und Sulfonylharnstoffe: eine kritische Analyse. Z Ärztl Fortb (Berlin) 84:1105–1107

Sawicki PT, Berger M (1999) Prognosis and treatment of cardiovascular disease in diabetes mellitus. J Clin Basic Cardiol 2:22–33

Stenman S, Groop PH, Sloranta C et al (1988) Effects of the combination of insulin and glibenclamide in Type 2 (non-insulin-dependent) diabetic patients with secondary failure to oral hypoglycaemic agents. Diabetologia 31:206–213

Weyer C, Sawicki PT (1998) Optimierung antihypertensiver Therapie bei Diabetes. Diabetes & Stoffwechsel 7:49–59

Yki-Järvinen H, Kauppila M, Kujansuu E et al (1992) Comparison of insulin regimen in patients with non-insulin dependent diabetes mellitus. NEJM 327:1426–1433

Yki-Järvinen H, Ryysy L, Nikkilä K et al (1999) Comparison of bedtime insulin regimens in patients with type 2 diabetes. A randomized controlled trial. Annals Intern Med 130:389–396

KAPITEL 21

Immuntherapie, Pankreas und Inselzelltransplantation

21.1
Immuntherapie bei Typ-1-Diabetes?

Sicher ist heute, daß die Entwicklung des Typ-1-Diabetes durch einen autoimmunologischen Prozeß erfolgt, der dazu führt, daß die körpereigene Immunabwehr sich gegen den Inselapparat wendet und im Laufe von Wochen bis Jahren die insulinproduzierenden Zellen völlig zerstört. Welche Mechanismen diesen Prozeß auslösen, ist letztlich noch unklar. Die Suche nach Möglichkeiten, diesen Pathomechanismus aufzuhalten, erscheint aus pathophysiologischen Überlegungen sinnvoll. Problematisch ist allerdings, daß bei Manifestation der Erkrankung bereits der überwiegende Teil der Inselzellen zerstört ist. Vielversprechender wäre eine Früherkennung und rechtzeitige Immunintervention lange vor der Manifestation der Erkrankung, hierfür fehlen allerdings noch Meßparameter (Marker) mit hinreichender prognostischer Genauigkeit. In Untersuchungen mit Cyclosporin A konnte zwar gezeigt werden, daß sich unter Gabe dieses Präparats für kurze Zeit eine höhere Restsekretion an Insulin erhalten läßt; allerdings eignet sich dieses Präparat nicht zu einer therapeutischen Anwendung, da die Nebenwirkungen einer lebenslang durchzuführenden Therapie nicht vertretbar sind. So ist es im Rahmen derartiger Studien möglicherweise zu einer irreversiblen Nierenschädigung durch Cyclosporin gekommen; ein Verdacht, dem in noch laufenden Untersuchungen nachgegangen wird.

Auch die Versuche mit anderen Therapeutika verliefen bisher entweder ohne Erfolge, oder die Studien mußten wegen nicht vertretbarer Nebenwirkungen abgebrochen werden.

So verlockend die Hoffnung scheint, dem Diabetes mellitus Typ 1 durch eine rechtzeitige Immunintervention den Garaus zu machen, unsere Arbeitsgruppe steht den Studien zur medikamentösen Immunintervention bei Typ-1-Diabetikern derzeit immer noch ablehnend gegenüber, und wir haben bisher an derartigen Untersuchungen nicht teilgenommen.

21.2
Pankreas-Transplantation, kombinierte Nieren-Pankreas-Transplantation

Die Transplantation des Pankreas wird in einer Vielzahl von Varianten seit mehr als zwanzig Jahren praktiziert; spätestens seit zehn Jahren glauben Experten, daß das Verfahren ausgereift sei. Man geht davon aus, daß mittlerweile mehr als 10 000 Pankreastransplantationen durchgeführt worden sind. Trotzdem ist das Verfahren bis heute umstritten. In den meisten Fällen werden kombinierte Pankreas- und Nierentransplantationen bei Patienten mit fortgeschrittenen Folgeschäden und terminaler Niereninsuffizienz vorgenommen. Die vielfach gehegte Hoffnung, daß über eine perfekte Normalisierung des Stoffwechsel durch die Pankreastransplantation eine Heilung der diabetischen Mikroangiopathie erreicht werden könnte, hat sich nicht bewahrheitet. Auch bei erfolgreicher Transplantation mit Stoffwechselnormalisierung können die mikroangiopathischen Organschäden jenseits eines *point-of-no-return* nicht mehr rückgängig gemacht werden.

Das Pankreas wird einem toten Spender entnommen („Kadaverorgan") und dem Empfänger intraabdominell transplantiert. Dabei werden für die Lokalisation der Gefäßanschlüsse und der Ableitung des (therapeutisch unerwünschten) exokrinen Pankreassekretes unterschiedliche Varianten bevorzugt. Die zwischenzeitlich sehr populäre Verödung des ductus pancreaticus mit Kunststoffkleber wird heute nicht mehr propagiert. Man bevorzugt heute die Ableitung des Pankreassaftes in die Harnblase oder, besser noch, in den Dünndarm.

Die Indikation zur Durchführung der Pankreastransplantation wird unterschiedlich gehandhabt. Wegen des Operationsrisikos und der Infektions- und Malignomgefährdung durch die postoperativ lebenslang durchzuführende Immunsuppression hat man die Pankreastransplantation zunächst nur bei Patienten mit einem besonders hohen Morbiditäts- und Mortalitätsrisiko vorgenommen. So wurde die überwiegende Mehrzahl der Pankreastransplantationen bei Patienten mit terminaler Niereninsuffizienz durchgeführt. Hierbei wird sie – heute zumeist simultan – zusammen mit der Nierentransplantation, dem nachweislich wirksamsten Verfahren zur Therapie des Nierenversagens bei Diabetes mellitus, durchgeführt. Vereinzelt gilt auch eine therapieresistente, lebensbedrohliche Hypoglykämie-Neigung als Indikation für eine Pankreastransplantation.

Die Ergebnisse der solitären Nierentransplantation sind – insbesondere bei jüngeren Patienten ohne koronare Herzkrankheit – inzwischen optimiert worden; dabei können auch Organe von Lebendspendern transplantiert werden. Die 5-Jahres-Überlebensrate beträgt 90%. Auch bei der kombinierten Nieren- und Pankreastransplantation sind die Ergebnisse bei den jüngeren (< 45 Jahre) Patienten ohne massive Gefäßschäden besser als bei älteren Patienten mit erheblicher Atherosklerose. Aber die Langzeitergebnisse der kombinierten Nieren- und Pankreastransplantation sind offenbar doch schlechter als bei solitärer Nierentransplantation. Das transplantierte Pankreas ist infektanfällig (Pankreatitis); dadurch erhöht sich das Risiko für Abstoßungen und andere Komplikationen, was zu erheblicher Re-Operations-Inzidenz und Morbidität führt. Die postoperative Frühletalität ist mit 8 bis 12% höher als bei der solitären Nierentransplantation.

Die Transplantatfunktion ist auch in den neueren Beobachtungsserien bei weitem nicht immer dauerhaft zu halten; besonders schlecht ist das Transplantatüberleben bei solitärer Pankreastransplantation – ein Verfahren, welches in Europa derzeit nicht mehr durchführt wird.

Der potentielle Nutzen für die Patienten durch die Nierentransplantation ist groß: Freiheit von der belastenden Dialyse, Beseitigung der Urämie und ihrer Folgen, inklusive der urämischen Polyneuropathie. Eine erfolgreiche Pankreastransplantation mit der Freiheit von Insulininjektionen und Blutzuckerselbstkontrollen sowie anderweitiger Beschränkungen der Lebensqualität durch den Diabetes wird seitens der Patienten vergleichsweise geringer als die Vermeidung der Dialysepflichtigkeit eingeschätzt. Ein Nutzen der Pankreastransplantation auf die Entwicklung mikroangiopathischer Spätschäden über eine vergleichsweise bessere Stoffwechseleinstellung konnte bislang nicht gesichert werden und wäre allenfalls nach 5 bis 10 Jahren zu erwarten. Dabei ist zudem zu berücksichtigen, daß die Patienten mit alleiniger Nierentransplantation und Typ-1-Diabetes in den vorliegenden Beobachtungsstudien zumeist suboptimal eingestellt waren. Ohne Zweifel erreichen die Patienten nach erfolgreicher kombinierter Nieren-Pankreas-Transplantation ein Optimum an Lebensqualitätsgewinn.

Trotz der unbestreitbaren Fortschritte bleibt die Pankreastransplantation – auch im Rahmen der kombinierten Nieren- und Pankreastransplantation – umstritten. Dies ist im wesentlichen darauf zurückzuführen, daß es keine kontrollierte Vergleichsstudie zwischen der solitären Nierentransplantation einerseits und der (kombinierten Nieren- und) Pankreastransplantation andererseits gibt, die es erlauben würde, Nutzen und Risiken dieses erweiterten Eingriffs darzustellen. Auch eine neuere Studie aus Holland kann wegen verschiedener Störfaktoren nicht endgültig überzeugen (Smets et al. 1999). Wie retrospektive Analysen nahelegen, nimmt durch die zusätzliche Pankreastransplantation die Morbidität und Mortalität der Nierentransplantation deutlich zu. Auch noch so gute Kurzzeitergebnisse engagierter Chirurgen können nicht darüber hinwegtäuschen, daß es sich bei der Pankreastransplantation solange um ein *experimentelles Verfahren* handelt als die – seit Jahren immer wieder geforderte – prospektive, kontrollierte Studie zu Nutzen und Risiken des Verfahrens nicht vorgelegt wird.

Gleichwohl hat sich die (kombinierte Nieren- und) Pankreastransplantation im Rahmen der ständig expandierenden Transplantationsmedizin als ein Verfahren etabliert und wird in einer Vielzahl von Chirurgischen Kliniken – abhängig von dem speziellen Engagement der dort tätigen Chirurgen – durchgeführt. Sie wird diabetischen Patienten mit terminaler Niereninsuffizienz daher zunehmend häufiger angeboten; und die Patienten müssen sich daher immer öfter entscheiden, ob sie einer solitäre Nierentransplantation oder einer kombinierten Nieren- und Pankreastransplantation zustimmen. Leider wird dieser Entscheidungsprozeß oft mit der Aussicht auf eine massive Verkürzung der Wartezeit bei Option für die kombinierte Transplantation verknüpft. Diese Begünstigung bzw. Vorrangigkeit der sog. Doppeltransplantation gegenüber der alleinigen Nierentransplantation hat sich auch in einer kürzlichen Richtlinie der Bundesärztekammer niedergeschlagen – ein Vorgehen, welches inzwischen nachdrücklich kritisiert wurde (Chantelau 2000). Wesentlich ist es vielmehr, die Patienten auf die ungenügende Erkenntnislage bezüglich Nutzen und Risiken der kombinierten Transplantation im Vergleich zur solitären Nierentransplantation bei deutlichen Hinweisen auf eine Erhöhung von Morbidität und Mortalität aufmerksam zu machen.

Potentielle Nutzen und Risiken können nur durch eine zukünftige prospektive Vergleichsstudie quantifiziert werden. Von der kombinierten Pankreas- und Nierentransplantation als einem „Standardverfahren in der Therapie niereninsuffizienter Typ-1-Diabetiker" zu sprechen, ist daher nicht berechtigt; im Gegenteil sollte die Durchführung dieses Operationsverfahrens den Patienten gegenüber eindeutig als *experimentell* deklariert werden und die systematische Auswertung der Ergebnisse und Nachuntersuchungen sollte im Rahmen einer multizentrischen Studie gesichert werden. Die solitäre Pankreastransplantation ist bezüglich der schlechten Ergebnisse zur Transplantatfunktion abzulehnen.

21.3
Insel(zell)transplantation

Nach jahrzehntelangen Tierversuchen steht die Inseltransplantation bei Diabetikern immer noch am Anfang. Nur selten funktionierten die Transplantierten Inseln länger als ein Jahr. Die Möglichkeiten der Inseltransplantation werden weltweit in mehreren Zentren erforscht; in Deutschland in Gießen, wo auch ein internationales Register zu den Ergebnissen dieser Methodik geführt wird. Gegenwärtig werden die Inseln entweder gleichzeitig mit einer Niere oder bei Patienten mit funktionierendem Nierentransplantat verpflanzt. Auch bei Patienten mit therapieresistenten, lebensbedrohlichen Häufungen von schweren Hypoglykämien wird von einigen Zentren eine Indikation zur Inselzelltransplantation gesehen. Eine besondere Indikation wird in einigen Zentren auch für die Autotransplantation bei Pankreatektomien angenommen.

In jedem Falle handelt es sich bei der Inselzelltransplantation um ein experimentelles Verfahren, welches im Rahmen eines von der zuständigen Ethikkommission genehmigten Studienprotokolls bedarf. Der Weg bis zu einer eventuellen Einführung der Inselzelltransplantation erscheint trotz all des potentiellen Nutzens aus unterschiedlichen Gründen noch als sehr weit. Kürzlich erregte ein Bericht aus einem kanadischen Diabeteszentrum über eine erfolgreiche konsekutive Serie von Inseltransplantationen große Aufmerksamkeit: bei sieben Typ-1-Diabetikern wurde über einen Zeitraum von fast einem Jahr (median) durch Transplantation von Inseln von zwei (in einem Fall von drei) Spendern Insulinunabhängigkeit bei normalen HbAIc Werten erzielt (Shapiro 2000). Dabei waren spezielle Techniken zur Inselisolierung und Immunsuppression zur Anwendung gekommen; die Übertragbarkeit dieses erfolgreichen Verfahrens wird derzeit an vielen Zentren weltweit untersucht.

Literatur

Büsing M, Martin D, Riege G, Schulz T et al (1996) Die kombinierte Pankreas-Nierentransplantation als Standardverfahren in der Therapie niereninsuffizienter Typ 1 Diabetiker. Chirurg 67:1002–1006

Büsing M, Martin D, Riege G, Schulz T et al (1998) Pancreas-kidney transplantation with urinary bladder and enteric exocrine diversion – seventy cases without anastomotic complications. Transplant Proc 30:434–437

Büsing M, Martin D, Schulz T, Heimes M, Klempnauer J, Kozuscheck W (1998) Pankreas-transplantation in der Blasen- und Darmdrainage-Technik mit systemisch-venöser und ersten Erfahrungen mit der portal-venösen Ableitung. Chirurg 69: 291–297

Chantelau EA, Berger M, Grabensee B, Sandmann W (1997) Kombinierte Pankreas-/Nie-ren-Transplantation als Standardverfahren in der Therapie niereninsuffizienter Typ 1 Diabetiker (letter) Chirurg 68:749

Chantelau EA (2000) Richtlinie der Bundesärztekammer zur Nieren- bzw. Pankreas-transplantation bei Diabetikern – unsachlich, unehrlich, unfair. Diabetes & Stoff-wechsel 9:239–240

Fioretto P, Steffes MW, Sutherland DER, Goetz FC, Mauer M (1998) Reversal of lesions of diabetic nephropathy after pancreas transplantation. New Engl J Med 339:69–75

Kemmer FW, Berger M, Grabensee B (1992) Pancreas transplantation – do patients be-nefit? [letter] Diabetologia 35:1187

Lampeter EF, Klinghammer A, Scherbaum WA, Heinze E, Haastert B, Giani G, Kolb H for the DENIS Group (1998) The Deutsche Nicotinamide Intervention Study. Diabetes 47:980–984

Luzi L (1998) Pancreas transplantation and diabetic complications. New Engl J Med 339:115–117

Manske CL, Wang Y, Thomas W (1995) Mortality of cadaveric kidney transplantation ver-sus combined kidney-pancreas transplantation in diabetic patients. Lancet 346: 1658–1662

Martin S, Schernthaner G, Nerup J et al (1991) Follow-up of cyclosporin A in type 1 (in-sulin-dependent) diabetes mellitus: lack of long-term effects. Diabetologia 34:429–434

Milde FK, Hart LK, Zehr PS (1992) Quality of life of pancreatic transplant recipients. Dia-betes Care 11:1459–1463

Robertson RP, Holohan TV, Genuth S (1998) Therapeutic controversy – pancreas trans-plantation for type 1 diabetes. J Clin Endocrin Met 83:1868–1874

Ryan, E.A.: Pancreas transplants – for whom (1998) Lancet 351:1072–1073

Sawicki PT, Berger M.(1999) Prognosis and treatment of cardiovascular disease in diabe-tes mellitus. J Clin Basic Cardiol 2:22–33

Shapiro AMJ, Lakey JRT, Ryan AE et al (2000) Islet transplantation in seven patients with type 1 diabetes mellitus using a glucocorticoid-free immunosuppression regimen. New Engl J Med 343:230–238

Troppmann C, Gruessner AC, Dunn DL, Sutherland DE, Gruessner RW (1998) Surgical complications requring early laparatomy after pancreas transplantation: a multivari-ate riks factor and economic impact analysis of the cyclosporin era. Ann Surg 227:255–268

Weir GC, Bonner-Weir S (1997) Scientific and political impediments to successful islet transplantation. Diabetes 46:1247–1256

KAPITEL 22

Lexikon der Insulinpräparate

Variatio delectat?

Mittlerweile 5 Firmen wetteifern in Deutschland mit zahlreichen Zubereitungen um den wachsenden Insulinmarkt. Wie soll man sich da zurechtfinden?

Einfache Regel:
Insuline, die in klarer Lösung vorliegen, sind Normalinsuline.
Insuline, die beim Durchmischen trüb werden, sind Verzögerungsinsuline.

Ausnahme von der Regel:
Die alten Hoechst-Insuline mit Surfen als Verzögerungssubstanz und das langwirkende Analogon Glargin (Lantus) sind klare Lösungen.

5 Firmen bieten in Deutschland Insulin an:
- AVENTIS, Straßburg (früher HOECHST AG) produziert in Frankfurt
- ELI LILLY, Indianapolis, die erste Firma, die Insulin verkaufte, produziert für Europa in Straßburg.
- NOVO NORDISK produziert in Kopenhagen; die große Zahl älterer Präparate entstand durch die Wiedervereinigung der beiden Firmen.
- BERLIN-CHEMIE, Berlin, produziert eigene ältere Insuline, die in der ehemaligen DDR eingeführt waren und vertreibt Humaninsulin, das bei LILLY produziert wird.
- B. BRAUN vertreibt in Deutschland gemeinsam mit RATIOPHARM von ORGANON in Frankreich hergestelltes Insulin.

**Die aufgeführten humanen Normalinsuline
und NPH-Verzögerungsinsuline sowie deren Mischungen
unterscheiden sich zwischen den 5 Firmen qualitativ nicht.**

Der Einfachheit halber haben wir nicht vermerkt, ob Insulinpatronen für
3 ml und für 1,5 ml angeboten werden, meist ist dies der Fall.

Normalinsuline (Humaninsuline)

Bezeichnung	Hersteller
Insulin Actrapid® HM 40 I.E. (Flasche)	NOVO NORDISK
Insulin Actrapid® HM 100 I.E. (Patrone)	NOVO NORDISK
Insulin Actrapid® HM NovoLet® 100 I.E. (Fertigpen)	NOVO NORDISK
Insuman® RAPID 40 I.E. (Flasche)	AVENTIS
Insuman® RAPID 100 I.E. (Patrone)	AVENTIS
Insuman® RAPID 100 I.E. Optiset® (Fertigpen)	AVENTIS
Huminsulin® Normal 40 I.E. (Flasche)	LILLY
Huminsulin® Normal 100 I.E. (Flasche)	LILLY
Huminsulin® Normal 100 I.E. (Patrone)	LILLY
Insulin B. Braun ratiopharm® Rapid 100 I.E. (Flasche)	B. BRAUN RATIOPHARM
Insulin B. Braun ratiopharm® Rapid 100 I.E. (Patrone)	B. BRAUN RATIOPHARM
Berlinsulin® H Normal 40 I.E. (Flasche)	BERLIN-CHEMIE
Berlinsulin® H Normal 100 I.E. (Patrone)	BERLIN-CHEMIE

NPH-Verzögerungsinsuline (Humaninsuline)

Bezeichnung	Hersteller
Insuman® BASAL 40 I.E. (Flasche)	AVENTIS
Insuman® BASAL 100 I.E. (Patrone)	AVENTIS
Insuman® BASAL 100 I.E. Optiset® (Fertigpen)	AVENTIS
Huminsulin® Basal 40 I.E. (Flasche)	LILLY
Huminsulin® Basal 100 I.E. (Flasche)	LILLY
Huminsulin® Basal 100 I.E. (Patrone)	LILLY
Insulin B. Braun ratiopharm® Basal 100 I.E. (Flasche)	B. BRAUN RATIOPHARM
Insulin B. Braun ratiopharm® Basal 100 I.E. (Patrone)	B. BRAUN RATIOPHARM

| Berlinsulin® H Basal 40 I.E. (Flasche) | BERLIN-CHEMIE |
| Berlinsulin® H Basal 100 I.E. (Patrone) | BERLIN-CHEMIE |

Insulin Protaphan® HM 40 I.E. (Flasche)	NOVO NORDISK
Insulin Protaphan® HM 100 I.E. (Patrone)	NOVO NORDISK
Insulin Protaphan® HM NovoLet® 100 I.E. (Fertigpen)	NOVO NORDISK

| Insulin Insulatard® Human HM 40 I.E. (Flasche) | NOVO NORDISK |

Kristallines Zink-Verzögerungsinsulin

| Insulin Ultratard®HM 40 I.E. (Flasche) | NOVO NORDISK |

Mischungen aus NPH- und Normalinsulin mit 25 bzw. 30% Normalinsulin zur konventionellen Insulintherapie (Humaninsuline)

Bezeichnung	Hersteller
Insulin Mixtard® 30/70 40 I.E. (Flasche)	NOVO NORDISK
Insulin Actraphane® HM 30/70 40 I.E. (Flasche)	NOVO NORDISK
Insulin Actraphane® HM 30/70 100 I.E. (Patrone)	NOVO NORDISK
Insulin Actraphane® HM 30/70 NovoLet® 100 I.E. (Fertigpen)	NOVO NORDISK
Insuman® COMB 25 40 IE. (Flasche)	AVENTIS
Insuman® COMB 25 100 I.E. (Patrone)	AVENTIS
Insuman® COMB 25 Optiset100® 100 I.E. (Patrone)	AVENTIS
Huminsulin® Profil III 40 I.E. (Flasche)	LILLY
Huminsulin® Profil III 100 I.E. (Patrone)	LILLY
Huminsulin® Profil III 100 I.E. (Humaject Fertigpen)	LILLY
Insulin B. Braun ratiopharm® Comb 30/70 100 I.E. (Flasche)	B. BRAUN RATIOPHARM
Insulin B. Braun ratiopharm® Comb 30/70 100 I.E. (Patrone)	B. BRAUN RATIOPHARM
Berlinsulin® H 30/70 40 I.E. (Flasche)	BERLIN-CHEMIE
Berlinsulin® H 30/70 100 I.E. (Patrone)	BERLIN-CHEMIE

Andere Mischungen aus NPH- und Normalinsulin (Humaninsuline)

Bezeichnung	Hersteller
Insulin Actraphane® HM 10/90 40 I.E. (Flasche)	NOVO NORDISK
Insulin Actraphane® HM 10/90 100 I.E. (Patrone)	NOVO NORDISK
Insulin Actraphane® HM 10/90 NovoLet® 100 I.E. (Fertigpen)	NOVO NORDISK

Insulin Actraphane® HM 20/80 40 I.E. (Flasche)	NOVO NORDISK
Insulin Actraphane® HM 20/80 100 I.E. (Patrone)	NOVO NORDISK
Insulin Actraphane® HM 20/80 NovoLet® 100 I.E. (Fertigpen)	NOVO NORDISK
Insulin Actraphane® HM 50/50 40 I.E. (Flasche)	NOVO NORDISK
Insulin Actraphane® HM 50/50 100 I.E. (Patrone)	NOVO NORDISK
Insulin Actraphane® HM 50/50 NovoLet® 100 I.E. (Fertigpen)	NOVO NORDISK
Insuman Comb® 50 40 I.E. (Flasche)	AVENTIS (50:50)
Insuman Comb® 50 100 I.E. (Patrone)	AVENTIS (50:50)
Insuman Comb® 50 100 I.E. (Fertigpen)	AVENTIS (50:50)
Insuman Comb® 15 40 I.E. (Flasche)	AVENTIS (15:85)
Insuman Comb® 15 100 I.E. (Patrone)	AVENTIS (15:85)
Insuman Comb® 15 100 I.E. (Fertigpen)	AVENTIS (15:85)
Huminsulin® Profil II 100 I.E. (Patrone)	LILLY (20:80)
Berlinsulin® H 10/90 40 I.E. (Flasche)	BERLIN-CHEMIE
Berlinsulin® H 10/90 100 I.E. (Patrone)	BERLIN-CHEMIE
Berlinsulin® H 20/80 40 I.E. (Flasche)	BERLIN-CHEMIE
Berlinsulin® H 20/80 100 I.E. (Patrone)	BERLIN-CHEMIE
Berlinsulin® H 40/60 40 I.E. (Flasche)	BERLIN-CHEMIE
Berlinsulin® H 40/60 100 I.E. (Patrone)	BERLIN-CHEMIE
Berlinsulin® H 50/50 40 I.E. (Flasche)	BERLIN-CHEMIE
Berlinsulin® H 50/50 100 I.E. (Patrone)	BERLIN-CHEMIE

Rinder- und Schweine-Insulinpräparate

Bezeichnung	Spezies	Hersteller
Insulin Insulatard® MC 40 I.E. (Flasche)	Schweineinsulin	NOVO NORDISK
Insulin Semilente® MC 40 I.E. (Flasche)	Schweineinsulin	NOVO NORDISK
Insulin Monotard® MC 40 I.E. (Flasche)	Schweineinsulin	NOVO NORDISK
Insulin Lente® MC 40 I.E. (Flasche)	Rinder- und Schweineinsulin	NOVO NORDISK
Insulin S Hoechst® 40 I.E. (Flasche)	Schweineinsulin	AVENTIS
Insulin S Berlin-Chemie 40 I.E. (Flasche)	Schweineinsulin	BERLIN-CHEMIE
Insulin SNC Berlin-Chemie 40 I.E. (Flasche)	Schweineinsulin	BERLIN-CHEMIE
Depot-Insulin Hoechst® 40 I.E. (Flasche)	Rinderinsulin	AVENTIS
Depot-Insulin S Hoechst® 40 I.E. (Flasche)	Schweineinsulin	AVENTIS
®Komb-Insulin (Flasche) 40 I.E.	Rinderinsulin	AVENTIS
®Komb-Insulin (Flasche) 40 I.E.	Schweineinsulin	AVENTIS

B Insulin Berlin-Chemie 40 I.E. (Flasche)	Schweineinsulin	BERLIN-CHEMIE
B Insulin SNC Berlin-Chemie 40 I.E. (Flasche)	Schweineinsulin	BERLIN-CHEMIE
L Insulin SNC Berlin-Chemie 40 I.E. (Flasche)	Schweineinsulin	BERLIN-CHEMIE

Pumpeninsuline

Bezeichnung	Hersteller
Insuman® Infusat 100 I.E. (Patrone)	AVENTIS
Insuman® Infusat 100 I.E. (Flasche)	AVENTIS
H-Tronin® 40 (Flasche)	AVENTIS

Insulinanaloga

Bezeichnung	Hersteller
Rasch wirkend	
Humalog® 100 I.E. (Flasche)	LILLY
Humalog® 100 I.E. (Patrone)	LILLY
Humalog® 100 I.E. (Fertigpen)	LILLY
Humalog® Mix 25 100 I.E. (Patrone)	LILLY
Humalog® Mix 25 100 I.E. (Fertigpen)	LILLY
Humalog® Mix 50 100 I.E. (Patrone)	LILLY
Humalog® Mix 50 100 I.E. (Fertigpen)	LILLY
Novorapid® 100 I.E. (Flasche)	NOVO NORDISK
Novorapid® 100 I.E. (Patrone)	NOVO NORDISK
Novorapid® 100 I.E. (Fertigpen)	NOVO NORDISK
Lang wirkend	
Lantus® 100 I.E. Glargin (Patrone)	AVENTIS

Sachverzeichnis